老年脑卒中重症康复

临床路径及智能康复系统开发

主编 贾杰

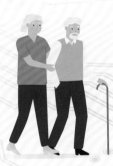

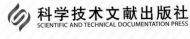

科学技术文献出版社
SCIENTIFIC AND TECHNICAL DOCUMENTATION PRESS

·北京·

图书在版编目（CIP）数据

老年脑卒中重症康复临床路径及智能康复系统开发 / 贾杰主编. —北京：科学技术文献出版社，2022.8

ISBN 978-7-5189-9489-2

Ⅰ.①老… Ⅱ.①贾… Ⅲ.①脑血管疾病—康复 Ⅳ.① R743.309

中国版本图书馆 CIP 数据核字（2022）第 151147 号

老年脑卒中重症康复临床路径及智能康复系统开发

策划编辑：蔡 蓉 李 丹 责任编辑：李 丹 责任校对：张吲哚 责任出版：张志平

出 版 者	科学技术文献出版社	
地 址	北京市复兴路15号 邮编 100038	
编 务 部	（010）58882938，58882087（传真）	
发 行 部	（010）58882868，58882870（传真）	
邮 购 部	（010）58882873	
官 方 网 址	www.stdp.com.cn	
发 行 者	科学技术文献出版社发行 全国各地新华书店经销	
印 刷 者	北京地大彩印有限公司	
版 次	2022 年 8 月第 1 版 2022 年 8 月第 1 次印刷	
开 本	787×1092 1/16	
字 数	397千	
印 张	21	
书 号	ISBN 978-7-5189-9489-2	
定 价	158.00元	

康复科学
是
人体功能
恢复的基础

颜建立

医工结合

创新求发

戴尅戎

【编委会】

主 编

贾　杰　复旦大学附属华山医院

副主编

康德智　福建医科大学附属第一医院

张玉梅　首都医科大学附属北京天坛医院

费燕琼　上海交通大学

陈　欣　中日友好医院

温红梅　中山大学第三附属医院

编　委（以姓氏笔画为序）

丁毅鹏　海南省人民医院

于惠贤　首都医科大学附属北京天坛医院

万克明　上海交通大学

王灯亮　福建医科大学附属第一医院

尹刚刚　上海司弈智能科技有限公司

叶旭军　武汉大学

刘海杰　首都医科大学宣武医院

李振新　复旦大学附属华山医院

何　霞　四川省八一康复中心

卜　石　中日友好医院

万文华　福建医科大学附属第一医院

万桂芳　中山大学第三附属医院

王志强　福建医科大学附属第一医院

邓水香　复旦大学附属华山医院

曲庆明　复旦大学附属华山医院

孙莉敏　复旦大学附属华山医院

吴巧艺　福建医科大学附属第一医院

余滨宾　江苏省人民医院

张玉梅　首都医科大学附属北京天坛医院　　陈　欣　中日友好医院

陈兆聪　中山大学附属第三医院　　茆顺明　上海诺诚电气股份有限公司

林元相　福建医科大学附属第一医院　　林荣金　福建医科大学附属第一医院

卓惠长　福建医科大学附属第一医院　　郑树法　福建医科大学附属第一医院

郑洁皎　复旦大学附属华东医院　　房　圆　上海市精神卫生中心

赵　旭　复旦大学附属华山医院　　胡越凯　复旦大学附属华山医院

费燕琼　上海交通大学　　姚黎清　昆明医科大学第二附属医院

贾　杰　复旦大学附属华山医院　　倪　伟　复旦大学附属华山医院

倪　隽　福建医科大第一附属医院　　康德智　福建医科大学附属第一医院

尉建锋　杭州卓健信息科技有限公司　　董安琴　郑州大学第五附属医院

温红梅　中山大学第三附属医院　　谢幼专　上海交通大学医学院附属第九人民医院

廖维靖　武汉大学中南医院　　薛欣源　福建医科大学附属第一医院

戴　勇　中山大学附属第三医院

参与编写（以姓氏笔画为序）

丁陈禹　福建医科大学附属第一医院　　卫　维　西安医学院第一附属医院

马艳玲　首都医科大学附属北京天坛医院　　王志勇　福建医科大学附属第一医院

王芳玉　福建医科大学附属第一医院　　王吴东　上海司弈智能科技有限公司

王美新　福建医科大学附属第一医院　　王鹤玮　复旦大学附属华山医院

邓盼墨　上海市静安区中心医院

付丛会　上海金山众仁老年护理医院

吕　兰　福建医科大学附属第一医院

乔　佳　中山大学附属第三医院

庄金阳　复旦大学附属华山医院

刘　洋　首都医科大学附属北京天坛医院

刘　琳　上海诺诚电气股份有限公司

刘思豪　首都医科大学附属北京天坛医院

江汉强　复旦大学附属华山医院

李　龙　上海诺诚电气股份有限公司

李思奇　首都医科大学附属北京天坛医院

吴娱倩　首都医科大学附属北京天坛医院

何　秋　福建医科大学附属第一医院

何洁莹　福建中医药大学

张　雪　中山大学附属第三医院

张亚军　上海司弈智能科技有限公司

张耀文　中山大学附属第三医院

陈小勇　福建医科大学附属第一医院

田　婧　复旦大学附属华山医院

付江红　复旦大学附属华山医院

朱　杰　复旦大学附属华山医院

向春晨　首都医科大学附属北京天坛医院

刘　畅　首都医科大学附属北京天坛医院

刘　琪　首都医科大学附属北京天坛医院

刘小曼　苏州高新区人民医院

闫志杰　新乡医学院

江亚娟　上海诺诚电气股份有限公司

李欣育　首都医科大学附属北京天坛医院

杨　青　复旦大学附属华山医院

邱　响　福建医科大学附属第一医院

何志杰　复旦大学附属华山医院

余恺涛　复旦大学附属华山医院

张永丽　福建中医药大学

张淑媚　福建医科大学附属第一医院

陈　颖　复旦大学附属华山医院

陈子航　复旦大学附属华山医院

陈乐文　福建医科大学附属第一医院

陈蒙晔　复旦大学附属华山医院

苑梓楠　首都医科大学附属北京天坛医院

林嘉滢　福建中医药大学

赵　益　上海司弈智能科技有限公司

徐　硕　复旦大学附属华山医院

涂舒婷　福建中医药大学

康　威　上海诺诚电气股份有限公司

谢梦姝　中山大学附属第三医院

魏栋帅　新乡医学院

陈树耿　复旦大学附属华山医院

陈新元　福建医科大学附属第一医院

林奕芳　福建中医药大学

单翼龙　中山大学附属第三医院

钱佳煜　复旦大学附属华山医院

郭双辉　首都医科大学附属北京天坛医院

康　文　上海诺诚电气股份有限公司

康晓阳　首都医科大学附属北京天坛医院

颜志鹏　福建医科大学附属第一医院

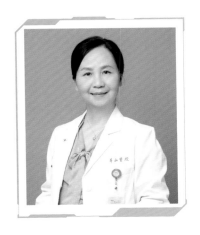

　　贾杰，主任医师，博士研究生导师，复旦大学附属华山医院康复医学科副主任，复旦大学附属华山医院福建医院、国家区域医疗中心筹办处副主任。中国康复医学会手功能康复委员会主任委员、循证专业委员会副主任委员、社区康复委员会候任主任委员。国家重点研发项目"老年全周期康复技术体系与信息化管理研究"项目负责人及课题第一负责人。曾主持国家自然科学基金重大研究计划集成项目子课题1项、国家自然科学基金面上项目3项、科技部"十二五"国家科技支撑计划课题1项、上海市科学技术委员会/卫生局课题6项。发表SCI收录论文100余篇、中文论文224篇，参与编写康复医学专著16部，获授权专利41项。曾获2014年教育部科学技术进步奖二等奖、2016年中华医学科技奖二等奖、2016年原国家卫生计生委脑卒中防治工程委员会"突出贡献专家奖"、2018年复旦大学巾帼创新奖、2020年中国康复医学会科学技术奖一等奖、2020年上海康复医学科技奖一等奖等数十项科技奖励与荣誉称号。

序言
FOREWORD

重症医学是对各种急、危、重症患者实施系统强化的一门综合性学科，临床上重症监护是对患者生命的救治和监测。过去的 30 年里，重症医学的理念日新月异，我们欣喜地看到不断健全、日趋专科化的重症医学专业技术手段逐步提升患者的存活率，让过去偶得一见的起死回生的奇迹照进了现实。从中国医院 2015 年度最佳专科声誉评审开始，重症医学专业就作为评价医院综合实力的重要指标，发展重症医学对医院"加强学科建设"的重要性可见一斑。

脑卒中作为常见危害人民生命健康的疾病，在诊断和治疗上有了较为完善的流程。而在脑卒中的发生、发展中，重症患者人数不少，在其临床救治和护理监测过程中，由于长期卧床、活动受限、长时间机械通气、睡眠剥夺、各种置管等原因，患者会出现疼痛、压疮、获得性肌无力、抑郁、焦虑、心肺功能障碍等诸多问题。如果不在疾病的发生、发展过程中进行早期监测、评估和及时干预，重症患者可能会错过功能障碍预防的最佳时期，这突显出重症早期康复的关键作用。2012 年，卫生部在《"十二五"时期康复医疗工作指导意见》中指出三级综合医院康复医学科要以疾病急性期患者为主，立足开展早期康复治疗。

脑卒中的重症康复是一个超早期介入的综合康复治疗体系，它突出"神经重症"的康复特点，在充分评估患者病情、有效控制原发病和并发症、保证医疗安全的前提下，尽早选用适宜的康复技术进行康复治疗，从而达到减少并发症、激发康复潜能、促进快速康复的目的。重症康复的目标是加快患者神经功能恢复进程、降低病残率、缩短住院时间、减少医疗费用、促进患者尽早回归家庭和社会。重症康复的核心理念是"功能观"，这与神经外科手术注重功能脑区保护的理念是相契合的。神经外科手术需要多模态检查技术进行病灶和脑功能区的精确定位，而重症康复也需要实时监测患者脑功能状态的变化。理想的脑卒中重症康复依赖临床、护理、康复一体化，多学科团队的紧密合作筑起钢铁长城般的生命线。

复旦大学附属华山医院作为国家神经疾病医学中心的主体单位，有义务和责任根据国家神经疾病医学中心建设要求和职责任务，建立多模式、多中心的协同工作机制，促进多学科互相渗透融合，带动全国神经疾病医学领域建设与发展，因此在探索神经重症康复规范的道路上也需要扮演"开拓者"的角色。复旦大学附属华山医院康复医学科从国家"九五"攻关课题"急性脑血管病早期康复研究"和国家"十五"攻关课题"急性脑血管病三级康复方案的研究"开始，在脑卒中的早期康复领域积累 20 余年的临床经验和科研成果。由复旦大学附属华山医院康复医学科贾杰教授牵头编写的《老年脑卒中重症康复临床路径及智能康复系统开发》一书很好地融合了多学科、多领域的学科成就，旨在依据疾病的种类、功能障碍的特点来分类，全面介绍筛查、评估、诊断、治疗，并结合智能化、信息化的老年脑卒中重症康复设备，以全周期的新视角让老年脑卒中的康复更加具备连续性，为医疗工作者和照护者等群体之间的更好衔接提供一份参考。在审阅本书并与主编及编写团队沟通后，我了解到本书的创作历程和鲜明的组稿特色，编者的探索开拓精神和严谨的科学态度为老年脑卒中的重症康复注入了蓬勃的生命力，实在可喜可贺。期待本书出版后可以将我国老年脑卒中的重症康复推上一个新的台阶。

2022 年 8 月 13 日

前言
PREFACE

一、背景

世界已经进入老龄化时代，进入 20 世纪以来，人口老龄化速度逐渐加快。第七次全国人口普查显示我国 2021 年 65 岁及以上老年人口达 1.189 亿。人口老龄化是中国在新时代所面临的最突出的发展现实之一。随着人口老龄化和城市化的进程加速，卒中危险因素的流行趋势明显，我国卒中疾病负担有增长的态势。《中国脑卒中防治报告 2020》显示，2019 年我国 40 岁及以上人群现患和曾患卒中人数约为 1704 万。卒中是严重危害中国国民健康的重大慢性非传染性疾病，是我国成人致死、致残的首位病因，具有高发病率、高致残率、高死亡率、高复发率、高经济负担五大特点。老年脑卒中患者多病共存，罹患卒中后，病情通常更加严重，预后较差。

借助于科技部"十三五"国家重点研发计划《老年全周期康复技术体系与信息化管理研究》，我们组织课题专家编写了《老年脑卒中全周期康复指南》，从全周期视角深入分析老年脑卒中患者功能障碍的特点，包含预防、评估、康复治疗和护理衔接，旨在为我国老年康复事业做出一份贡献！

患者卒中发生后到其生命体征稳定的过程称为卒中重症阶段，该阶段因初始病情严重程度不同而持续时间不等。卒中重症患者分布在包括但不限于神经重症监护病房（NICU）、急诊重症监护病房（EICU）等科室。由于患者病情的严重性与不稳定性，重症阶段的有效监测和干预显得尤为重要。研究显示，重症阶段的神经保护、功能维持和并发症预警对减轻残疾程度、提高预后生活质量的帮助很大。卒中重症阶段康复不仅需要多学科协作模式，还需要智能化医康护设备介入以获得个性化的监护和精准治疗。因此，有效的卒中重症康复离不开产、学、研、医的一体化合作。

脑卒中重症是卒中全周期的一部分，重症的效果对预后具有决定性的作用。如何把卒中重症处理好和如何在信息化、智能化设备的基础上帮助患者取得更好的疗效，是研究的热点。因此在《老年脑卒中全周期康复指南》的基础上，我们组织专家同步编纂了《老年脑卒中重症康复临床路径及智能康复系统开发》。本书从重症康复的概述描述到重症康复信息化运用，结合老年人卒中相关的功能障碍特点，在筛查、评估、诊断、治疗、康复等方面寻找循证证据，提供给医院、社区、家庭，从而使读者对老年卒中重症有全面的认识，为临床医师、康复治疗师、护理工作者、照护者提供参考。

二、脑卒中全周期的康复理念

生命的发生、发展具有全周期的特点，包括孕育期的特点、成长期、成熟期、衰老期直至死亡的整个过程。在这个过程中，不同的人体功能也具备时间与空间发展的全周期。脑卒中同样具有全周期。从卒中预防、急救、康复、回归社区，再到防止卒中复发等，是一个完整且连贯的过程。其中卒中重症的康复对卒中的恢复具有举足轻重的作用，且有其自身的特点（图1）。因此，对脑卒中重症有清醒的认识、基于循证医学的治疗、借助智能化的康复手段、信息化的管理流程，才能让患者尽可能地进入卒中周期的下一步，为卒中患者最终回归家庭、回归社会打下坚实的基础。

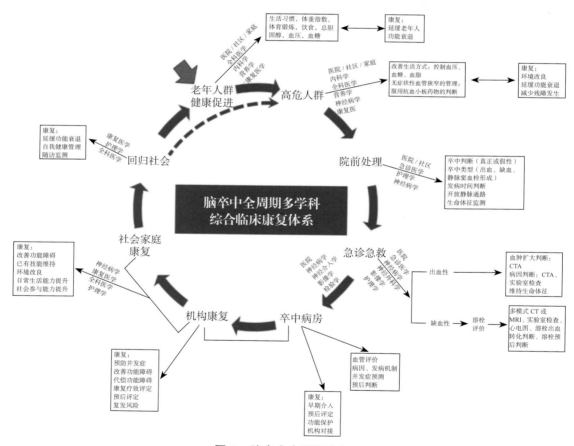

图 1　脑卒中全周期流程

三、脑卒中超早期功能重建单元的概念

脑卒中超早期功能重建单元（very early rehabilitation-stroke unit，VER-SU）是以患者功能为导向，发病 24 小时内尽早开展功能评估，根据评估情况，制定个性化方案，依托脑机接口、外骨骼机器人、虚拟现实等类脑智能技术，实施患者可耐受的预防性和治疗性功能重建，以最大程度恢复功能和减少并发症，最终降低脑卒中的全因死亡率，提高患者的日常生活能力和生活质量。VER-SU 弥补我国脑卒中发病 1~2 周内治疗体系的不足，强调依托脑机接口、康复机器人、虚拟现实等先进技术，与脑卒中急诊直接对接，在发病后第一时间启动功能重建方案，与康复科亚急性期和慢性期功能重建衔接，是整个脑卒中全病程管理的起点和重要环节。VER-SU 是本书提出的一个重要理论基础。

四、各章节简介

《老年脑卒中重症康复临床路径及智能康复系统开发》是面向老年脑卒中及其相关重症患者的作品，凝结了国内众多医疗机构顶级专家的智慧。本书籍涵盖了重症康复，老年脑卒中康复，脑卒中重症监护、评估和临床诊疗，脑卒中重症康复方案，重症患者作业治疗，脑卒中重症康复智能化评估训练的应用，脑卒中重症康复信息化的应用七大章，每章又根据具体内容分为不同的小节，详细阐述了涉及的各个知识点。本书内容详尽，着眼大局又不失细节，相信会对脑卒中及其相关重症从业者更好地了解脑卒中、了解重症起到重要的作用。

编者

目次
CONTENTS

第一章

重症康复

第一节　重症康复

一、重症康复概述

重症医学主要研究任何疾病或损伤导致机体向死亡发展过程中的特点和规律。在过去的 50 年里，重症医学取得了令人瞩目的科学进步，极大地提高了危重患者的存活率，尤其是急性呼吸窘迫综合征（acute respiratory distress syndrome，ARDS）和脓毒症患者。在重症监护期间，患者卧床休息和活动受限会导致其发生严重的生理失调与呼吸、心血管、肌肉骨骼、神经、肾脏和内分泌系统的功能障碍。研究表明，存活的危重患者由于长期制动、长时间机械通气、睡眠剥夺、各种置管带来的疼痛等问题与患者功能的失调，如获得性肌肉无力、抑郁、焦虑、呼吸困难、长期残疾和健康相关的生活质量下降有关（图 1-1-1）。

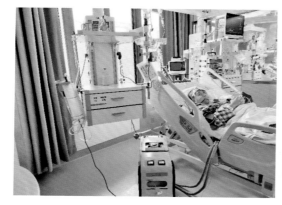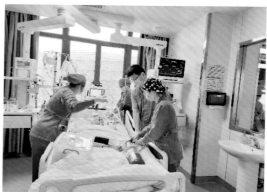

图 1-1-1　重症患者

随着危重症抢救成功率的提高，重症康复开始成为备受关注的热点。康复训练是指足以引起急性生理效应的身体活动和运动，从而增强通气、中枢和外周灌注、循环、肌肉代谢和警觉性。在重症监护期间开始的身体康复，包括但不限于：被动活动范围练习、主动活动范围练习、阻力训练、定位、功能活动和转移、呼吸肌训练、神经肌肉电刺激、倾斜卧床、自行车测功术或上述任何组合，以及重症监护病房（intensive care unit，ICU）康复出院后身体康复、言语吞咽功能康复和认知康复。重症康复训练的策略包括卧床转移、坐在床边、从一张床移动到另一张椅子、站立、原地行走、有支撑或无支撑行走。利用行走和站立辅助设备（如倾斜台）增强患者的运动生理反应，促进危重患者的早期活动。危重患者的早期主动运动训练同时需要不同辅助设备的支持，如给患者提供一些支撑物、携带便携式氧气罐 / 便携式呼吸机的座椅或手推车，以保证在训练期间生命支持仪器可以正常使用。在机械通气患者中，呼吸机设置可能需要根据患者的需要进行调整。目前对于重症康复的内涵如何界定、工作模式是什么等问题，尚缺乏统一认识（图1-1-2）。

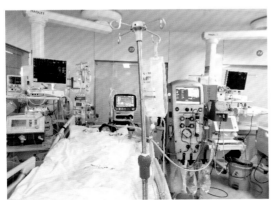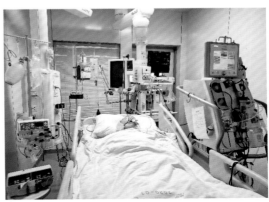

图 1-1-2　重症患者治疗和监护

2009 年，Schweickert 等发表了第一篇关于机械通气的 ICU 患者康复动员的随机对照试验。在这项关键试验中，104 名接受机械通气治疗少于 72 小时的成人患者被随机分到早期活动加镇静组和镇静组，其主要终点是观察和统计出院时实现独立行走的患者数量和进行六项日常生活活动的能力。治疗组患者在插管后平均 1.5（1.0～2.1）天进行首次活动，而对照组平均为 7.4（6.0～10.9）天。治疗组的主要疗效结果显著高于对照组（59% vs 35%），两组的安全问题相似。所有活动能力的测量均显示接受治疗的患者，其起床、站立、原地行进、转到椅子上和走路的时间明显更早。在随后的 28 个住院日中，治疗组的患者也比对照组更少发生精神错乱，更早撤机。另有研究显示，使用康复作为一种干预措施来改善 ICU 患者的肌肉力量和功能是可行和安全的，记录的不良事件很少。

既往一项荟萃分析发现，ICU 动员与患者的功能状态、肌肉力量、生活质量或医疗保健利用的改善之间没有显著的关联。然而，与出院时普通的护理相比，ICU 中的早期动员与患者移动和步行能力的改善有关。由于急危重症的复杂性，在 ICU 住院早期开始的康复治疗可能会有不良后果。虽然 ICU 康复治疗对死亡率和发病率产生影响的机制尚不清楚，但重要的是需要确定危重疾病期间的康复治疗是有益的还是有害的，以及在 ICU 住院期间早期或晚些时候开始的干预措施（高剂量或低剂量的干预措施）是否有所不同。在确保安全性的前提下，在 ICU 中积极动员和康复可能是一种适当的治疗策略。

二、存在的问题和障碍

目前，将早期活动作为常规 ICU 中临床护理的一部分可能是具有挑战性的。有关 ICU 中主动动员和康复对发病率的长期影响或适当的运动剂量、强度和进展的证据有限。目前尚不清楚是否有特定的患者群体可能在 ICU 期间从身体康复中获得更大的好处。理想的情况是，需要进行设计良好的大型多中心随机对照试验，样本量适当，以确定 ICU 中积极动员和康复对以患者为中心的长期结果的影响。为了更好地比较不同研究的结果，未来的试验将致力于在一致的时间点收集一套核心结果进行测量。进一步的研究应该确定 ICU 中积极动员和康复对以患者为中心的长期结果的总体影响。未来研究还需要确定最有效的早期康复动员的类型、剂量、强度和频率，以及 ICU 中的物理康复是否改善了患者的预后、功能运动干预是否比非功能运动更有效、对照治疗的康复剂量如何影响试验干预的有效性。

Rolf Dubb 等报告了重症康复在临床实施中存在的四大类主要障碍：①与患者相关的障碍包括患者的症状和状况（如血流动力学不稳定）；②结构性障碍包括人力和技术资源（如人员、设备或规程）；③与 ICU 文化有关的障碍包括 ICU 和机构内的习惯、态度和背景（如工作人员士气）；④与流程有关的障碍包括如何提供服务和临床医师的职能（如角色和责任不明确）。

三、团队的管理和培训

目前对于重症康复团队由哪些人员构成暂无明确的统一规定。Sabrina H 等推荐重症康复医疗团队由康复医师，康复护士，治疗师（言语、作业、物理、矫形支具师），心理医师，医学社会工作者，重症医师，患者及其家属组成。目前国内 ICU 中对于重症患者早期康复优先治疗的理念还没有形成。研究显示，35% 的 ICU 医护人员不会将早期康复动员视为优先事项；30% 的工作人员对康复动员的好处、安全性和技术的了解不足；25% 的工作人员士气低落。因此，有必要建立 ICU 病房专门的康复治疗团队，团队负责人对重症患者进行康复管理并做好团队协调。

首先，创造一种康复文化是必要的。ICU 康复治疗的文化必须从 ICU 开始，临床医师必须向患者及其家属强调，积极动员和身体康复很艰苦。但重要的是要认识到谁需要支持和努力，以及资源应该集中在哪里。同样重要的是，确定哪些患者需要康复。重症康复路径，包括患者及其家属的应对策略没有被忽视，以及避免了不必要的干预和过度用药。

其次，管理团队需要采取克服 ICU 文化障碍的策略。这些战略包括对康复团队进行教育（如分享文献、视频等）和培训（如动手、床边教学等）。团队之间需要加强专业之间的协调，以允许协作制定康复目标，以及提高护士和理疗师的参与程度。及时反馈患者康复动员的成功案例也很重要。

再次，管理者需要定期举行跨专业培训、教育和查房，医师负责人需全程参与。在临床实践中，采用跨专业方法和多靶点策略系统地指导早期动员是取得成功的重要组成部分（图 1-1-3）。

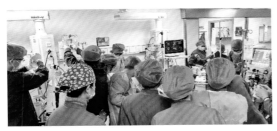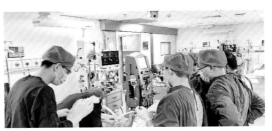

图 1-1-3　团队协作模式

四、流程的制定和实施

ICU 人群在诊断、严重程度和生物年龄方面的异质性意味着康复途径和时间高度个性化和多种多样。虽然康复有一些共同的方面，如身体和行为，但没有独特的 ICU 后康复模式，因此方法需要衡量、选择和适合每个患者。但早期动员和康复实施中需要考虑以下 10 个步骤，并需要重症康复团队在实施过程中不断优化改进并形成一整套能够复制的重症康复管理模式。

（1）创建具有指定优先性的多学科团队：早期动员和康复在 ICU 更成功，因为 ICU 的文化优先考虑和重视这种干预。动员优先可以使用领导力和沟通技能来帮助发展这种文化，以教育、培训、协调和促进患者动员。他们支持员工，强调安全和实际技能，以增加和提高团队的信心和能力。

（2）使用结构化质量改进（quality improvement，QI）过程：QI 方法可以极大地促进早期动员和康复的成功实施。QI 的一种方法包括四个步骤：①总结证据；②确定障碍（如需要镇静或缺乏设备）；③建立绩效衡量标准（如镇静目标、频率和患者动员水平）；④确保所有符合条件的患者得到干预（通过适当的参与、教育、执行和评估）。

（3）确定障碍和有利条件：系统审查确定了早期动员和康复的 28 个独特障碍：与患者有关的障碍包括患者的症状和状况（如生理状态不稳定）、结构性障碍包括人力和技术资源（如人员、设备或规程）、程序障碍（如缺乏协调性和资格筛查延迟）、文化障碍包括 ICU 和机构内的习惯、态度和背景（如工作人员的积极性）。有许多有效克服障碍的战略，包括实施安全指南，使用康复动员协议、跨专业培训、教育和查房。

（4）促进多专业沟通：早期动员和康复计划需要多专业团队的沟通。我们建议使用适合个别 ICU 的结构来促进专业间的沟通，这种结构允许（基于算法的）提出动员目标，如让所有团队成员有机会提出关切的问题和动员的目标。

（5）了解患者喜好：患者早期活动和康复的经验是不同的，训练过程可能会令人感到疲倦、不舒服和困难，在其他时候能够激励和回报患者。随着认知状态的改善，患者可能会对他们肌肉无力的严重性感到震惊。在危重疾病的早期阶段，患者可能更喜欢关注多学科团队设定的短期目标（如坐在椅子上）。随着患者病情的发展，他们可能会更多地参与制定康复目标和设计更长期的康复计划（如步行更远的距离、坐在户外）。

（6）采用统一的安全标准：Meta分析已经证明了床内和床外ICU动员的安全性，很少发生严重安全事件。一种评估安全性的方法是红绿灯系统，它提供了呼吸、血流动力学、神经和其他身体系统的特定标准，在动员个别患者时要考虑。在这一系统中，"红灯"表示动员期间发生严重安全事件的可能性增加，需要有经验性的决策；"黄灯"表示存在潜在风险，应根据效益与风险进行评估；"绿灯"表示动员总体上是安全的。

（7）实施针对疼痛、镇静、精神错乱和睡眠的策略：镇静和精神错乱状态是早期动员和康复的常见障碍。更广泛地说，疼痛、镇静、精神错乱、睡眠与早期活动和康复密切相关。

（8）准备必要的移动设备：目的是进行早期活动和康复。限制患者移动的障碍可能包括ICU获得性肌无力、身体功能受损、创伤性损伤和肥胖。设备可以扩大治疗选择的范围，增加患者的机动性和活动量，并降低工作人员受伤的风险。选择康复设备可能具有挑战性，重要的考虑因素包括设备成本/可获得性、在单位或患者之间共享设备的能力（包括感染控制考虑），以及可用于患者动员和方便存储设备的物理空间。辅助康复设备的相关技术仍在发展中，包括评估神经肌肉电刺激、床上循环测功仪、倾斜台和其他设备。

（9）评估最佳干预时机、类型和剂量：有一些证据表明，在ICU入院后2～3天内开始康复可能比以后开始康复更好。要考虑的干预措施包括主动功能动员、卧床自行车测功术、电肌肉刺激（配合或不配合、被动或主动练习），以及使用各种康复设备（如倾斜台）。此外，每种干预类型的强度、持续时间和频率都是重要的考虑因素。目前还需要进行更多的研究，以进一步了解以上措施潜在的益处或危害。在此之前，临床医师的判断将发挥重要作用，必须针对个别患者和危重疾病的动态性质进行调整。

（10）评估结果和效果：移动性和康复相关措施应适合ICU环境并整合到临床护理工作中，需要设定患者目标和跟踪其进展，将稀缺的康复资源分配给那些可能受益最大的患者，并对结构化的质量改进计划进行评估。了解患者在危重疾病前的功能和他们自己的目标也是重要的考虑因素。

ICU的早期康复动员与患者预后的改善有关。早期活动的成功实施取决于患者状态及与ICU相关的流程、结构和文化。

第二节　神经系统重症康复

一、神经系统重症康复概述

随着危重症疾病救治率的提升，重症患者的康复治疗逐渐成为关注的热点。神经系统重症康复是一种综合康复治疗体系，介入时机为超早期。此外，其不仅强调以早期康复为理念基础，并提倡突出其"神经康复"的独有特点，在控制患者原发性疾病和相关并发症的基础上，尽早实施康复治疗，从而促进患者早期康复和功能恢复。重症卒中康复医疗团队包括康复医师，康复护士，康复治疗师（含物理治疗师、作业治疗师、言语治疗师、矫形支具师等），心理医师，医学社会工作者，重症医师，患者及其家属（图 1-2-1）。

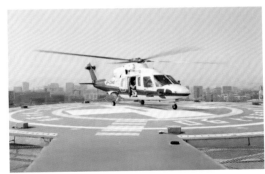
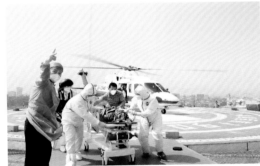
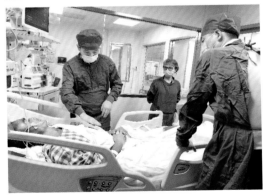
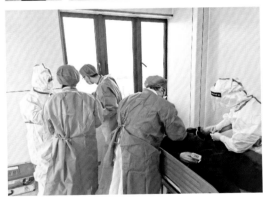

图 1-2-1　从急救到治疗的多团队合作模式

对神经重症患者而言，神经系统重症康复的实施，可以有效促进患者的早期功能恢复、显著缩短住院时间、降低病残率、显著减轻医疗负担。然而，目前在 ICU 患者中并未广泛实施早期康复。

二、神经系统重症康复应坚持的原则

根据 2018 年发布的《神经重症康复中国专家共识》，神经系统重症康复应坚持以下原则：①加强监护，保障康复技术操作的标准化和安全性；②具备条件者尽早离床，避免长期卧床导致的一系列并发症；③在评定基础上，确定阶段性康复目标；④确定超早期标准化 ABCDE 组合康复程序：A 唤醒，B 呼吸训练，C 适度镇静，D 谵妄的监控，E 早期移动和（或）运动练习；⑤可以选用针对性物理因子治疗和中医药辨证施治；⑥营养支持，循序渐进恢复患者耐力。

三、脑损伤患者意识障碍的类型、评估方法和康复管理手段

根据患者发生严重获得性脑损伤后的临床状态的不同，对患者神经康复的管理有所差异。脑损伤后患者的意识障碍是指患者对自身和周围环境刺激的觉醒感知能力有不同程度的降低或丧失。根据意识内容障碍可分为谵妄状态、植物状态/无反应觉醒综合征、微小意识状态等。脑损伤患者入院后 48 小时内须进行意识评估。意识障碍的评估包括量表评估、神经电生理评估和影像学评估等。其中，量表评估可采用格拉斯哥昏迷评分量表、全面无反应评分量表、修订昏迷恢复量表、格拉斯哥昏迷结局评分量表等；神经电生理评估手段主要有脑电图、诱发电位、事件相关电位评定等；影像学评定可通过脑磁共振或计算机扫描、功能性磁共振、皮质含氧血红蛋白浓度检测等手段。针对意识障碍采取的康复技术，其准确的干预时机是：昏迷患者一旦生命体征平稳，应尽快进行康复促醒治疗。具体的康复技术包括促醒技术、药物治疗、高压氧治疗、神经电刺激治疗、感觉刺激治疗、穴位针刺促醒等（图 1-2-2）。

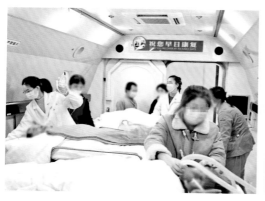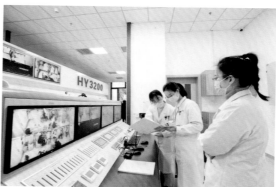

图 1-2-2　促醒治疗之高压氧治疗

四、脑损伤患者运动障碍的类型、评估方法和康复管理手段

脑卒中后运动障碍的患病率为 1.1%~4.0%。运动障碍是由各种神经肌肉疾病引起的锥体束或锥体外系损伤、以肌力、肌张力、关节活动等障碍为主要表现。因此，对脑损伤患者应采取以运动功能减退评定方法和技术为主的运动管理。Richmond 躁动镇静评分和标准化 5 问题问卷测评均可用于脑损伤患者的运动功能评定，其旨在明确患者的配合程度和意识水平，并有助于判断运动康复是否可以介入。肌张力、肌力、运动模式、关节活动度、身体协调性和平衡等方面，构成了运动功能评估的常见内容。其中，肌力、运动模式、身体协调性和平衡等方面均须在患者意识状态清醒时进行评定，无论患者是否清醒均可进行其他评定。改良 Ashworth 量表和徒手肌力测试分别用于评定患者的肌张力和肌力。关节活动测量仪可用于关节活动度的评定。身体协调性和平衡包括行走、转移、体力活动消耗等方面。DE Morton 活动指数可用于行走和转移能力的评定。自觉疲劳程度量表可用于体力活动消耗水平的评定。Brunnstrom 运动功能恢复六阶段分级可用于脑损伤患者的运动功能评定，但对于存在严重意识障碍、认知障碍、情感障碍或生命体征不稳定的患者，不适用此种评定方法（图 1-2-3）。

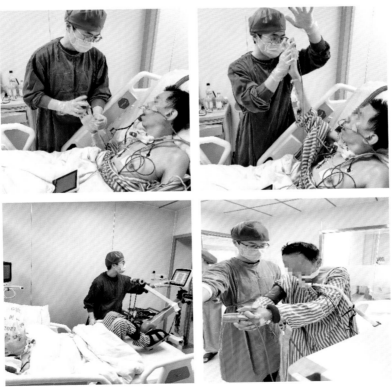

图 1-2-3　肢体运动功能锻炼

五、神经重症患者的神经心理学治疗

神经重症患者在 ICU 或从急性状态恢复时，应该尽快开始神经心理学方法干预。神经重症患者在 ICU 停留期间，当严重的获得性脑损伤致患者出现意识丧失或仅能进行大体的反应时，应进行适当的临床干预计划，可使用药理干预、感觉刺激、物理治疗等来进行恢复。关于多种感觉刺激与特定刺激治疗的有效性目前仍存在争议，如积极的音乐疗法。积极的音乐治疗能够有效改善患者的合作程度，减轻行为障碍，增加惰性状态时主动性和平缓强烈激动的情绪。在 ICU 的早期阶段，需要控制刺激的节奏和平衡，构建患者的周围环境，使患者感到安心、熟悉，尽可能避免侵入性和不舒服的刺激。在 ICU 或急性期后的康复环境中，抑制噪音和混乱，创造适当的光明和黑暗的交替，使治疗措施和放松的时间交替有序，需要一个非常完整的团队来进行这项工作并要求护理人员进行严格的培训。一般原则下，在早期昏迷恢复阶段，认知行为技术很少在 ICU 汇总运用，应由专业人员和亲属进行简单的刺激。神经心理学干预是一个渐进的、全面的治疗计划，应将患者和相应的护理人员包括在内。集中的康复计划可显著改善患者的预后，帮助患者尽快重返社会。

六、脑卒中患者的康复管理概述

患者发生脑卒中后，临床上会出现不同的损伤表型，常见的功能障碍有：偏身感觉障碍、运动障碍、吞咽功能障碍、偏盲、交流语言障碍、心理障碍、认知功能障碍等，严重者可出现四肢瘫痪、昏迷甚至死亡。针对以上功能障碍，早期康复手段介入可通过有效的措施改善患者功能问题，最大程度地改善中枢神经系统功能受损，为提高脑卒中患者的远期生活质量提供有力保障。急性期康复治疗在常规治疗原发病、并发症、内环境稳定后 48 小时开始进行，通过被动活动和主动参与，促进瘫痪肢体肌张力的恢复和主动活动的出现，早期进行活动翻身来预防可能出现的压疮、关节肿胀、下肢深静脉血栓、泌尿系统和呼吸道感染等并发症。通过各种感觉刺激和其他相关床边康复治疗，如吞咽、呼吸功能训练等，有助于改善脑卒中患者受损的功能。

七、脑卒中患者是否可从早期康复管理中获益？

卒中后患者的康复管理应该从什么时候开始？这个看似简单的问题，其实悬而未决。脑卒中后，可触发分子、细胞和电生理等改变，以促进神经功能恢复。这些事件共同驱动皮质重组和再生，并为自发恢复提供神经底物。在啮齿动物模型中，这些事件在卒中后的几个小时内开始，在 7~14 天达到高峰，在 30 天几乎完成。许多研究表明，这一时期几乎完全发生在卒中后的第一个月。研究人员长期以来一直假设，卒中后早期的神经可塑性

可以增强，甚至可以延长。然而，基于这一假设的临床研究结果并不确定，也不一致。此外，首先是在动物模型中，最近也在人体试验中发现了证据，即在非常早期（即卒中后的第一个 24 小时内）过早或过于密集地进行康复可能是有害的。2019 年，墨尔本大学 Cumming 等为确定卒中后患者早期的频繁活动是否会影响其生活质量，进行了一项为期 10 年的国际性、多中心、3 期临床随机对照试验。纳入受试者均为年龄 ≥ 18 岁、首次或复发卒中（缺血性或出血性）在 24 小时内出现、满足预先设定的生理标准。将参与者随机分到常规治疗组和在常规治疗的基础上进行早期、更频繁活动组，使用生活质量 4D 评估问卷（AQoL-4D）对患者卒中后 1 年的生活质量进行评估。结果显示，卒中后更早期、更频繁的活动并不影响患者卒中后 1 年的生活质量。对于重症卒中患者的早期康复仍存在以下几个问题需要大规模临床试验解决：①重症卒中康复医疗团队如何建立，需要哪些成员参加，如何早期评估重症患者的康复计划，以及早期康复能否降低患者的病死率并改善患者的神经功能预后，还有待进一步研究。②患者数量、严重程度和住院时间不恒定，如何建立一个有弹性的卒中康复团队来适应这一变化，使人力、物力、资源得到高效率的利用，应进行进一步的研究。③我国各地经济发展水平不同，卫生状况迥异，仍需要进一步研究可以复制的、可在全国医院进行推广的重症康复管理模式（图 1-2-4）。

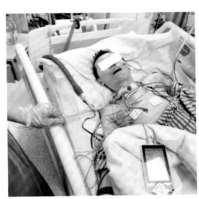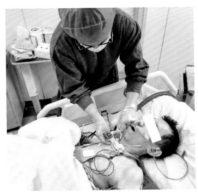

图 1-2-4　重症早期康复训练

关于早期或超早期康复，我国也进行了一些重要探索，基于脑卒中现状和国际脑卒中超早期干预研究结果和各国指南，首都医科大学宣武医院提出脑卒中超早期功能重建单元（very early rehabilitation - stroke unit，VER-SU）概念，目前已建设完成并运行，这一有关脑卒中综合诊治和管理新模式的题为《基于人工智能的脑卒中超早期功能重建新模式》的文章，2022 年 1 月发表于《中华医学杂志》（图 1-2-5）。VER-SU 在进行临床常规诊治的同时，强调多学科协作，以患者功能为导向，在发病 24 小时内尽早开展功能评估，根据评估情况，制定个性化的方案，依托脑机接口、外骨骼机器人、虚拟现实等类脑智能技术，实施患者可耐受的预防性和治疗性功能重建，以最大程度恢复功能和减少并发症，最终降低脑卒中的全因死亡率，提高患者的日常生活能力和生活质量。此体系包括脑卒中功能病房、数字化评估系统、智能康复治疗系统三部分。脑卒中功能病房设计符合疾病特点，融入天轨技术、智能康复病床等设备，旨在为患者提供以日常生活活动（activities of daily living，ADL）为导向的环境支撑；数字化功能评估系统除应用传统康复评定量表外，还充分利用便携式近红外脑功能、功能脑电评估、惯性动作捕捉、光学动作捕捉等技术和系统，为脑卒中功能评估提供精细可量化的客观支撑；智能康复治疗体系包括脑机接口、虚拟现实、外骨骼机器人等尖端康复技术，实现主动、早期、足量、目标导向、多感官刺激等训练，患者依从性和安全性也更佳。

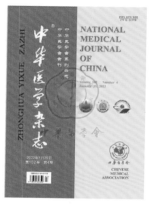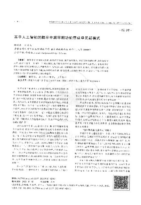

图 1-2-5 　《中华医学杂志》关于基于人工智能的脑卒中超早期功能重建单元新模式的介绍文章

八、神经危重症患者是否可从早期康复管理中获益？

对于神经危重症患者，有学者对其早期康复的效果评价做了一系列的研究。相较于普通 ICU 患者，神经危重症患者存在一些需要特殊考虑的因素，如偏瘫、认知障碍和意识功能受损等，这使康复管理复杂化。此外，神经相关的并发症如脑出血血肿扩大、脑水肿等，可进一步增加脑组织损伤的风险。因此，在康复管理中，考虑运动和体位改变对大脑自我调节受损的患者的大脑血流动力学影响是至关重要的。此外，关于神经损伤后早期康复是否有益，目前仍缺乏循证学依据。一项大型、多中心的随机对照试验也显示了早期强化活动对脑卒中患者的潜在危害。与之相反，一项观察性试验显示，在 ICU 住院的神经系统疾病患者对早期康复的耐受性良好，证明神经损伤后早期康复是可行的，且可以缩短患者的住院时间并改善其功能预后。2017 年，莫纳什大学 Tipping 等对近年来神经危重症患者早期康复的效果进行系统回顾，发现 ICU 神经危重症患者早期康复活动对患者短期、长期死亡率无明显影响，但其可显著改善患者出院时活动状态、肌力和出院后的存活天数。因此，关于神经系统重症患者进行早期康复是否有益，尚需要进行进一步的研究来证明。

第三节　运动系统重症康复

一、运动系统重症康复概述

老年危重患者，特别是合并有急性呼吸衰竭和严重全身炎症反应综合征（如脓毒症）时，有较高的风险出现严重的休克和横纹肌溶解等并发症。该类患者通常伴有较高的住院死亡率、ICU 住院时间，并且出院时恢复独立生活的可能性也相应降低。ICU 提供的监护确实显著提高了危重患者的生存率，特别是 ARDS 患者。然而，这种改善通常伴随着 ICU 患者出院后的出现肌肉退化、肌肉无力和功能状态减低，且与危重病幸存者的长期残疾有关。这些作用可因炎症、血糖失调和药理学作用加剧。研究显示，在通气时间超过 7 天的患者中，约有 25% 的患者出现骨骼肌无力，导致脱机失败和死亡。虽然大多数的机械通气患者可在短期内拔管，但仍有约 20% 的患者需要延长通气支持时间。

神经肌肉后遗症并不仅仅局限于危重病患者发病的急性期。据报道，危重病幸存者在首次住院后的数年内可能出现身体功能障碍，如标准化体能测试表现显著降低。值得注意的是，老年患者通常合并多种基础疾病，其较差的身体功能和脏器功能确实是 ICU 中患者身体功能障碍的危险因素，但是，危重疾病是神经肌肉功能障碍的独立风险因素。危重症患者具有发生肌肉和神经异常的风险，通常包括骨骼肌结构的改变、肌肉数量的丢失、肌肉兴奋性降低、多发性神经病变、神经肌肉阻滞和线粒体功能障碍等。这些异常可能与短期和（或）长期的身体功能受损有关。研究显示，一些老年危重患者在出院后运动功能减退、运动能力和生活质量降低，这表明有必要在 ICU 住院后进行运动康复治疗，尤其是进行早期评估和治疗。在本章节中将总结一些早期运动康复评估和治疗的方法，以支持危重患者进行早期体育活动，并探讨这些活动方法的安全性和有效性。

二、导致危重病患者的骨骼肌发生病理改变的危险因素和发病机制

（一）临床危险因素

迄今为止，已知的危重病对骨骼肌影响的临床危险因素和病理成分有：萎缩、粗肌丝丢失或坏死。事实上，对于其他危重疾病相关的神经肌肉异常，很少有确定的临床危险因素。在多个队列研究中，有 3 个临床危险因素被证明与神经肌肉异常相关：多器官功能衰竭（multiple organ failure，MOF）、全身炎症反应综合征和肺部机械通气（pulmonary mechanical ventilation，PMV）。研究表明糖皮质激素和（或）神经肌肉阻滞剂（neuromuscular blocking agents，NMBAs）可作为希望性治疗手段用于治疗神经肌肉异常，但这些结果可

能存在适应证偏倚的可能。也就是说，病情最严重的患者发生神经肌肉异常的风险最高，也最有可能接受这些药物治疗。事实上，糖皮质激素和 NMBAs 的随机对照试验并没有显示出这些暴露和神经肌肉异常的治疗结果之间有改善关系。

（二）发病机制

一些早期临床报告证实了危重病患者骨骼肌的萎缩和肌凝蛋白的丢失。针对蛋白水解途径，研究人员发现了钙激活蛋白酶、ATP- 泛素系统和溶酶体蛋白酶（组织蛋白酶 B）激活的证据。据推测，这些途径协同工作，首先导致肌凝蛋白的丢失和肌纤维的萎缩，其后发展为其他细胞骨架蛋白的降解，在某些情况下，还可导致溶酶体和泛素的纤维坏死。除此之外，凋亡通路的激活更为显著，并且在大多数受影响的肌纤维中存在过表达的半胱天冬酶和凋亡调控激酶。

由于缺乏能够模拟 ICU 条件的动物模型，研究人员关于危重疾病对骨骼肌影响的理解受到了限制。最近，研究人员用小鼠、大鼠和猪模拟了危重病模型，其中 5 头猪患有急性肺损伤等危重症。这些研究证实了泛素蛋白酶体途径（ubiquitin proteasome pathway，UPP）在识别关键角色监管（如肌肉特定环指蛋白）的重要性。预计这一研究结果将指导临床开展新的有关预防危重疾病的神经肌肉后遗症的研究。

（三）危重病患者的运动康复评估

ICU 康复治疗的重点是针对 ICU 危重患者较基础的疾病之上治疗更广泛的健康问题。这种治疗策略有助于识别"身体结构和身体功能""活动限制""肌肉运动限制"等损伤水平的问题的转复。在过去的几年里，人们开发了几种指导危重患者早期康复运动和身体活动的方法，所有策略都讨论了运动康复的安全性，对医疗状况（心、肺和神经系统状况）、合作水平和功能状态（肌力、活动能力）的临床评估问题。这为危重患者逐渐增加身体活动和康复运动的步骤提供了方向（表 1-3-1）。

表 1-3-1　危重患者早期康复训练和身体活动的评估和治疗方法

LEVEL 0	LEVEL 1	LEVEL 2	LEVEL 3	LEVEL 4	LEVEL 5
无法合作 S5Q=0	无-低合作水平 S5Q < 3	中等合作水平 S5Q ≥ 3	接近充分合作水平 S5Q ≥ 4/5	充分合作 S5Q ≥ 5	充分合作 s5Q=5
无法通过基础生命体征评估	通过基础生命体征评估+	通过基础生命体征评估+	通过基础生命体征评估+	通过基础生命体征评估+	通过基础生命体征评估+
基础生命体征评估内容： 1. 心肺功能不稳：MAP < 60 mmHg or FiO > 60 % or PaO /FiO < 200 or $RR > 30$ bpm； 2.神经系统评估不稳定； 3. 急性期手术； 4. 体温> 40 ℃	存在患者不能坐在椅子上的情况（神经系统、外科手术或创伤等状况）	患者不能主动坐到椅子上（MRCsum ≥ 36）（肥胖、神经系统、外科手术或创伤状况）	• M R C sum ≥ 36+BBS 坐-站立 =0+ • BBS 站立 =0+ • BBS 坐≥ 1	• MRCsum ≥ 48+ • BBS 坐-站立 ≥ 0+ • BBS 站立≥ 0+ • BBS 坐≥ 2	• MRCsum ≥ 48+ • BBS 坐-站立 ≥ 1+ • BBS 站立≥ 2+ • BBS 坐≥ 3
躯体定位： • 2 小时转向	躯体定位： • 2 小时转向 • 夫勒斯位置 • 安矫形夹板	躯体定位： • 2 小时转向 • 安矫形夹板 • 直立坐姿 • 被动从床转到椅子	躯体定位： • 2 小时转向 • 被动从床转到椅子上 • 从床上坐起来 • 辅助站立（≥ 2 pers）	躯体定位： • 主动从床转到椅子上 • 从床上坐起来 • 辅助站立（≥1 pers）	躯体定位： • 主动从床转到椅子上 • 从床上坐起来 • 站立状态
物理治疗： • 无治疗方案	物理治疗： • 床上被动活动 • 被动床循环 NMES	物理治疗： • 床上被动/主动活动 • 手臂和腿部的阻力训练 • 被动/主动的腿部活动和/或在床上循环或椅子上活动 • NMES	物理治疗： • 床上被动/主动活动 • 手臂和腿部的阻力训练 • 在床上或椅子上主动/被动活动腿和/或手臂 • NMES • ADL	物理治疗： • 床上被动/主动活动 • 手臂和腿部的阻力训练 • 在椅子或床上行走（辅助/框架） • NMES • ADL	物理治疗： • 床上被动/主动活动 • 手臂和腿部的阻力训练 • 腿部和手臂在椅子上行走（辅助） • NMES • ADL

注：S5Q：回答 5 个标准化问题；MRS：医学研究委员会肌肉力量总和量表（0~60）；BBS：Berg 平衡评分。

准确评估患者的合作水平和心肺储备功能，并严格筛选其他可能排除早期康复运动的因素是至关重要的。除了评估患者对运动和身体活动的安全性和准备程度外，还必须考虑具体的功能测量（如肌肉力量、关节活动能力）、功能状态（如功能表现的结果、功能独立性测量、Berg 平衡评分量表、功能行走）等。

1. 基础评估：该评估包括患者的基础生命体征、心肺功能、神经系统等方面的表现，以判断危重患者的早期体育活动和康复是否合适。一般来说，只有普遍性的活动适应证才能决定患者早期体育活动和动员的安全性。此外，如果患者出现一些不稳定情况，则将被禁止进行康复活动，但允许在床上进行活动。因此，关于康复运动或体育活动方式的程度应由多个学科团队共同评估来决定。例如，如果存在以下情况之一，则应禁止进行任何康复训练活动：平均动脉压（MAP）< 60 mmHg 或吸入气中的氧浓度分数（FiO_2）$> 60\%$ 或 $PaO_2/FiO_2 < 200$ 或呼吸频率 > 30 次 / 分，存在神经功能不稳定性（如颅内出血），急诊手术，体温 > 40 ℃等。

2. 配合程度：患者的配合度是判断配合能力（肌肉测试）和治疗方式（主动和被动模式）的重要指标，可以用格拉斯哥昏迷量表（Glasgow Coma Scale，GCS）或 5 个标准化问题进行评估，这 5 个问题是：①眼部睁开 / 闭合情况；②是否可按操作者指令完成眼睛转动；③是否可按操作者指令完成伸舌动作；④是否可按操作者指令完成点头动作；⑤是否可按操作者指令完成皱眉动作。5 分表示患者有足够的合作水平。

3. 关节活动度：目前关于危重症患者关节挛缩的流行病学知识有限。据最近的一项系统综述报道，在 ICU 住院的患者（脊髓损伤、烧伤、颅脑创伤和脑卒中）中超过 30% 发生了主要关节挛缩，以肘部和踝关节为主。这强调了对 ICU 患者的（被动）活动范围进行评估和治疗的必要性，尤其是 ICU 危重患者，经常评估其关节活动和活动范围（肌肉张力、肌肉长度、脉搏、皮肤和水肿）很有必要。康复医师对患者关节活动能力的详细评估可能发现其潜在损伤。

4. 肢体肌肉力量：肌肉力量，或者更准确地说，是由一块肌肉或一组肌肉产生的最大肌力或张力。肌肉力量可以通过多种方式和不同的设备来测量，临床上常采用 0-5 MRC 量表（源自格林 – 巴雷综合征患者）。MRC 总和评分结合了双侧 6 个上、下肌肉群的力量评分。DeJonghe 等提出，总和得分小于 48 分反映了肌肉无力的状态，提示 ICU 患者骨骼肌被破坏。四肢肌肉力量的评估对于指导患者下床活动和预测临床转归尤为重要。通过 MRC 评分、手持握力计、手持肌力计（hand-held dynamometer，HHD）等设备可以可靠地测量 ICU 患者的肌力。

5. 呼吸肌力量：重症患者脱机失败是少数进行机械通气患者的一个重要临床特征。有越来越多的证据表明，脱机失败与呼吸肌肉恢复通气的失败有关。呼吸肌无力可通过呼吸肌训练来治疗。在临床实践中，呼吸肌力量可通过最大吸气和呼气压（分别为 PImax 和

PEmax）测量。在机械通气患者中，吸气肌力是通过气道的暂时阻塞来评估的。这项操作包括一个单向呼气阀，呼气阀在患者吸气阻塞时失效。成人的最佳闭塞时间长度为 25～30 秒，儿童为 15 秒（图 1-3-1）。

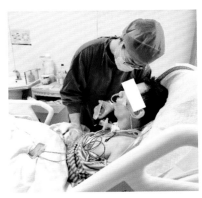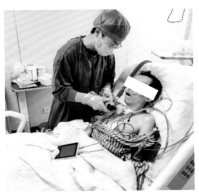

图 1-3-1　呼吸肌评估和训练

6. 功能状态：功能状态的评估似乎不适用于急诊患者，但可用于长期危重症患者的身体状态评估。在一些研究中，功能评估工具也被成功地用于监测患者的进展；此外，它们还可以在 ICU 入院前用作对患者的功能重建评估。Barthel 指数、FIM 和 KatzADL 量表是常用的评估患者独立进行一系列活动能力的有效工具。功能状态的评估主要与活动（如从床到椅子、步行、爬楼梯）和自我护理（如洗澡、梳理、上厕所、穿衣、喂养）有关。功能状态（如坐在椅子上的能力、从坐到站立和站立的能力）可以用 0～4 级的 Berg 平衡等级进行量化。行走能力也可以使用功能行走类别相关量表进行简单的评估。对于能够行走的患者，6 分钟步行测试可以用来评估其功能运动能力。

（四）重症无意识患者的身体活动和康复训练

为了模拟健康人经历的日常活动，危重患者需要直立（或在良好支撑下直立），平卧时旋转。这些活动应该在住院期间安排，以避免长时间卧床对呼吸、心脏和循环功能的不良影响。其他适应证包括软组织挛缩、松弛的四肢、松弛的关节和皮肤破裂等。重症监护室病床的设计应该适应重症患者的髋部和膝盖高度，这样患者就可以尽可能地接近直立坐姿。

需特殊护理的患者，如服用镇静剂、超重或肥胖的患者，可能需要具有支撑作用的椅子，如担架椅。在重症 ICU 患者的监护过程中，除躯体活动以外的其他早期康复训练应该是其住院期间的禁忌，主要是由于休克、镇静和肾脏替代等治疗方式不宜对患者进行早期的康复训练。然而，这种说法目前尚存在争议，因为一些其他治疗方式，如被动循环、关节活动、肌肉拉伸和神经肌肉电刺激，不需要患者的合作，也不干扰患者的肾脏替代或镇静等治疗。被动拉伸或被动翻身运动在治疗不能自发活动的患者中可能有重要的作用。对健康受试者的研究表明，被动拉伸可以降低肌肉的硬度，增加肌肉的伸展性。在一项危重患者中进行的随机对照试验显示，每天 3 次、每次 3 小时的被动拉伸活动组与每天 2 次、每次 5 分钟的被动拉伸组相比，前者的胫骨前肌纤维萎缩和蛋白质损失减弱。最近，我们观察到每天 4 次，每次 2.5 小时的被动负荷对肌肉张力具有积极的影响，但对肌肉质量没有积极影响。对于不能积极活动且有软组织挛缩的高风险患者（如严重烧伤、创伤和患有一些神经系统疾病）可能需要夹板治疗。

在 ICU 入院早期时随即进行（低强度）运动训练，由于患者意识缺失、缺乏合作，应用往往较为困难。最近开发了一种床边康复训练装置，用于（主动或被动）腿部康复（图 1-3-2），以进行长时间的活动，允许严格控制运动强度和持续时间。此外，训练强度可以根据患者的健康状况和对运动的生理反应进行调整。一项在危重患者床边早期应用腿部康复训练装置的随机对照试验显示，与接受标准物理治疗而无腿部训练的患者相比，试验组患者出院时的功能状态、肌肉功能和运动表现有所改善。有趣的是，研究人员发现被动训练和主动训练都没有引起患者显著的心肺反应，因此判断在危重疾病进展阶段不会对重要脏器造成压力。

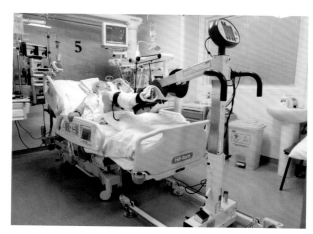

图 1-3-2　在重症监护室中设置的卧床患者的主动和被动腿部康复训练装置

然而，约 30% 的患者没有参加研究，因为肥胖、手术、导管和引流管或身高导致患者无法参加康复运动。在这些患者中，电刺激疗法（electrical muscle stimulation，EMS）可能是一种锻炼局部肌肉群的替代疗法。EMS 在危重症急性期患者中的应用是一种具有研究价值的治疗选择。EMS 具有一个独特的特点，即激活快速运动单位，从而使快缩型肌纤维（Ⅱ型）收缩。在长期危重症患者中，对股四头肌进行 EMS 治疗，除了能积极改善患者肢体活动能力、增强肌肉力量、减少肌肉质量损失，还能加速患者从床到椅子的转移。腹部大手术后的患者，EMS 后肌肉蛋白分解代谢较慢，总 RNA 含量增加。与未受刺激的腿相比，EMS 应用于股四头肌可减轻股四头肌的横截面直径损失，而其他患者在急性期早期无法恢复，导致肌肉萎缩。尽管 EMS 在危重症急性期的应用似乎是预防或抵消肌肉萎缩的潜在有效的治疗方法，但仍有几个重要的问题有待解决：刺激肌肉的神经病变可能会由于神经病变、肌病、脓毒症、四肢水肿或药物治疗而受到阻碍。

（五）觉醒和合作患者的身体活动和康复训练

虽然早期康复训练的方法具有实用性，并已在国外实施了多年，但其有效性直到最近才在正式的临床研究中被评估。Morris 等在一项前瞻性队列研究中证实，与未接受早期活动治疗的患者相比，接受康复医师早期活动治疗的患者减少了 ICU 住院时间，而脱机时间没有差异。Schweickert 等在一项随机对照试验中观察到，早期康复训练改善了患者出院时的功能状态，缩短了其精神错乱的持续时间，并改善了患者的远期康复水平。这些研究中并没有发现 ICU 住院时间的差异。

除了常规活动，在心肌梗死患者中应用有氧训练和肌肉强化训练比单独活动更能改善患者的步行距离。一项随机对照试验显示，与对照组相比，为期 6 周的上肢和下肢训练方案改善了患者的肢体肌力、无呼吸机时间和功能预后。这些结果与长期接受全身训练和呼吸肌肉训练的机械通气患者的回顾性分析结果一致。

低阻力性肌肉训练可以增加肌肉质量、肌肉力量和肌肉中的氧化酶。每天可以在患者耐受范围内安排重复的肌肉训练。阻力性肌肉训练包括使用滑轮、松紧带和重量带。椅子康复训练装置和床旁腿部训练装置应根据患者的实际情况制订个性化的运动训练计划。训练的强度可以根据患者个体的能力进行调整，从通过辅助运动到低阻力性训练，逐步恢复患者的肌肉力量（图 1-3-3）。

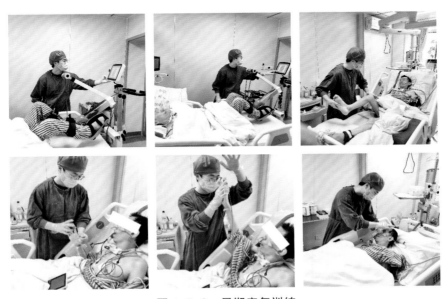

图 1-3-3 早期康复训练

第四节 消化系统重症康复

卒中患者的消化系统主要并发症为吞咽障碍和胃肠功能障碍，容易引起营养不良和机体免疫功能的失调，进而使患者的感染率上升、脏器功能障碍的发生率增加、致死危险性增大，导致不良的临床结局。

一、吞咽障碍

（一）概述

吞咽障碍是一种难以有效地将食物运行到胃中、肠道内的临床情况，其原因是器官结构和/或功能受到损伤，从而导致相关结构和/或功能的障碍。我国卒中后吞咽障碍的发生率可达51.14%，其中急性期46.3%、恢复期58.8%；国外发生率可高达64%。吞咽障碍是卒中后不良预后的独立标志之一，可导致营养不良、误吸、吸入性肺炎、住院时间延长和患者死亡率增加等。同时，其产生的不良影响可持续至发病后多年。因此，卒中后患者进行持续性吞咽障碍管理与康复尤为重要。

（二）临床评估

对于重症卒中患者，无论有无意识障碍，都建议进行吞咽功能评估。目前，临床中有许多吞咽功能的评估手段，最便捷和常用的方法是饮水实验，而X线透视吞咽检测（VFSS）和光纤内窥镜吞咽能力检测（FEES）是较为客观的评估方法，其中VFSS是衡量吞咽能力的"金指标"。

（三）康复治疗

回顾最近国内外相关文献，目前临床上卒中后吞咽障碍除传统治疗方式外，神经刺激和生物反馈作为非侵入性神经调控治疗技术，其临床研究报道日趋增多。

1. 神经刺激：在卒中后的吞咽功能恢复过程中，神经刺激在神经修复机制和皮质活动的方面发挥着重要作用。神经刺激可以促进皮质重组以加速卒中恢复的自然过程，可分为中枢神经刺激和外周神经刺激。

（1）中枢神经刺激：卒中后吞咽功能障碍与皮层和皮层下结构的损伤有关，包括但不限于脑干吞咽中枢的下运动神经元，而大脑皮层重组可以受到非侵入性脑刺激（noninvasive brain stimulation，NIBS）的有意调节，从而恢复吞咽功能。该技术目前已引起越来越多的关注并被实验性地应用于卒中后吞咽障碍的治疗，但仍缺乏高水平的临床证据，相关研究方法有重复经颅磁刺激、经颅直流磁刺激和配对关联刺激等。

重复经颅磁刺激（repetitive transcranial magnetic stimulation，rTMS）：重复经颅磁刺

激是使用放置在头皮上的铜线圈来提供磁刺激，从而导致线圈正下方新皮层的电活动发生变化。高频和低频 rTMS 均已被评估为卒中后吞咽障碍的治疗方法，脉冲以约 1 Hz 的低频传递，而 rTMS 减慢神经元的兴奋性并产生抑制作用，而以 ≥ 3 Hz 的频率传递的脉冲会增加神经元的兴奋性。一些研究探讨了 rTMS 在急性、亚急性和慢性阶段吞咽障碍康复中的有效性：2 项荟萃分析评估了总共 11 项研究并得出结论，rTMS 与传统吞咽障碍治疗相结合是改善卒中吞咽障碍患者吞咽功能的有效方法；rTMS 在治疗后 4 周显示出治疗益处，并且在高频时更有效，而双侧重复经颅磁刺激联合神经肌肉电刺激能够有效促进吞咽功能的恢复。但目前尚未就具体的刺激参数、每次治疗的脉冲数和治疗时间等达成共识。

经颅直流电刺激（transcranial direct current stimulation，TDCS）：经颅直流电刺激是在放置于头皮的电极之间施加低强度电流（1~2 mA），透过颅骨至脑组织的电流能诱发神经元膜电位变化，从而调节刺激区脑组织兴奋性，这种刺激后的即刻效应表现为：阳极能增强刺激部位神经元兴奋性，阴极能降低刺激部位神经元兴奋性。目前关于 TDCS 治疗的研究，患者样本量一般不大，缺少对其长期效果的跟踪随访；也未有对与吞咽障碍有关的卒中患者根据不同受伤部位进行 TDCS 疗效的观察和研究，目前尚需进一步探讨的内容有：寻找最佳刺激参数、最合适的受刺激部位、不同病程和严重程度患者疗效的评价等。

成对关联刺激：成对关联刺激指外周神经和中枢神经电刺激相结合，成对激活大脑网络来诱导咽部运动皮层的兴奋方法。目前成对关联刺激治疗卒中后吞咽障碍的有效性研究较少，研究的样本量也很小，研究成果必须借助更大规模的科学研究才能进一步证实。

（2）外周神经刺激技术主要有以下几种。

咽部电刺激（pharyngeal electrical stimulation，PES）：咽部电刺激是于咽部区域使用带有电极的经鼻导管，以低振幅电脉冲被动刺激咽部，可以增加控制吞咽和促进吞咽运动皮层皮质重组区域的大脑活动。虽然对 PES 有效性的研究还没有达成共识，但已有研究证实，对卒中后仍需要进行支气管切开术的患者进行咽部的电刺激，可促进患者吞咽功能的恢复，从而实现早期拔除气管导管的目标。PES 的有效性可能与卒中严重程度有关，然而其对吞咽功能的长期影响、主动与被动 PES 的相对有效性、最佳干预时机和最佳电刺激参数仍有待进一步研究。

神经肌肉电刺激（neuromuscular electrical stimulation，NMES）：神经肌肉电刺激是经皮电极通过电流在舌骨上或舌骨下肌中产生肌肉收缩，进而增强薄弱肌肉的力量，以提升舌骨复合体进而促进对吞咽气道的保护，而舌骨下刺激被认为可以抑制舌骨复合体作为吞咽抵抗阻力的机制。一项荟萃分析得出结论，在急性 / 亚急性和慢性卒中患者中，使用 NMES 治疗在短期内比不使用 NMES 治疗更有效地改善了吞咽功能，但研究之间存在显著的异质性，这归因于卒中类型和持续时间、刺激频率和强度，以及样本量和盲法的可变性。虽然 NMES 治疗与卒中患者的传统吞咽障碍治疗相结合在治疗吞咽障碍方面产生了一些积极的结果，但其确切机制尚不清楚，关于最佳的电极放置位置和适当的刺激频率和强度暂无共识。

2. 生物反馈：生物反馈技术是利用表面电极所收集到靶肌肉的肌电信号，使与吞咽动作相关的肌电信号经过设备转化成视觉和听觉的信息反馈给患者，使其可以直接了解到自己肌体的运动状况，进而能主动控制自身肌肉活动，实现较为正常的吞咽过程，达到恢复吞咽运动功能的目的（图 1-4-1）。

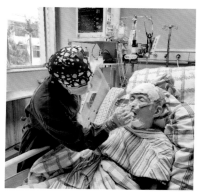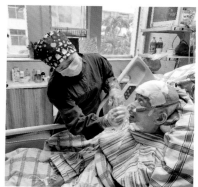

图 1-4-1　吞咽功能训练

二、胃肠功能障碍

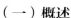

（一）概述

危重患者并发胃肠道功能障碍并不少见，其发生率可以达到 60%，而关于卒中后胃肠功能失调的流行病学研究却很少，国内外有关文献资料多以临床案例为主。国内一项临床研究的结果表明，卒中后患者胃肠功能障碍的患病率可达 63%，发病原因与血糖的水平、中枢神经系统的损伤程度和患者整体的营养情况有关；另外一项 Meta 分析表明，卒中后发生以便秘为特征的胃肠功能紊乱的患病率在 48%。国外一项临床研究报道，卒中后胃肠功能障碍的发生率为 30%～50%，其主要症状为胃内容物的排空显著延缓、肠道内容物无法正常排出、腹泻、消化功能不良等，常出现在高龄、营养状态不佳、情绪抑郁、长期使用多种药品的卒中患者中。虽然目前尚无大样本量的流行病学研究，但综合以上各项分析和患者的临床表现，胃肠功能障碍在卒中患者中仍具有有较高的发病率。胃肠功能紊乱可使患者难以持续地进行肠内营养，常使机体营养不良，免疫力下降，甚至继发严重感染或多脏器功能衰竭，并使颅脑损伤进一步加重，患者的死亡率增高，从而使患者的预后受到严重影响。因此，与康复干预同等重要的是管理卒中后患者的胃肠功能障碍。

（二）床旁评估和监测

1. 分级、评分：目前，胃肠功能障碍的评估有多种不同标准，目前较为公认和常有的是急性胃肠损伤（acute gastrointestinal injury，AGI）标准，定义主要是由重症患者急性病变本身所引起的胃肠功能障碍，并按照严重程度划分为 4 个不同的级别。近年来重症超声不断发展，因其便捷、易普及的特性，逐渐被用于危重患者的床旁胃肠功能评估。通过床旁超声检查可以用较为客观的数据评估患者胃肠功能，常用的超声评分系统有急性胃肠损害超声（acute gastrointestinal injury ultrasonography，AGIUS）量表、胃肠道泌尿系统损害超声（gastrointestinal and urinary tract sono-graphy ultrasound，GUTS）量表等，两者评估和预测的效能较好，但仍需大样本量的随机对照研究去进一步验证和改进。

2. 胃排空与胃潴留的监测：目前评估危重患者胃潴留最常用的方法为胃残余量测量。有研究结果显示：胃内容物残留的量在 250 mL 时，可早期提示存在喂养不耐受，应尽早干预；胃内容物残留的量 > 1.5 mL/kg 提示有高误吸风险。欧洲临床营养与代谢学会（European Society for Clinical Nutrition and Metabolism，ESPEN）指南建议 6 小时内胃内容物残留的量大于 500 mL 应延缓经胃肠道途径给予营养物质。

（三）康复治疗

1. 胃肠功能障碍的分级处理：① AGI Ⅰ级：推荐胃肠损伤后早期肠内营养支持（24 小时至 48 小时内），并尽可能减少使用损伤胃肠动力的药物，如儿茶酚胺类药物、阿片类药物。② AGI Ⅱ级：可以继续给予肠内营养；胃内容物残留量较大或发生反流时，应较少给予肠内营养量；可应用促胃肠动力药物，当其无效时，应给予幽门后的喂养。③ AGI Ⅲ级：对腹腔内压力进行监测，如异常升高应及时处理；停用导致胃肠道麻痹的药物；可予以小剂量的滋养型肠内营养液；不建议应用早期经肠道途径外的营养支持（入 ICU 后 7 天内）；应用抑制胃酸分泌的药物（H2RB、质子泵抑制剂）、生长抑素等；排除、对症治疗其他疾病，维护脏器功能。④ AGI Ⅳ级：停止肠内营养；应用抑酸剂（H2RB、质子泵抑制剂）、生长激素抑制剂；早期进行上消化道内镜检查。

2. 胃肠功能障碍相关症状和处理方式如下。

（1）喂养不耐受综合征：喂养不耐受综合征（FI）是指任何临床原因（如大量的胃内容物残留、恶心呕吐、腹泻、胃肠道的出血等）被迫延迟或停止通过胃肠道内途径给予营养物质，从而导致患者无法到达目标营养的需求量。目前，FI 的诊断缺乏明确的且被广泛接受的统一定义。72 小时内不能通过肠内营养途径实现目标需求量的能量供给，或者因任何医源性因素停止肠内营养时都需考虑 FI。当患者出现 FI 时，可使用促进胃肠道动力的药物、通便药物，通过限制应用引起胃肠道动力损伤的药物来调节腹内压力，可在给予少量胃肠道内营养的基础上经由胃肠道外补充额外所需的营养物质。

（2）腹内高压和腹腔间隔室综合征：腹内压力正常值是 0～5 mmHg（1 mmHg=0.133 kPa），危重患者因多种疾病因素，使腹内压力比正常值高，通常在 5～7 mmHg，腹腔内压力异常上升，持续≥ 12 mmHg 称为腹内高压（IAH），如果机体脏器的功能发生了新的障碍，即腹腔间隔室症候群（ACS）。依据腹内压异常增高的幅度不同，其严重程度可分为 4 级：Ⅰ级：腹内压为 12～15 mmHg；Ⅱ级：腹内压为 16～20 mmHg；Ⅲ级：腹内压 21～25 mmHg；Ⅳ级：腹内压为＞ 25 mmHg。

对于 IAH、ACS 时，可采取如下措施：①动态监测 FI、腹内压、容量复苏或液体管理的目标，可提高肠内营养的效果，减少不良预后的发生。②Ⅰ～Ⅱ级：因给予肠内营养不会使腹内压增高，给予肠内营养是相对安全的；如果喂养不耐受无改善和（或）腹内压持续升高，应减少肠内营养喂养剂量或暂停肠内营养。③Ⅱ～Ⅳ级和 ACS 患者，建议延迟肠内营养的喂养，可采用肠外营养进行补充。④床头抬高 20°～30° 会对腹内压产生影响，一般可使腹内压增加 1.5～5.2 mmHg。Ⅰ～Ⅱ级 IAH 患者可常规抬高床头 20°～30°；Ⅲ级 IAH 患者，应综合评估后决定抬高床头角度对患者的获益；Ⅲ～Ⅳ级和 ACS 的患者不建议床头抬高。⑤对于保守干预措施效果不佳的患者，推荐外科手术治疗减压。

（3）胃潴留：药物治疗方面，建议应用胃复安和（或）红霉素；尽量避免或减少使用阿片类药品，以减少镇静深度；ESPEN 指南建议建议 6 小时内胃内容物残留的量大于 500 mL 应延缓经胃肠道内的途径给予营养物质；中医治疗也有一定的效果，其中针灸刺可以促进患者的胃排空，进而改善胃潴留的情况。

（4）腹泻：腹泻的定义为成人大便次数增加（＞ 3 次 / 日）和（或）＞ 250 g/d 的液体粪便。可能导致急性腹泻的因素包括肠内营养配方中纤维的类型和数量、配方渗透压、给药方式、肠内营养液被污染、药物（抗菌药物、质子泵抑制剂、促胃肠动力药、降糖药、非甾体抗炎药、选择性血清素再摄取抑制剂、泻药尤其是含山梨糖醇的制剂）和传染性病因，包括艰难梭菌感染，需针对上述情况予以针对性治疗和处理。

（5）腹胀：各种途径的肠内营养治疗期间均可发生腹胀，应针对腹胀的不同诱因予以处理，尽早恢复目前营养治疗量。

引起腹胀的常见因素有：①肠内营养的速度和温度：喂养的速度过快易致腹胀，可恢复到初始的喂养速度来改善状况，腹胀严重者甚至需暂停肠内营养直至症状缓解；肠内营养液体的温度低也易引起腹胀甚至腹泻，可适当加温以避免腹泻和改善症状。②胃肠道功能存在障碍的患者在治疗不同致病因素的同时，可使用促进胃肠动力的药物。③患者的体位：患者保持头高（30°～45°）足低位，有助于改善腹胀症状，减少误吸的发生。④运动相关：ICU 患者进行康复运动中给予肠内营养或运动后过早恢复肠内喂养，均易导致腹胀。因此，需在康复运动前暂停肠内营养，在运动结束 30 分钟后可考虑重启肠内营养。⑤药物：尽可能减少使用损伤胃肠动力的药物，如儿茶酚胺类药物、阿片类药物。

（6）麻痹性肠梗阻：麻痹性肠梗阻是指由于胃肠道动力功能发生障碍，导致胃肠道的内容物无法正常通过消化道排出体外。临床特征为在排除机械性肠梗阻的情况下，出现腹部胀痛、恶心呕吐，停止自肛门排气、排便超过 3 天，肠鸣音存在或消失，影像学检查提示肠管明显扩张。

存在麻痹性肠梗阻时，需动态监测患者症状、体征，每 4 小时评估 1 次腹腔内压力、胃残余量和胃肠道耐受性；治疗病因、纠正电解质失衡的同时，建议选用短肽型肠内营养配方，也可结合中医中药治疗，如中药内服、灌肠、外敷、针灸和推拿理疗等以帮助胃肠道动力功能的恢复。

（7）上消化道出血：卒中患者常合并消化道出血，其发生率为 26.7%～44.2%。卒中患者发生消化道出血的机制尚未完全明确，目前认为可能与颅脑损伤和应激状态导致的胃肠道防御功能障碍、胃酸分泌过多、胃泌素分泌量过多、胃肠道黏膜血流量减少、应激性溃疡等因素相关。

卒中患者发生消化道出血时，可采用禁食、调节胃内酸碱度、局部和静脉使用止血药物、消化内镜检查和镜下止血等检查治疗，同时可采用 Blatchford 评分、Rockall 评分、AIMS65 评分等对再出血风险进行评估。待消化道出血停止后，应尽早恢复肠内营养。

第五节　泌尿系统重症康复

一、尿失禁

卒中后有 32%～79% 的患者存在尿失禁（非自愿或无意识的漏尿）；25%～28% 的患者在出院时即存在尿失禁，约 15% 的患者在出院后 1 年内发生尿失禁。卒中后尿失禁主要包括两类：逼尿肌过度活动（特发性或神经源性）和充溢性尿失禁。根据卒中原发损伤部位的不同，患者表现出不同的泌尿道症状。当额叶受损时，主要表现为排尿频率异常、尿急、尿失禁、夜尿增多；当脑干受损时，患者由于膀胱收缩和尿道括约肌松弛协调障碍，主要表现为排尿犹豫和尿潴留；神经排尿通路的中断会导致膀胱反射亢进和急迫性尿失禁。此外，由于患者意识或运动、感觉、认知或语言功能受损，即使膀胱功能完好，也会导致患者不自主的排尿行为，出现尿失禁。由吞咽困难导致的频繁咳嗽也会增加膀胱压力，导致尿失禁；存在糖尿病周围神经病变者易发生膀胱反射减退和溢尿；正在使用某些影响排尿的药物（如高血压药、利尿剂）可导致尿失禁；存在抑郁症、便秘、环境因素等也会影响如厕行为。这些因素经常同时出现，使卒中后尿失禁患者的康复变得极为复杂。

卒中后尿失禁对患者的影响是多方面的。尿失禁会增加患者尿路感染、肾炎、真菌性皮炎和意外摔倒的风险。同时，由于卒中后尿失禁患者会因为无法控制的溢尿和尿液气味等承受心理负担，其抑郁症的发生率比无尿失禁患者高 2 倍。因此，对卒中后尿失禁患者进行康复治疗显得极为迫切。

现有针对卒中后尿失禁的康复治疗措施主要有：间歇性导尿、手法辅助排尿、使用集尿器、药物治疗和外科治疗。但各类型的治疗方法都存在一定的局限性。根据操作时是否采用无菌操作，分为间歇性无菌导尿和间歇性清洁导尿两种。间歇性清洁导尿继发膀胱结石和尿路感染的概率低于留置导尿。目前临床上多采用间歇性清洁导尿，对于反复出现尿路感染的患者，可使用间歇性无菌导尿或无接触的一次性导尿管。但对于肥胖、依从性不高、内收肌痉挛或不能获得持久帮助的女性患者不适用，需要使用留置导尿。手法辅助治疗主要通过外力挤压膀胱促进排空，但该操作可能导致膀胱压力超过安全范围，诱发或加重上尿路损害的潜在风险。对于存在膀胱输尿管反流、膀胱出口梗阻、逼尿肌 – 尿道外括约肌协同失调、盆腔器官脱垂、症状性泌尿系统感染、腹部疝气等患者禁止使用。集尿器因不易固定而滑脱，容易出现皮肤过敏、感染、溃疡和坏死等并发症，主要适用于特殊类型的尿失禁患者。

二、性功能异常

卒中后约 50% 以上的患者会出现性功能异常，主要包括勃起功能障碍、阴道干涩或性欲下降。导致卒中后患者性功能障碍的原因包括生理、心理和社会因素。Tamam Y 等的研究显示，2/3 的参与者在卒中后 6 个月内没有恢复性活动，其余参与者的性满意度下降；3/4 的参与者认为性功能是康复过程中的一个重要因素。目前加拿大、澳大利亚、美国都将解决性问题列入了卒中后康复相关的实践指南建议。但在患者进行康复过程中，很少有人能够接受规范的康复治疗，导致这一问题的原因有：①性活动 / 完全恢复性功能没有纳入常规康复目标；②对于谁负责处理与患者的性行为，没有明确的指导方针；③医务人员在实践中与患者讨论性行为的立场难以界定；④医务人员在相关干预方面的知识和技能缺乏；⑤缺乏书面信息（如传单、海报），缺乏关于该主题的具体政策或指南；⑥卒中后不恢复性活动的最常见因素是患者担心血压升高和引发另一次卒中；⑦性健康需求受到文化因素的影响。

三、急性肾损伤

急性肾损伤（acute kidney injury，AKI）是指突然出现的血清肌酐迅速升高，尿量减少，或两者兼而有之。ICU 中 50% 以上的患者存在 AKI。与首次 AKI 事件后完全康复的患者相比，复发或从未逆转的 AKI 患者在接下来的 9 个月内住院时间更长，死亡率更高。因 AKI 住院是 AKI 复发和再住院的风险因素。一项针对 11 683 名因 AKI 住院患者的大型研究表明，超过 1/4 的患者在出院后 11 年内因复发性 AKI 再次住院，AKI 复发的中位时间为 64 天。另一项针对 38 659 名患者的大型研究不仅报告了与这项研究类似的复发率，还观察到复发性 AKI 使患者死亡风险增加 60%。这些数据表明，目前迫切需要新的康复治疗策略来改变这一现状。但到目前为止，还没有一项临床试验专门用于测试 AKI 幸存者的康复治疗策略，因此缺乏高质量的证据来指导管理这一弱势群体。

仅部分观察性研究提供了一些关于改善 AKI 幸存者长期预后的潜在有用策略，但结果并未得到高质量证据的支持。如对于需要肾脏替代治疗的严重 AKI 患者，连续性肾脏替代疗法在理论上具有缓慢超滤和溶质去除的优势，从而将血流动力学扰动降至最低，提高肾功能恢复的可能性，但在多项随机试验中，这些假定的益处并没有得到证实（连续模式没有比间歇模式存在任何短期生存优势）。

另外一些研究证实，部分可能改善长期预后的治疗策略本身会导致肾功能的急性下降。例如，SPRINT 研究表明，与 < 140 mmHg 的标准血压目标相比，< 120 mmHg 的目标收缩压可以降低心血管不良事件发生率，会显著增加 AKI 发生率。在心力衰竭和射血分数降低的患者中，与未使用肾素 – 血管紧张素 – 醛固酮系统（renin-angiotensin-aldosterone system，RAAS）抑制剂的患者相比，RAAS 抑制剂治疗显著改善了预后，但 RAAS 治疗与肾功能恶化之间存在相关性。奇怪的是，RAAS 抑制剂治疗引起的肾功能恶化相关死亡率却低于非 RAAS 抑制剂导致的肾功能恶化相关死亡率。

综上所述，目前尚无针对重症患者 AKI 后的标准康复治疗措施，现有的康复治疗措施的意义仍存在争议，仍需大规模临床研究来证实。

第六节　内分泌系统重症康复

在 ICU 重度脑外伤患者和脑卒中患者中，高达 35% 的临床病例可伴随非特异性临床症状，包括乏力、疲劳、记忆功能减退、注意力不能集中和焦虑抑郁行为等，目前较为广泛认可的病因归为下丘脑 – 垂体 – 靶向轴损伤导致的神经内分泌功能失调。创伤后内分泌功能低下导致的认知障碍、生活质量差、身体成分异常和不良的机体代谢对 ICU 患者的预后康复产生了非常不好的影响。

由于 ICU 患者病情复杂，机体损伤因素互相影响，因此依然缺乏有力的证据解释重度颅脑损伤（traumatic brain injury，TBI）与神经内分泌功能障碍的明确机制。但是，在 TBI 患者神经内分泌功能失调危险因素的既往研究中，研究者认为 TBI 患者入院 GCS 评分是垂体功能失调的独立危险因素，同时 Kelly 等指出，最初的颅脑 CT 结果显示，某些影像学发现（如弥漫性脑肿胀）可预测创伤后垂体功能减退（post-traumatic hypopituitarism，PTHP），而 Schneider 等则发现 PTHP 与弥漫性轴索损伤或颅底骨折之间存在关联。

中、重度脑损伤后，PTHP 的患病率被认为高达 53%~78%，其可导致能量消耗与蛋白质分解增加、胰岛素抵抗与葡萄糖代谢障碍。目前，对于 ICU 颅脑损伤和卒中患者内分泌功能紊乱的发病机制有以下几个方面的解释。

第一，重度脑损伤和脑卒中患者由于各种致病因素引起脑缺血或者脑水肿导致颅压升高，影响下丘脑-垂体-甲状腺轴功能。同时肾上腺皮质功能亢进抑制下丘脑-垂体-甲状腺轴活动。应激状态下，儿茶酚胺释放增加，同时神经递质的变化导致促甲状腺激素（thyroid stimulating hormone，TSH）在血中的浓度增加，促甲状腺素（tetraiodothyronine，T_4）向三碘甲状腺原氨酸（triiodothyronine，T_3）转化减少。其中肾上腺素由于 5- 羟色胺的增多而分泌增加，抑制 TSH 的分泌作用增强；另外一个因素还在于多巴胺可刺激 TSH 的分泌紊乱，共同造成下丘脑-垂体-靶腺轴处于功能失调状态。这种病理过程在进行性加重过程中，T_3、游离三碘甲状腺原氨酸（free triiodothyronine，FT_3）降低越明显，脑血流减少，脑组织缺氧加重，预后越差。

第二，据报道，在 TBI 后的最初 24 小时内，有 20%~30% 的患者出现血清生长激素（growth hormone，GH）异常和胰岛素样生长因子-1（insulin-like growth factor-1，IGF-1）浓度降低。患者发生颅脑外伤急性期、卒中时，应激使儿茶酚胺系统的功能增强，血糖水平因胰高血糖素的分泌增加而明显升高，继而引起刺激胰岛分泌胰岛素。另外一个引起胰岛素分泌紊乱的原因在于患者胰岛素样生长因子结合蛋白-3（IGF-binding protein-3，IGFBP-3）和胰 IGF-1 的血清浓度共同降低作用。有研究表明，脑卒中患者的梗死区域、大小、急性或慢性的相关神经功能受损，也导致空腹血糖、空腹胰岛素血浓度均升高。同时另外一些报道在急性脑卒中患者中发现了胰岛素抵抗（insulin resistance，IR）的发生，空腹胰岛素（fasting insulin，FINS）血浓度升高也更为常见。IR 可引起脑组织缺血、缺氧加重，进而恶化 TBI，主要由于血糖浓度升高，刺激 ACTH 分泌，皮质醇的血清浓度同步受到影响，分泌增加。另外，高血糖可导致血脂的代谢紊乱，脂质斑块沉积，内皮增厚，血管表皮受损，形成动脉粥样硬化，血栓脱落风险增高，进一步恶化了患者预后。

第三，重症患者脑损伤可引起下丘脑-垂体-性腺轴激素分泌改变。当急性脑损伤或脑卒中时，患者病变可累及下丘脑和垂体，引起垂体功能障碍，导致生长激素缺失和促性腺激素功能减退。性别在脑卒中患者性激素分泌异常的机制存在显著差异。在前期动物实验中发现，雌二醇（estradiol，E_2）可以缩小脑梗死的脑区面积，使脑组织损伤较对照组的程度降低。据临床相关数据显示，卒中发生急性期，E_2血清浓度在女性患者中是降低的，在男性患者中 E_2 血清浓度却无明显变化。女性卒中患者相较于男性，E_2 血清浓度是降低的，脑血管调节障碍，痉挛加重，循环灌注失常，加重脑缺血。另外，催乳素（Prolactin，PRL）脑卒中急性期也是存在明显性别差异的，相关数据显示男性患者中 PRL 血清浓度处于升高水平，女性患者 PRL 血清浓度却未观察到显著变化。应激状态下各种神经递质也可以促进 PRL 分泌，如 5- 羟色胺（5-HT）的促进作用是被证实的，这也提示了机体的应激反应是 PRL 血清浓度升高的重要机制。ICU 脑损伤和脑卒中患者出现性激素持续性异常，往往预示较差的预后，甚至可能并发多脏器的损伤。

同时，值得关注的是，中、重度 TRI 患者吞咽障碍的发生率达 62%，由此长时间经口进食减少，能量与蛋白质摄入不足，微量元素缺乏，又由于应激和炎症出现导致难以纠正的低蛋白血症，营养不良的发生率可达 68%；反流误吸高风险患者由于存在反复肺部感染和全身性炎症反应，营养过度消耗与营养缺乏更为突出，致使神经系统进一步损伤，影响患者预后。

TBI 和脑卒中患者神经内分泌功能调控的机制复杂，环环相扣，需要动态监测，准确把握，及时制定科学喂养和防误吸方案可帮助患者康复，改善预后。

第七节　循环系统重症康复

一、循环系统重症康复概述

重症患者常伴有危及生命或潜在的高危因素，一般合并多器官或多系统功能障碍，且患者大多处于卧床制动和镇静状态，致使循环系统较多受累（包括体位性低血压、心律失常、心功能减退、每分输出量减少和静息时心率增加），并易致深静脉血栓形成，这些改变均对预后不利。此外，如脑卒中等神经重症发生后出现的各种新发心血管并发症可能具有相同的潜在机制，即由脑 – 心轴损伤引起的自主神经和炎症机制，该轴所介导的并发症包括卒中 – 心脏综合征、心源性猝死和 Takotsubo 综合征，以及其他神经心源性综合征。另有研究报道，多达 20% 的缺血性脑卒中患者出现新发的主要不良心血管事件，并且这些心血管并发症与脑损伤后几周内的功能预后不良和死亡率增加有关。

有心血管基础疾病、缺血、缺氧、水电解质酸碱平衡紊乱等情况的重症患者，更有可能在康复治疗过程中发生主要不良心血管事件，包括：①急性冠脉综合征（acute coronary syndrome，ACS）：心肌梗死、不稳定性心绞痛等；②心律失常：心房颤动、室上性心动过速和室性心动过速等；③心力衰竭：急性心力衰竭和慢性心力衰竭等；④深静脉血栓（deep venous thrombus，DVT）形成：严重者甚至发生肺栓塞（pulmonary embolus，PE）而猝死。已有多项研究证实，对脑卒中幸存者进行康复运动训练可减少卒中复发、改善心血管危险因素和耐力，同时减少残疾。

二、循环系统康复

循环系统康复，也称为心脏康复（cardiac rehabilitation，CR），是心血管疾病患者康复的重要组成部分。循环系统康复通过可广泛推广的心血管相关的耐力、阻力和伸展等功能性运动与有氧训练、健康教育等，改善心血管疾病患者的健康状况。目前，已有多项研究将脑卒中幸存者纳入循环系统康复计划，但这些研究多集中在非重症脑卒中患者的病程早期，或者在脑卒中稳定期，患者已经度过了最早的重症时间窗。尽管已证明及早干预ICU中重症患者的循环系统康复可减少并发症、改善功能结局并缩短ICU停留时间和住院时间，脑卒中亚群重症患者早期进行的循环系统康复的有效性和安全性评价仍然不足。

运动强度被认为是心血管功能的主要影响因素，较高的康复运动强度、较低的卒中风险和较低的心脏病死亡率相关。因此，要提高重症患者循环系统康复的有效性，就需在患者承受范围内适当提高康复强度。然而，需考虑到循环系统基础情况对重症患者康复安全性的影响，包括心电图、血压、心率等在内的常规检查和运动压力测试等，将其作为康复前筛查的内容。在康复项目中进行的运动压力测试可提示合理的运动强度参数，并能识别出临床相关的异常，禁止超强度运动。然而，美国和加拿大的调查显示，只有2%的治疗师有机会进行这种康复前评估。事实上，评价康复强度最常用的传统方法是患者努力、临床医师专业知识/经验和患者选择强度的主观评价，但这往往不能很快达到最佳适应度和最大获益。尤其值得注意的是，对于意识障碍或接受镇静治疗的重症患者，可能会遗漏新发的不良心血管事件，如"无症状"心肌缺血/梗死、心力衰竭或恶性心律失常等，无法保证真正的安全性。对于神经重症患者（如脑卒中患者），其病程早期时大脑自动调节功能受损，体位变化或心输出量减少导致的血压降低、高强度康复运动产生的平均动脉压升高，均会使脑灌注压发生巨大波动，从而加重脑损伤。因此，精准的医学监测和评估有望为循环系统重症康复提供一个有效性和安全性的平衡点（图1-7-1）。

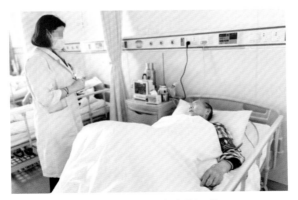

图 1-7-1　心肺功能评估

三、存在的问题

鉴于目前的监测手段，重症康复仍有很多问题亟待明确，这其中就包括循环系统的评估。首先是重症康复的启动时机问题。有研究认为患者进入 ICU 24 小时后即应开始康复评估和康复治疗，但前提是无直立性低血压或无须泵入血管活性药物。2011 年欧洲心力衰竭协会和心血管预防与康复学会共同制定的《心力衰竭运动训练共识》，提出心力衰竭患者运动训练的禁忌证为以下 6 种情况：①近 3～5 天静息状态下出现进行性呼吸困难加重或运动耐力减退；②低功率运动负荷（< 2 代谢当量或< 50 W）时出现严重的心肌缺血；③未控制的糖尿病；④近期发生栓塞事件；⑤血栓性静脉炎；⑥新发心房颤动或心房扑动。更新的专家共识将启动标准进一步放宽。2014 年，来自 4 个国家的 23 位多学科 ICU 专家召开会议，为重症患者康复活动制定安全标准。心血管疾病患者使用血管活性药物不是重症康复的绝对禁忌，但康复活动的适当性受到绝对剂量和剂量变化的影响（如剂量增加时应谨慎或禁忌活动），同时也受到患者临床灌注情况的影响。康复启动时，血管活性药物的组合、剂量阈值、剂量变化和灌注受损和休克的标准尚未达成共识。其次是暂停重症康复的时机问题。出现以下循环异常情况时建议终止康复治疗：①心率：70% 最大心率预计值 < 40 次 / 分或> 130 次 / 分，新发的恶性心律失常，新启动了抗心律失常的药物治疗，合并心电图或心肌酶谱证实的新发的心肌梗死；②血压：SBP > 180 mmHg 或 DBP > 110 mmHg，MAP < 65 mmHg，新启动的血管升压药或者增加血管升压药的剂量；③其他预后险恶的因素，或有明显胸闷胸痛、气急、眩晕、显著乏力等不适症状。

现有的循环系统重症康复检测和评估手段对硬件设备和医务人员的要求不高，容易执行操作，但都存在判断烦琐、决策延迟、缺失个体化等缺点，可能会使不及时和不恰当的康复活动在 ICU 中进行，甚至影响重症患者的预后。因此，智能化自动测评设备和系统的研发迫在眉睫，以期达到重症患者循环系统的精准康复。

第八节　呼吸系统重症康复

一、肺康复的定义和发展现状

　　传统的肺康复也称呼吸康复，是慢性呼吸道疾病患者治疗和长期健康管理的重要组成部分。现在，这是一个广泛的概念，美国胸科学会/欧洲呼吸学会共识将其定义为"基于证据的、多学科的、全面评估的、针对患者的全面治疗和干预，包括但不限于运动训练、教育和行为训练，旨在改善慢性呼吸系统疾病患者的身体和精神状况，并促进患者长期坚持有益健康的生活方式"。肺康复的首要原则是最大限度地减少心肺过负荷症状和增强运动能力，从而最大限度地提高患者的独立生活能力和回归社会能力。肺康复有多个组成部分，包括运动训练、自我管理教育、营养和心理社会支持。从历史上看，传统肺康复治疗通常在门诊和普通住院病房提供给中到重度慢性阻塞性肺疾病（chronic obstructive pulmonary disease，COPD）的稳定期患者。然而，越来越多的研究证据表明既往肺康复的应用范围存在局限性，其在非传统环境中的作用越来越凸显。例如，给因COPD急性加重入院的患者提供肺康复治疗可减少住院天数、缩短再入院时间，甚至可能减少死亡率；还有证据表明，在非COPD的呼吸系统疾病患者中，肺康复治疗具有相同的有效性和益处。而随着医疗技术和理念的发展，以往在重症监护环境较少应用肺康复治疗的观念也受到了许多临床研究证据的冲击。有证据表明，处于危重疾病早期的患者应用肺康复治疗是安全有效的，能够使患者出院时功能预后更好、谵妄持续时间更短、无呼吸机天数更多。

二、重症监护室内的肺康复

　　危重患者由于病情重伴长期卧床，其肺功能进一步恶化，包括潮气量和功能残气量的减少等、气道分泌物的增加、气道廓清能力的下降等；这些问题增加了发生误吸、坠积性肺炎、肺不张等并发症的风险，并可能造成机械通气患者撤机失败和延迟撤机。所以，目前提倡对重症患者进行早期肺康复治疗，以减少上述呼吸系统并发症的发生，改善重症患者预后。

　　重症患者早期肺康复治疗要在不加重病情和保障患者安全的情况下最大限度地进行早期活动和呼吸理疗，以改变呼吸模式、改善肺功能，促进尽早撤离呼吸机，促进咳嗽排痰。

　　由于重症患者病情复杂，常合并多器官功能障碍，生命体征变化快，所以在进行肺康复治疗期间对患者进行全面评估尤为重要。除一般康复评定，包括病史、专科体格检查、实验室检查结果、当前原发病治疗情况和患者生理功能、生活能力、精神状态等量表评价外，还需要由康复医师和重症医疗团队对患者呼吸、循环、神经系统等情况进行综合评估，以严格筛选适合早期活动的患者，并随时关注患者生命体征变化，严密观察患者反应，出现异常情况随时停止治疗。

（一）早期活动

避免或最大限度地减少运动能力下降和其他并发症，以及通过早期拔管缩短机械通气持续时间是 ICU 肺康复的重要目标，而运动训练是每个康复方案的基石。几十年以来，早期活动（定义为从起病后 72 小时内活动，包括主动活动和被动活动）一直是发达国家重症患者康复治疗管理的一部分。欧洲呼吸学会 / 欧洲重症监护医学会建议重症患者尽早开始主动活动和被动活动。在过去的 10 年里，越来越多的实验研究和临床证据支持重症患者采取早期活动，如最近的研究证实早期活动可以减少重症患者的机械通气时间。

在保障重症患者安全的基础上，早期活动还应该有针对性地选择适当的强度和运动方式，这将取决于患者的稳定性和合作性。一方面，患有急性病、无法合作的患者接受的治疗方法应主要选择被动活动，且不会对心肺造成过度负荷，如体位改变、被动关节活动、关节松动、牵伸运动、床上功能性踏车、持续被动活动或肌肉电刺激等。另一方面，病情稳定的合作患者，在急性期过后，即使仍在进行机械通气，也应尽量进行主动活动。要按照患者整体运动功能的恢复情况进行渐进强度的运动训练，包括在床上或椅子上进行抗阻训练或主动踏车训练、体位转移训练、有或没有帮助情况下的行走训练等。但是有关重症患者早期活动的安全性、运动强度的选择和具体实施方案仍然存在许多未解决的问题，有待以 ICU 为核心的跨学科团队进行进一步的研究。

（二）体位训练

早在 20 世纪 40 年代就有学者提出了体位的重要性，从那时起，就已经通过体位改变来达到改变通气（V）灌注（Q）分布、减少气道塌陷、降低呼吸功、减少心脏负荷和增加痰液清除（体位引流）等目的，改善长期卧床患者的肺部氧合功能。从模拟人体在正常活动下的体位变化角度来说，危重患者在具备良好支撑条件时应尝试直立位；在只具备平卧条件时应经常进行左右侧卧位改变，在有条件和有适应证的情况下可以进行俯卧位改变。

应该给重症患者进行体位改变这一观点在临床中虽然已经受到广泛认可，但不同的体位改变，特别是极端的体位（直立位、俯卧位）仍需要以全面评估患者为前提。目前临床实践中常见的 2 小时翻身的实际疗效尚未得到研究验证。从生理角度来讲，更频繁的体位改变和更为极端的体位改变策略（直立位、俯卧位）比标准的 2 小时体位改变更符合正常条件下的心肺功能改变。有研究提示在重症患者中，相较于固定的、长时间的既定体位，使用旋转床或动态床进行持续的、更为频繁的体位改变能够降低呼吸机相关肺炎（ventilator associated pneumonia，VAP）的发生率，但该体位改变方法和常规 2 小时的体位改变对于患者死亡率、机械通气时间等重要指标的影响还有待进一步研究探索。

（三）被动运动训练

在患者无法配合的情况下，早期运动训练往往较为困难。现有康复设备中床旁踏车可以在重症患者卧床休息期间进行被动运动训练。已有研究证明这种运动训练模式在神经 ICU 患者中也是安全和可行的。床旁踏车可以进行长时间的持续活动，可严格控制运动强度和持续时间。一项对重症患者早期应用日常床边踏车的随机对照研究显示，与接受标准物理治疗的患者相比，出院时患者的功能状况、肌肉功能和运动能力都有所改善。

（四）主动运动训练

主动运动训练是指足以引起急性生理效应的体力活动，旨在增加肺通气、改善中枢和外周灌注、促进循环、增加肌肉代谢和增强意识状态。主动运动训练活动按照强度的递进依次为：坐在床边、站立、原地踏步、在床上转移和床上到椅子上转移，以及在有或没有支撑的情况下行走。虽然早期主动活动从临床经验上看起来具备一定的有效性，但目前只有几个随机对照试验对其进行了评估。其中两项研究表明，早期主动运动训练减少了患者ICU住院时间，但撤机时间没有差异。Schweickert等的研究表明早期主动运动训练改善了患者出院时的功能状态、缩短了谵妄的持续时间、增加了无呼吸机的天数，但住院时间并无差异。

对于仍然需要支持设备（机械通气、心脏辅助）及在没有人员支持或站立辅助设备的情况下无法站立的患者，早期运动训练是有一定难度的，但也是有价值的尝试。这种具备挑战的早期活动需要良好的团队配合，包括医师、护士、呼吸治疗师、物理治疗师等。Thomsen等的研究展示了团队配合的重要作用，其研究纳入104名呼吸衰竭仍需要机械通气的患者从急诊转入具备完整团队的呼吸ICU后，能够进行行走活动的患者人数增加了3倍，患者的运动能力得到了明显改善。

重症患者的早期主动运动训练除了需要多学科团队的支持外，也需要不同辅助设备的支持。站立或行走支架能够使患者在不断开各种必要导管、连接线和其他附件的情况下安全地活动。而机械通气患者需要车架来携带便携式机械呼吸机以维持呼吸支持。对于仍处于体外膜肺氧合（extracorporeal membrane oxygenation，ECMO）支持下的患者则在以上基础上增加移动ECMO设备和相关导管固定装置。

（五）呼吸理疗

呼吸理疗包括气道廓清技术、胸廓放松训练、呼吸训练。重症患者呼吸理疗的目的是改善肺充气，清除呼吸道分泌物，减少呼吸功，增强呼吸肌功能，从而促进自主呼吸的恢复。在最近的一次系统回顾中，Stiller等认为目前评估常规多模式呼吸理疗有效性的随机对照试验的证据仍然存在相互矛盾，其临床实践策略和有效性有待进一步研究和评估。

进行呼吸理疗的前提是对患者进行呼吸肌力的评估。早在20年前，美国胸科学会/欧洲呼吸学会的声明详细地描述了呼吸肌测试。基于现有重症环境下的设备和临床实践，当前呼吸肌力以最大吸气和呼气口腔压力（分别为PImax和PEmax）来表示。无机械通气患者可以通过一个圆形咬嘴内的压力传感器进行测量。在有创机械通气患者中，通过暂时阻塞呼气阀来测量气道内压力变化以反映吸气肌力。最近，有研究表明对膈肌进行超声评估是评估呼吸肌力的一种可靠和有用的方法。Goligher等评估了膈肌的厚度，并证明机械通气过程中膈肌的肌力降低与膈肌厚度的进一步减少有关，膈肌超声可以反映机械通气患者的呼吸肌力和撤机能力。此外，最近的研究表明一些侵入性的技术，如经皮膈肌电刺激或磁刺激，可提供更准确的膈肌功能信息，有助于精确判断呼吸肌力。

（六）针对围手术期的呼吸理疗

虽然目前临床认为大手术后早期活动和体位改变对增加肺容量和预防肺部并发症具有重要意义，但仍需进一步对该类患者进行筛选和评估。对于术后肺部并发症风险增加的手术，包括心脏、肺部、上腹部手术等，术前进行吸气肌肉训练等呼吸理疗，可减少术后肺部并发症的发生，术后应进行早期活动和体位训练。但现有证据仍然存在矛盾：两项随机对照研究支持预防性呼吸理疗在预防上腹部手术后肺部并发症中的作用；而一项荟萃分析显示，呼吸理疗对腹部手术后高危患者没有降低肺部并发症的发生率。

目前诱发肺量计（incentive spirometry，IS）和无创通气（non-invasive ventilation，NIV）是在术后常用的呼吸理疗技术。IS用于非插管患者，通过视觉反馈鼓励患者进行平稳的深吸气以锻炼患者吸气肌力量，增加肺容积，但有研究显示出与其他理疗（物理治疗、早期活动和体位训练）相比没有额外的益处。NIV能够增加功能残气量（functional residual capacity，FRC），改善肺顺应性，最大限度地减少术后气道塌陷发生，是治疗肺不张的有效方法。有研究证明NIV能够治疗心脏手术后肺不张，改善患者预后。围手术期的呼吸理疗应谨慎使用，而不是常规实施（图1-8-1）。

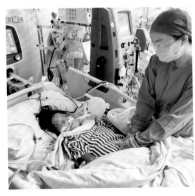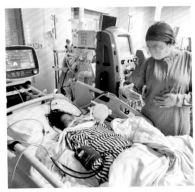

图 1-8-1　呼吸训练

（七）针对痰液潴留的呼吸理疗

气道廓清疗法是通过各种技术来改善患者的咳嗽咳痰能力，预防和改善痰液潴留和相关肺不张，包括增加吸气肺容积的技术（活动、体位、呼吸锻炼、诱发肺量计、无创通气、手动或呼吸机膨肺等技术）、呼气流速的技术（主动循环呼吸技术、咳嗽或呵气训练、辅助咳嗽、咳痰机辅助）、振动技术（叩击、手动或机械振动、高频胸壁振荡/肺内叩击通气/Flutter设备）、残气量（体位、持续气道正压、PEP装置）和气道内吸引等技术。

（八）呼吸训练技术

通过呼吸模式改变增强呼吸肌功能，改善肺通气，减少呼吸困难，提高肺功能。

主动循环呼吸训练：包括呼吸控制、胸廓扩张运动和用力呼气技术三部分。呼吸控制要求患者进行平稳潮式呼吸，并且放松上胸部、肩部，尽可能多利用下胸部即膈肌呼吸模式。胸廓扩张运动是指着重于吸气的深呼吸运动。尽可能主动用力完成深吸气动作，在吸气末屏气3秒左右，然后完成被动呼气。用力呼气技术是指采用1~2次用力呼气，随后进行呼吸控制。

腹式呼吸训练：以训练腹式呼吸、强调膈肌运动为主的训练方法。可有效减少异常呼吸模式，减少辅助呼吸肌的使用，改善呼吸效率，降低呼吸功。

抗阻呼吸训练：在呼气时施加阻力的呼吸训练方法。以适当增加气道正压，减轻或防止小气道在呼气时过早闭合，从而达到改善通气和换气、减少肺内残气量的目的。可以采用缩唇呼吸、吹瓶呼吸和发音呼吸等。

深呼吸训练：胸式深呼吸训练，增加肺容量，使胸腔充分扩张。

局部呼吸训练：针对肺的某些区域可能出现的通气不足，对胸部特定区域进行的扩张训练。

（九）机械通气撤离

机械通气的目的是支持患者，直至导致需要呼吸机支持的原发病得到缓解或纠正。机械通气可以维持生命，但不能治愈疾病，而长时间机械通气可能发生相关并发症，包括呼吸机相关性肺炎、呼吸机相关性肺损伤等。因此，一旦患者能够充分恢复自主呼吸，就应该立即停止机械通气，这也是重症患者肺康复的前提和重要内容。所有机械通气的患者都应该从插管当天开始，每日评估其撤离机械通气支持的能力和患者再插管风险，否则将影响患者的康复。

在导致需要机械通气的问题或情况得到解决后，大多数患者可以迅速且容易地从机械支持中解脱出来。对于接受72小时或更短时间机械通气的患者，当原发病缓解时，可以直接停止机械通气。对于呼吸机依赖（需要较长时间支持，2周或更长时间）的患者或尝试脱机多次失败的患者，需要更长的呼吸机撤机过程和个体化的撤机方法。

目前有三种经典的撤机方法，它们可以单独使用或与另一种方法结合使用。包括自主呼吸试验（sptaneous breathing trial，SBT）与机械通气交替使用、同步间歇指令（synchronized intermittent mandatory ventilation，SIMV）、压力支持通气（pressure support ventilation，PSV）。还有一些其他处于探索中的可能方法，包括使用容量支持通气（volume-support ventilation，VSV）、自适应通气（adaptive support ventilation，ASV）、管路自动补偿（automatic tube compensation，ATC）、比例辅助通气（proportional assist ventilation，PAV）、神经调节辅助通气（neurally adjusted ventilatory assist，NAVA）。基于现有研究，已证明SBT和PSV是目前最有效的撤机方法。循证学证据建议至少每天使用SBT，并且推荐由呼吸

治疗师、护士和医师组成的团队实施个体化撤机方法，解决各种导致患者呼吸机依赖的问题，降低再插管风险，促进尽早撤机。

（十）患者评估

实施撤机方案前需要对患者进行充分评估，撤机能否成功的决定因素包括患者的呼吸负荷、氧合状态、循环状态、意识状态水平。过度的呼吸负荷会导致呼吸肌疲劳，有研究表明当呼吸肌疲劳时，需要至少 24 小时才能恢复。导致呼吸负荷增加的因素包括肺顺应性降低、气道阻力增加和通气需求增加等。可能导致撤机失败的循环因素包括心律失常、低心输出量、动脉供氧不足、组织供氧不足、心肌缺血等。可能导致呼吸机依赖的神经因素包括中枢呼吸驱动减弱或过强、周围神经传递受损，如膈神经受损导致的膈肌麻痹等。此外，可能导致呼吸机依赖的精神因素包括患者对移除生命支持系统的恐惧、焦虑。

评估患者是否需要呼吸机释放或撤机的首要前提是确认需要使用呼吸机的疾病状态是否已显著缓解或逆转。临床医师应确定患者的病情是否正在改善，提供呼吸机支持的最初原因是否得到改善或解决，以及患者的临床情况是否稳定。以下是针对患者评估的具体问题。

1. 是否有证据表明导致需要机械通气的疾病状态或状况得到改善或逆转？

2. 患者的氧合状态是否充足？具体标准可包括：PaO_2 为 60 mmHg 或以上，FiO_2 < 0.4 ~ 0.5，呼气末正压通气（positive end expiratory pressure，PEEP）< 5 ~ 10 cmH_2O；PaO_2/FiO_2 > 150 ~ 200 等。

3. 患者的血流动力学稳定吗？具体标准包括无急性心肌缺血或明显低血压。患者不需使用血管活性药物维持血压，或只接受低剂量间歇性血管活性药物治疗（即多巴胺或多巴酚丁胺 < 5 μg/（kg·min）。

4. 患者能自主呼吸吗？如果考虑撤机，患者必须有足够的呼吸驱动和呼吸肌力进行有节律的、产生足够潮气量的自主呼吸，有足够的分泌物清除（即咳嗽和深呼吸）能力，以及对呼吸道的保护（即呕吐反射和吞咽）能力。

如果患者的病情正在改善，导致机械通气的疾病状态或状况得到缓解或逆转，能够自主呼吸，并且氧合状态和血流动力学指标稳定，则应开始实施撤机方案。

（十一）预测撤机结果的指标

传统的撤机指标包括 PaO_2/FiO_2 比值、肺泡与动脉血氧分压差 $[P(A-a)O_2]$、最大吸气压、肺活量、自主每分通气量和最大自主通气量、浅快呼吸指数（f/VT）、气道闭合压（$P_{0.1}$）和呼吸功。尽管临床上可将这些指标作为参考，但目前研究提示这些指标在预测撤机结果的准确性方面存在着巨大的差异，其中每分通气量、呼吸频率（F）和 f/VT 可能更可靠。

（十二）撤机方法

SBT 是判断能否撤机的良好方法，患者如能耐受 30 ~ 120 分钟，可认为试验成功，可考虑撤机或者拔管。传统的 SBT 使用 T 管法，目前在临床中也广泛采用连接呼吸机进行 SBT，其优势在于能提供精确的 FiO_2 和保持 SBT 期间的呼吸力学监测，一旦 SBT 失败可以快速建立足够的呼吸机支持。如需进行模拟 T 管法的 SBT，呼吸机参数应将压力支持和 PEEP 调为 0 cmH_2O。另外，低水平 PSV 法也在临床中广泛应用，将呼吸机压力支持调至 5~8 cmH_2O、PEEP 调至 3~5 cmH_2O。这种方法的主要目的是通过一定的低水平压力来克服气管导管内产生的阻力。但对于有些患者不应采用低水平 PSV 法，以免对 SBT 结果产生判断误差，如 COPD 患者，一定水平的 PEEP 可能抵消内源性 PEEP；心功能不全的患者，PEEP 可能改善其心衰表现。这些情况下使用低水平 PSV 法可能会造成 SBT 成功后拔管患者很快表现出呼吸衰竭症状。如患者能够耐受 30~120 分钟的 SBT，可考虑进行拔管撤机评估。如 SBT 失败，则应调整呼吸机设置，提供足够的呼吸支持，避免患者产生呼吸肌疲劳，直至下一次 SBT，同时应查找和解决造成失败的潜在原因。

（十三）SBT 失败的处理

SBT 失败的主要原因是呼吸肌能力和呼吸负荷之间失去平衡。其具体影响因素包括呼吸动力不足、呼吸肌无力、呼吸肌疲劳、呼吸功增加或心功能不全。其中呼吸肌相关问题是最为常见的，为了减少该问题的发生，应该在机械通气过程中动态调节呼吸机参数，使其支持水平处于既不使呼吸肌过负荷又不使其去负荷的一种平衡的、间歇性负荷的状态，有利于预防或改善呼吸肌萎缩。此外，越来越多的证据支持机械通气患者应早期活动，早期活动能够增加包括呼吸肌在内的骨骼肌活动能力，改善肺功能；降低谵妄的发生率，改善意识水平；达到缩短机械通气时间、提高撤机成功率的目的。

（十四）拔管

在患者 SBT 成功后就可以考虑拔管，但为了降低再插管风险，应进行进一步评估。可能增加拔管风险的因素包括患者意识水平降低，如患者无法完成睁眼、目光跟随和遵指令握手等动作；咳嗽能力下降，咳嗽峰流速 < 60 L/min；有大量气道分泌物等；存在上气道水肿或阻塞的情况等（插管时间过长）。对于存在以上拔管风险的患者应有针对性地采取不同措施，如高度怀疑上气道水肿的患者通过抽空气囊内气体进行漏气试验来判断其上气道情况，必要时给予短期的类固醇治疗，并提前准备再次插管。此外，使用无创通气或者高流量鼻导管进行拔管后的序贯支持治疗也是一种预防再插管的有效方法。对于预计可能需长期机械通气的患者，如严重脑损伤等或者多次尝试拔管失败的患者，应考虑进行气管切开，以提供气道保护和促进撤机。

随着重症医学的发展，肺康复已经初步成为一种基本的治疗方法，可以帮助重症患者改善包括呼吸肌在内的骨骼肌的运动功能、减少 ICU 获得性虚弱的发生、减轻患者焦虑和抑郁等情绪、减少 ICU 内谵妄的发生、改善呼吸困难症状、促进机械通气患者撤机。

第二章

老年脑卒中康复

第一节　老年脑部解剖与功能

一、脑实质

（一）大体结构

脑是中枢神经系统的最高级部位，分为 6 个部分：端脑、间脑、小脑、中脑、脑桥和延髓（图 2-1-1）。

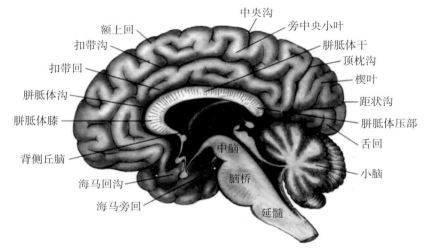

图 2-1-1　大脑结构（矢状面）

1. 端脑：端脑表面由大脑皮质覆盖，在脑表面形成脑沟和脑回，内部为白质基底核和侧脑室。两侧大脑半球由胼胝体连接。每侧大脑半球借中央沟、大脑外侧裂和其延长线顶枕沟和枕前切迹的连线分为额叶、顶叶、颞叶和枕叶（图 2-1-2），根据功能又有不同分区 [详见下文"（二）皮质"部分]。此外，大脑还包括位于大脑外侧裂深部的岛叶和位于半球内侧面的由边缘叶、杏仁核、丘脑前核、下丘脑等组成的边缘系统。

（1）额叶：占大脑半球表面的前 1/3，位于外侧裂上方和中央沟前方，是大脑半球的主要功能区之一。前端为额极，外侧面以中央沟与顶叶分界，底面以外侧裂与颞叶分界，内侧面以扣带沟与扣带回分界。中央沟前有与之略平行的中央前沟，两沟之间为中央前回，是大脑皮质运动区。中央前回前方从上向下有额上沟和额下沟，将额叶外侧面的其余部分分为额上回、额中回和额下回。

（2）顶叶：位于中央沟后、顶枕沟前和外侧裂延线的上方。前面以中央沟与额叶分界，后面以顶枕沟和枕前切迹的连线与枕叶分界，下面以外侧裂与颞叶分界。中央沟与中央后

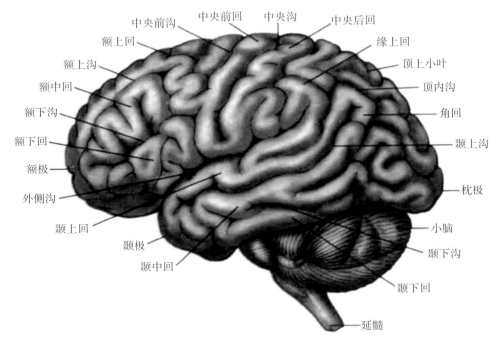

图 2-1-2　端脑重要分区和结构

沟之间为中央后回，为大脑皮质感觉区。中央后回后面有横行的顶间沟，将顶叶分为顶上小叶和顶下小叶。顶下小叶由围绕外侧裂末端的缘上回和围绕颞上沟终点的角回组成。

（3）颞叶：位于外侧裂的下方，顶枕沟前方。以外侧裂与额、顶叶分界，后面与枕叶相邻。颞叶前端为颞极，外侧面有与外侧裂平行的颞上沟和底面的颞下沟，两沟界限了颞上回、颞中回和颞下回。颞上回的一部分掩入外侧裂中，为颞横回。

（4）枕叶：位于顶枕沟和枕前切迹连线的后方，为大脑半球后部的小部分。其后端为枕极，内侧面以距状裂分成楔回和舌回。围绕距状裂的皮质为视中枢，亦称纹状区，接受外侧膝状体传来的视网膜视觉冲动。枕叶主要与视觉有关。

（5）岛叶：又称脑岛，呈三角形岛状，位于外侧裂深面，被额、顶、颞叶所覆盖。岛叶的功能与内脏感觉和运动有关。刺激人的岛叶可以引起内脏运动改变，如唾液分泌增加、恶心、呃逆、胃肠蠕动增加和饱胀感等。

（6）边缘叶：由半球内侧面位于胼胝体周围和侧脑室下角底壁的一圆弧形结构构成，包括隔区、扣带回、海马回、海马旁回和钩回。边缘叶与杏仁核、丘脑前核、下丘脑、中脑被盖、岛叶前部、额叶眶面等结构共同组成边缘系统。边缘系统与网状结构和大脑皮质有广泛联系，参与高级神经、精神（情绪和记忆等）和内脏的活动。

2. 间脑：位于两侧大脑半球之间，是脑干与大脑半球连接的中继站。间脑前方以室间孔与视交叉上缘的连线为界，下方与中脑相连，两侧为内囊。左右间脑之间的矢状窄隙为第三脑室，其侧壁为左右间脑的内侧面。间脑包括丘脑、上丘脑、下丘脑和底丘脑四部分。

（1）丘脑：是间脑中最大的卵圆形灰质团块，对称分布于第三脑室两侧。丘脑前端凸隆，称丘脑前结节；后端膨大，为丘脑枕，其下方为内侧膝状体和外侧膝状体。丘脑被薄层"Y"形白质纤维（内髓板）分隔为若干核群，主要有前核群、内侧核群、外侧核群（图2-1-3）。丘脑是各种感觉（嗅觉除外）传导的皮质下中枢和中继站，对运动系统、感觉系统、边缘系统、上行网状系统和大脑皮质的活动有着重要影响。

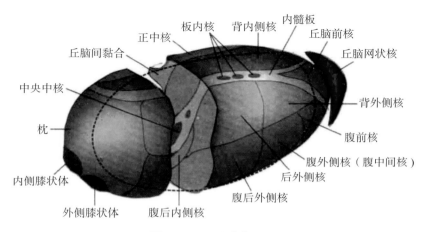

图 2-1-3　丘脑分区

其中，前核群与内脏活动有关；内侧核群包括背内侧核和腹内侧核，为躯体和内脏感觉的整合中枢，亦与记忆功能和情感调节有关；外侧核群分为背侧核群和腹侧核群，腹前核参与调节躯体运动，腹外侧核与锥体外系的运动协调有关，腹后外侧核传导躯体和四肢的感觉，腹后内侧核传导面部的感觉和味觉；外侧膝状体和内侧膝状体也属于丘脑特异性投射核团，可看作是腹侧核群向后方的延续，内侧膝状体参与听觉冲动的传导，外侧膝状体与视觉有关。

（2）下丘脑：又称丘脑下部。位于丘脑下沟的下方，由第三脑室周围的灰质组成，体积很小，占全脑重量的0.3%左右，但其纤维联系广泛而复杂，与脑干、基底核、丘脑、边缘系统和大脑皮质之间有密切联系。下丘脑的核团分为4个区：①视前区为视前核所在，与体温调节有关。②视上区内有两个核，视上核、室旁核分别与水、糖代谢有关。③结节区内有腹内侧核、背内侧核和漏斗核，腹内侧核与性功能有关，背内侧核与脂肪代谢有关。④乳头体区含有下丘脑后核和乳头体核，下丘脑后核与产热保温有关。

下丘脑是调节内脏活动和内分泌活动的皮质下中枢，下丘脑的某些细胞既是神经元又是内分泌细胞。下丘脑对体温、摄食、水盐平衡和内分泌活动进行调节，同时也参与情绪活动。

（3）上丘脑：位于丘脑内侧，第三脑室顶部周围。主要结构有松果体、缰连合和后连合。

（4）底丘脑：外邻内囊，位于下丘脑前内侧，是位于中脑被盖和背侧丘脑的过渡区域，红核和黑质的上端也伸入此区。主要结构是丘脑底核，参与锥体外系的功能。

3. 小脑：位于后颅窝（图2-1-4），由小脑半球和小脑蚓部组成。小脑是躯体运动调节中枢之一，其功能为调节肌张力、维持身体平衡、控制姿势步态和协调随意运动。

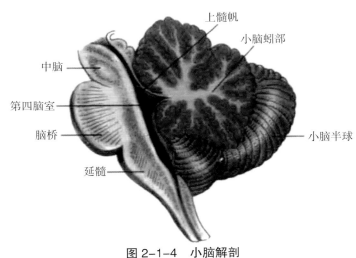

图 2-1-4 小脑解剖

小脑由表面的皮质、深部的髓质和小脑核构成。按照发育和功能将小脑可分为三部分：前庭小脑（绒球小结叶）、脊髓小脑（小脑蚓部和蚓旁区）、大脑小脑（两侧小脑半球）。

（1）前庭小脑：又称原小脑，主要接受同侧前庭神经初级平衡觉纤维和前庭神经核经小脑下脚的传入纤维。其传出纤维经顶核中继或直接经小脑下脚终止于同侧前庭神经核和网状结构，在此中继后发出前庭脊髓束和内侧纵束至脊髓前角运动细胞和脑干的一般躯体运动核，控制躯干肌和眼外肌运动，其功能为维持身体平衡，协调眼球运动。

（2）脊髓小脑：又称旧小脑，主要接受脊髓小脑前、后束经小脑上、下脚传入的本体感觉冲动。其传出纤维主要投射至顶核和中间核，中继后发出纤维到前庭神经核、脑干网状结构和红核，再经前庭脊髓束、网状脊髓束和红核脊髓束来影响脊髓前角运动细胞，以调节肌张力。

（3）大脑小脑：又称新小脑，主要接受皮质脑桥束在脑桥核中继后经小脑中脚传入的纤维。发出纤维在齿状核中继后经小脑上脚进入对侧的红核、对侧背侧丘脑腹前核和腹外侧核，后者再发出纤维投射到大脑皮质躯体运动区，最后经皮质脊髓束下行至脊髓，以调控骨骼肌的随意、精细运动。

4.脑干：由中脑、脑桥、延髓组成，脑干位于颅后窝前部，中脑向上与间脑相接，延髓下端与脊髓相连，延髓和脑桥临接颅后窝前部的枕骨斜坡，由脑桥臂与背侧的小脑半球相连接（图2-1-5）。第Ⅲ~Ⅻ对脑神经核均位于脑干内。脑干是生命中枢，脑干网状结构能保持正常睡眠和觉醒。脑干病变大多涉及某些脑神经和传导束。和脊髓一样，脑干的内部结构主要由灰质和白质构成，但较脊髓更为复杂，同时还出现了大面积的网状结构。

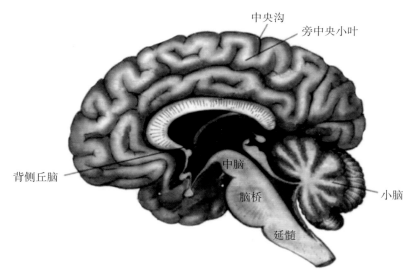

图 2-1-5　脑干解剖

脑干内的白质由上、下行的传导束，以及脑干各部所发出的神经纤维构成，是大脑、小脑与脊髓之间联系的通路。脑干内的灰质分散成大小不等的灰质块称为神经核。神经核与接受外围的传入冲动和传出冲动支配器官的活动，以及上行、下行传导束的传导有关。脑干的功能主要是维持个体生命，包括心跳、呼吸、消化、体温、睡眠等重要生理功能。

脑干神经核自界沟由内向外为一般躯体运动核、特殊内脏运动核（向腹侧迁移）、一般内脏运动核、一般内脏感觉核、特殊内脏感觉核、一般躯体感觉核（向腹外侧迁移）、特殊躯体感觉核。神经核的具体分类与功能见表2-1-1。

表 2-1-1　神经核的具体分类与功能

一般躯体运动核	动眼神经核	支配上睑提肌、上直肌、内直肌、下斜肌、下直肌
	滑车神经核	交叉出脑，支配上斜肌
	展神经核	支配外直肌
	舌下神经核	支配舌内肌、舌外肌
特殊内脏运动核	三叉神经运动核	支配咀嚼肌、下颌舌骨肌、二腹肌前腹
	面神经核	支配全部表情肌、二腹肌后腹、茎突舌骨肌、镫骨肌
	背侧核	支配额肌、眼轮匝肌
	腹侧核	支配口周围肌
	疑核	纤维加入舌咽迷走副神经，支配咽喉肌
一般内脏运动核	动眼神经副核	支配瞳孔括约肌、睫状肌
	上泌涎核	纤维加入面神经，支配泪腺、舌下腺、下颌下腺和口腔鼻腔的腺体
	下泌涎核	纤维加入舌咽神经，经耳神经节，支配腮腺的分泌
	迷走神经背核	纤维经迷走神经，在器官内和旁节交换神经元 – 节后纤维，管理胸腹腔内脏平滑肌、心肌、腺体的运动和分泌
一般内脏感觉核	孤束核	经内脏器官的黏膜血管壁的一般内脏感觉 – 舌咽迷走面神经 – 孤束 – 孤束核 – 发出纤维上行到间脑，中继后达高级中枢
	脑干运动核	参与内脏反射，网状结构，参与呼吸循环和呕吐反射
特殊内脏感觉核	孤束核背侧小部分	接受面神经、舌咽神经传入的味觉纤维
一般躯体感觉核	三叉神经核	支配瞳孔括约肌、睫状肌
	三叉神经脊束核	与额、面、鼻、口腔黏膜的痛、温触觉有关
	三叉神经感觉核	与额、面、鼻、口腔的触压觉有关
	三叉神经中脑核	与额面部的本体感觉有关
特殊躯体感觉核	蜗神经核	声波刺激螺旋器周围突、耳蜗神经节中枢突、蜗神经前后核、斜方体外侧丘系、内侧膝状体、听辐射、颞叶、听觉中枢
	前庭神经核	前庭神经的纤维部分直接经小脑下脚入小脑，其他纤维达前庭神经核
脑干中其他重要神经核团	薄束核和楔束核、楔束副核、上丘核、下丘核、顶盖前区、蓝斑、网状结构的核群、红核、黑质、下橄榄核	

脑干部位又包括以下四个重要构造：延髓、脑桥、中脑、网状系统。

（1）延髓：居于脑的最下部，与脊髓相连，其主要功能为控制呼吸、心跳、消化。延髓向下经枕骨大孔连接脊髓，随着脑的发育，胚胎时期的神经管就在脑的各部内部形成一个连续的脑室系统。延髓是心血管的基本中枢，在延髓以上的脑干部分和小脑和大脑中，都存在与心血管活动有关的神经元。

（2）脑桥：位于延髓上方，中脑与延髓之间。脑桥背腹面膨大的部分称为脑桥基底部，基底部向两侧变窄，称为脑桥壁。脑桥下缘以延髓脑桥沟与延髓分界，横沟依次为展神经、面神经和位听神经。脑桥的白质神经纤维通到小脑皮质，可将神经冲动自小脑一半球传至另一半球，使之发挥协调身体两侧肌肉活动的功能。基底部正中有纵行的基底沟，容纳基底动脉。延髓、脑桥和小脑的交角处，临床上称为脑桥小脑三角。

（3）中脑：位于脑桥之上，介于间脑与脑桥之间。中脑是视觉与听觉的反射中枢，瞳孔、眼球、肌肉等活动均受中脑的控制。中脑有与皮层、脊髓间联系的神经纤维，可进行初级光反射、初级听反射、瞳孔对光反射，还可调节肌紧张、调节随意运动，以及进行翻正反射活动等。正常时中脑的活动都从属于中枢神经系统的高级部位，即大脑皮层的冲动可以直接或通过纹状体苍白球体系而入红核、黑质、四叠体等中脑组织，中脑再经延髓、脊髓内的传出神经元而引起各种生理反应。

（4）网状系统：居于脑干的中央，是由许多错综复杂的神经元集合而成的网状结构。网状系统的主要功能是控制觉醒、注意、睡眠等不同层次的意识状态。

（二）皮质

1. 概念：皮质亦称大脑皮质，是覆盖于大脑两半球的灰质，是高级神经活动的物质基础。

2. 组成：皮质由神经元、神经纤维和神经胶质细胞构成。

（1）神经元：是神经系统最基本的结构和功能单位，分为细胞体和突起两部分，具有联络和整合输入信息并传出信息的作用。皮质中含有锥体细胞、颗粒细胞、梭状细胞、Martinotti 细胞、水平细胞、篮状细胞等神经元，其中最重要的是锥体细胞和颗粒细胞。锥体细胞的树突主干伸向脑的表面，轴突进入髓质，成为投射纤维或联络纤维，主要传递运动信息。颗粒细胞树突伸向各方，短的轴突在胞体附近终止，长的轴突可进入髓质，主要接受感觉信号。

（2）神经纤维：即神经元胞质的延长部分，包括轴突与树突，轴突外有神经胶质细胞包裹形成的髓鞘。

（3）神经胶质细胞：是神经组织中除神经元以外的另一大类细胞，也有突起，但无树突和轴突之分，起到连接和支持各种神经成分、分配营养物质、参与修复和吞噬的作用。在中枢神经系统中的神经胶质细胞主要有星形胶质细胞、少突胶质细胞（与前者合称为大胶质细胞）和小胶质细胞等。

3.分层：大脑皮质表面分为五叶——额叶、顶叶、颞叶、枕叶和边缘叶。其中边缘叶因发育较早，被称为旧皮质，共有三层结构；其余四叶发育较晚，称为新皮质，共有六层结构，Ⅰ~Ⅵ层分别是：分子层、外颗粒层、锥体细胞层、内颗粒层、节细胞层、多型细胞层。大脑皮质的Ⅰ~Ⅳ层主要接受传入冲动。从丘脑来的特异传入纤维（各种感觉传入纤维）主要进入第Ⅳ层与颗粒细胞形成突触，通过其轴突与其他细胞建立联系、分析信息，再由第Ⅴ、第Ⅵ层的锥体细胞与大梭形细胞传出指令，形成环路（图2-1-6）。

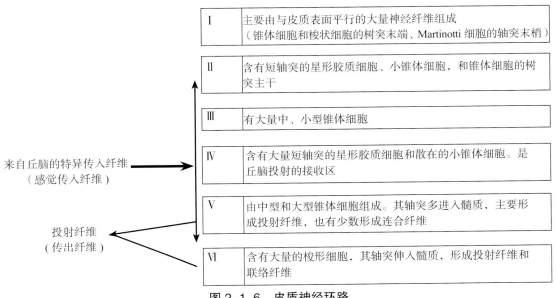

图 2-1-6 皮质神经环路

4. 功能解剖：

（1）脑区：1909年德国神经科医师Brodmann根据大脑皮质细胞的类型和纤维的疏密，将大脑皮质分为了52个区，按照其功能，可以大致分为初级感觉区、初级运动区、联合区和言语区：①初级感觉区是接受和加工外界信息的区域，包括初级躯体感觉皮质、初级视觉皮质、初级听觉皮质，以及其他处理嗅觉、味觉和前庭感官的区域。②初级运动区是发出动作指令，支配和调节身体在空间的位置、姿势和身体各部分的运动的区域，包括初级运动皮质、前运动皮质和辅助运动皮质。③联合区负责来自大脑多个区域的信息整合，增加感官知觉的复杂性或产生高级心理现象，如记忆、情感、计划、控制冲动等，分为感觉联合区、运动联合区和前额联合区。④言语区主要定位于大脑左半球，掌管言语的运动，主要包括Broca区和Wernicke区（图2-1-7）。

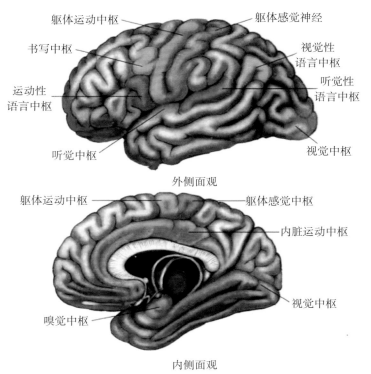

图 2-1-7　大脑功能分区

　　另有 Luria 提出的一种模式，根据大脑皮质的功能由低到高分成一、二、三级区。一级区为初级功能区，包括初级感觉与初级运动皮质；二级区为较高级的功能区，包括第二感觉皮质和前运动皮质、辅助运动皮质等较高级运动皮质；三级区为高级功能区，也称为联络（联合）区或联合皮质，整合多个脑区的信息，策划运动或产生高级心理现象，包括顶 – 颞 – 枕联合区、前额联合区和边缘联合区。三个功能区互相联系共同协作，构成大脑的信息接收、处理与发动指令的环路（图 2-1-8）。

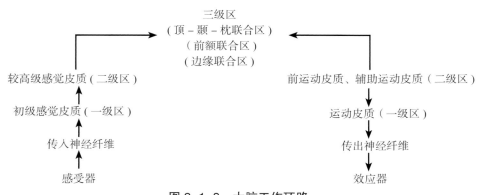

图 2-1-8　大脑工作环路

（2）脑功能网络：一个执行指令通常需要多个脑区的相互作用，而一个脑区可以同时参与不同的脑功能，因此引入了脑功能网络的概念。这些功能网络可以使用功能性磁共振检测大脑不同兴趣点（region of interest， ROI）的血氧合度依赖（blood oxygenation level dependent，BOLD）信号时间序列来构建。根据 2018 年的 Cole-Anticevic 划分方式，脑功能网络可以分为 12 个，包括初级视觉网络、次级视觉网络、躯体运动网络、带状盖网络、背侧注意网络、语言网络、额顶网络、听觉网络、默认网络、后侧多模态网络、腹侧多模态网络和眶额情感网络（图 2-1-9）。

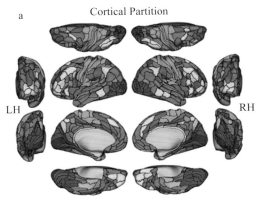

图 2-1-9　脑功能网络（Ji et al，2019）

这些功能网络可能与皮质间的连接有关。皮质发出的神经纤维包括联络纤维、连合纤维和投射纤维三种，其中，联络纤维和连合纤维分别连接同侧半球内的皮质和两侧半球的皮质，为脑功能网络的存在提供解剖基础（图 2-1-10）。

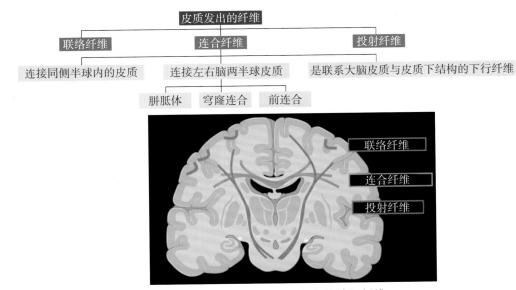

图 2-1-10　皮质发出的神经纤维

（三）神经传导通路

在神经系统内存在两大类传导通路感觉（上行）传导通路和运动（下行）传导通路。从总体上说，它们分别是反射弧组成中的传入和传出部，但只有不经过大脑皮质的上、下行传导通路才称为反射通路，神经传导通路见图 2-1-11。

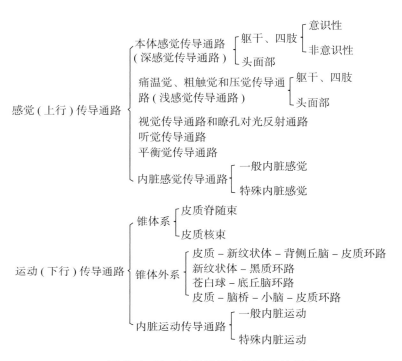

图 2-1-11　神经系统传导通路的组成

1.感觉传导通路：包括本体感觉传导通路，痛温觉、粗触觉和压觉等感觉传导通路，视觉传导通路和瞳孔对光反射通路，听觉传导通路，平衡觉传导通路，内脏感觉传导通路。

（1）本体感觉传导通路：所谓本体感觉是指肌、腱、关节等在不同状态（运动或静止）时产生的感觉（如人在闭眼时能感知身体各部的位置），又称深感觉，包括位置觉、运动觉和震动觉。躯体和四肢的本体感觉有两条传导通路，一条传至大脑皮质，产生意识性感觉；另一条传至小脑，产生非意识性感觉。①躯干和四肢意识性本体感觉和精细触觉传导通路：该传导通路由 3 级神经元组成。第 1 级神经元为脊神经节内假单极神经元，其周围突分布于肌、腱、关节等处的本体感觉感受器和皮肤的精细触觉感受器，中枢突经脊神经后根的内侧部进入脊髓后索，分为长的升支和短的降支。其中，来自第 5 胸节以下的升支行于后索的内侧部，形成薄束；来自第 4 胸节以上的升支行于后索的外侧部，形成楔束。两束上行，分别止于延髓的薄束核和楔束核。短的降支至后角或前角，完成脊髓牵张反射。

第 2 级神经元的胞体在薄、楔束核内，由此二核发出的纤维向前绕过中央灰质的腹侧，在中线上与对侧的交叉，称内侧丘系交叉，交叉后的纤维转折向上，在锥体束的背侧呈前后方向排列，行于延髓中线两侧，称内侧丘系。内侧丘脑的腹后外侧核。第 3 级神经元的胞体在丘脑腹后外侧核，发出纤维称丘脑中央辐射。经内囊后肢主要投射至中央后回的中、上部和中央旁小叶后部，部分纤维投射至中央前回（图 2-1-12）。②躯干和四肢非意识性本体感觉传导通路：非意识性本体感觉传导通路实际上是反射通路的上行部分，为传入至小脑的本体感觉，由 2 级神经元组成。第 1 级神经元为脊神经节内假单极神经元，其周围突分布于肌、腱、关节的本体感觉感受器，中枢突经脊神经后根的内侧部进入脊髓，终止于 $C_8 \sim L_2$ 节段胸核和腰骶膨大第 V~VI 层外侧部。由胸核发出的第 2 级纤维在同侧脊髓侧索组成脊髓小脑后束，向上经小脑下脚进入旧小脑皮质；由腰骶膨大第 V~VI 层外侧部发出的第 2 级纤维组成对侧和同侧的脊髓小脑前束，经小脑上脚止于旧小脑皮质。以上第 2 级神经元传导躯干（除颈部外）和下肢的本体感觉。传导上肢和颈部的本体感觉的第 2 级神经元胞体位于颈膨大部第 VI、VII 层和延髓的楔束副核，这两处神经元发出的第 2 级纤维也经小脑下脚进入小脑皮质（图 2-1-13）。

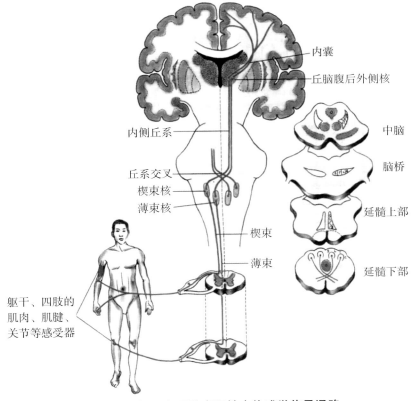

内囊

丘脑腹后外侧核

内侧丘系

中脑

脑桥

丘系交叉

楔束核

薄束核

延髓上部

楔束

薄束

延髓下部

躯干、四肢的肌肉、肌腱、关节等感受器

图 2-1-12　躯干和四肢意识性本体感觉传导通路

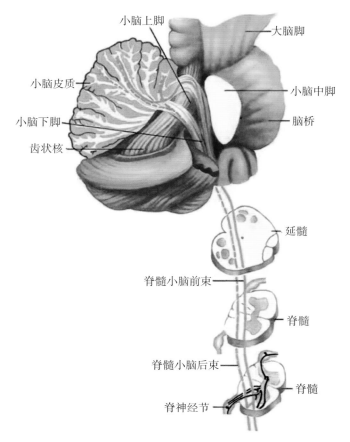

小脑上脚 —— 大脑脚
小脑皮质 —— 小脑中脚
小脑下脚 —— 脑桥
齿状核
延髓
脊髓小脑前束
脊髓
脊髓小脑后束
脊神经节 —— 脊髓

图 2-1-13　躯干和四肢非意识性本体感觉传导通路

　　（2）痛温觉、粗略触觉和压觉传导通路：该通路又称浅感觉传导通路，由 3 级神经元组成（图 2-1-14）。①躯干和四肢痛温觉、粗略触觉和压觉传导通路：第 1 级神经元为脊神经节内假单极神经元，其周围突分布于躯干和四肢皮肤内的感受器，中枢突经后根进入脊髓。其中，传导痛温觉的纤维（细纤维）在后根的外侧部入脊髓，经背外侧束，再终止于第 2 级神经元；传导粗略触觉和压觉的纤维（粗纤维）经后根内侧部进入脊髓后索，再终止于第 2 级神经元。第 2 级神经元胞体主要位于第Ⅰ、第Ⅳ到Ⅵ层，它们发出纤维上升 1~2 个节段，经白质前连合交叉到对侧的外侧索和前索内上行，组成脊髓丘脑侧束和脊髓丘脑前束（侧束传导痛温觉，前束传导粗略触觉和压觉）。脊髓丘脑束上行，经延髓下橄榄核的背外侧、脑桥和中脑内侧丘系的外侧，终止于背侧丘脑的腹后外侧核。第 3 级神经元的胞体在背侧丘脑的腹后外侧核，它们发出纤维称丘脑中央辐射，经内囊后肢投射到中央后回中、上部和中央旁小叶后部。在脊髓内，脊髓丘脑束纤维的排列有一定的顺序，由外侧向内侧、由浅入深，依次排列着来自骶、腰胸、颈部的纤维。因此，当脊髓内肿瘤压迫一侧脊髓丘脑束时，痛温觉障碍首先出现在身体对侧上半部（压迫来自颈、胸部的纤维），然后逐渐波及下半部（压迫来自腰骶部的纤维）。若受到脊髓外肿瘤压迫，则感觉障碍的发生顺序相反。②头面部的痛温觉和触压觉传导通路：第1级神经元为三叉神经节（除外耳道和耳甲的皮肤感觉传导外）内假单极神经元，其周围突经相应的三叉神经分支分布于头面部皮肤和口鼻黏膜的相关感受器，中枢突经三叉神经根入脑桥。三叉神经中传导痛温觉的纤维入脑后下降为三叉神经脊束，止于三叉神经脊束核；传导触压觉的纤维终止于三叉神经脑桥核。第2级神经元的胞体在三叉神经脊束核和三叉神经脑桥核内，它们发出纤维交叉到对侧，组成三叉丘脑束，止于背侧丘脑的腹后内侧核。第3级神经元的胞体在背侧丘脑的腹后内侧核，发出纤维经内囊后肢，投射到中央后回下部（图2-1-14）。在此通路中，若三叉丘脑束以上受损，则导致对侧头面部痛温觉和触压觉障碍；若三叉丘脑束以下受损，则同侧头面部痛温觉和触压觉发生障碍。

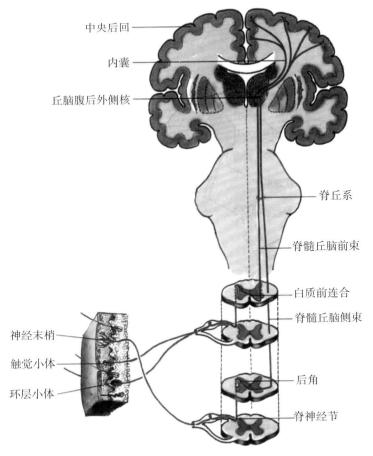

图 2-1-14　痛温觉、粗略触觉和压觉传导通路

（3）视觉传导通路和瞳孔对光反射通路：①视觉传导通路：视觉传导通路由三级神经元组成。眼球视网膜神经部外层的视锥细胞和视杆细胞为光感受器细胞，中层的双极细胞为第1级神经元，内层的节细胞为第2级神经元，节细胞的轴突在视神经盘处汇集成视神经。视神经由视神经管入颅腔，形成视交叉后，延为视束。在视交叉中，来自两眼视网膜鼻侧半的纤维交叉，加入对侧视束；来自视网膜颞侧半的纤维不交叉，进入同侧视束。因此，左侧视束内含有来自两眼视网膜左侧半的纤维，右侧视束内含有来自两眼视网膜右侧半的纤维。视束绕过大脑脚向后，主要终止于外侧膝状体。第3级神经元胞体在外侧膝状体内，由外侧膝状体核发出纤维组成视辐射，经内囊后肢投射到端脑距状沟上下的视区皮质，产生视觉（图2-1-15）。视束中尚有少数纤维经上丘臂终止于上丘和顶盖前区。上丘发出的纤维组成顶盖脊髓束，下行至脊髓，完成视觉反射。顶盖前区发出纤维到中脑动眼神经副核，构成瞳孔对光反射通路的一部分。②瞳孔对光反射通路：光照一侧瞳孔，引起双眼瞳孔缩小的反应称为瞳孔对光反射。光照侧的反应称直接对光反射，光未照射侧的反应称间接对光反射。瞳孔对光反射的通路如下：视网膜→视神经→视交叉→视束→上丘臂→顶盖前区→两侧动眼神经副核→动眼神经→睫状神经节→节后纤维→瞳孔括约肌收缩→两侧瞳孔缩小（图2-1-15）。

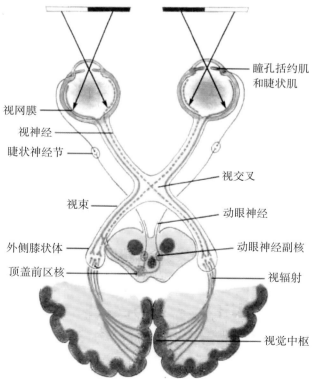

视网膜

视神经

睫状神经节

瞳孔括约肌和睫状肌

视交叉

视束

动眼神经

外侧膝状体

顶盖前区核

动眼神经副核

视辐射

视觉中枢

图2-1-15　视觉传导通路和瞳孔对光反射通路

（4）听觉传导通路：听觉传导通路的第1级神经元为蜗神经节内的双极神经细胞，其周围突分布于内耳的螺旋器，中枢突组成蜗神经，与前庭神经伴行，在延髓和脑桥交界处入脑，止于蜗腹侧核和蜗背侧核（图2-1-16）。第2级神经元胞体在蜗腹侧核和蜗背侧核内，发出纤维大部分在脑桥内形成斜方体并交叉至对侧，至上橄榄核外侧折向上行，形成外侧丘系。外侧丘系的纤维经中脑被盖的背外侧部大多数止于下丘核。第3级神经元胞体在下丘核，其纤维经下丘臂止于内侧膝状体。第4级神经元胞体在内侧膝状体，发出纤维组成听辐射，经内囊后肢，止于大脑皮质颞横回的听觉区。少数蜗腹侧核和蜗背侧核的纤维不交叉，进入同侧外侧丘系；还有一些蜗神经核发出的纤维在上橄榄核换神经元，然后加入同侧的外侧丘系。也有少数外侧丘系的纤维直接止于内侧膝状体。因此，听觉冲动是双侧传导的。若一侧通路在外侧丘系以上受损，不会产生明显症状，但若损伤了蜗神经、内耳或中耳，则将导致听觉障碍。

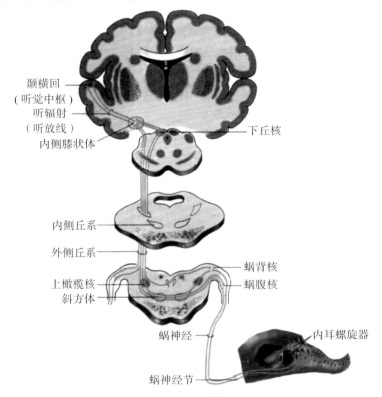

颞横回
（听觉中枢）
听辐射
（听放线）
内侧膝状体
下丘核
内侧丘系
外侧丘系
蜗背核
上橄榄核
蜗腹核
斜方体
蜗神经
内耳螺旋器
蜗神经节

图 2-1-16　听觉传导通路

听觉的反射中枢在下丘。下丘内神经元发出纤维到上丘，再由上丘神经元发出纤维，经顶盖脊髓束下行至脊髓的前角细胞，完成听觉反射。此外，大脑皮质听觉区还可发出下行纤维，经听觉通路上的各级神经元中继，影响内耳螺旋器的感受功能，形成听觉通路上的负反馈调节。

（5）平衡觉传导通路：平衡觉传导通路的第 1 级神经元是前庭神经节内的双极神经元，其周围突分布于内耳半规管的壶腹嵴和前庭内的球囊斑和椭圆囊斑；中枢突组成前庭神经，与蜗神经一起经延髓和脑桥交界处入脑，止于前庭神经核群（图 2-1-17）。第 2 级神经元为前庭神经核群，由此核群发出的纤维向大脑皮质的投射路径尚不清楚，可能是在背侧丘脑的腹后核换神经元，再投射到颞上回前方的大脑皮质。由前庭神经核群发出纤维至中线两侧组成内侧纵束，其中，上升的纤维止于动眼、滑车和展神经核，完成眼肌前庭反射（如眼球震颤）；下降的纤维至副神经脊髓核和上段颈髓前角细胞，完成转眼、转头的协调运动。此外，由前庭神经外侧核发出纤维组成前庭脊髓束，完成躯干、四肢的姿势反射（伸肌兴奋、屈肌抑制）。前庭神经核群发出纤维与部分前庭神经直接来的纤维共同经小脑下脚进入小脑，参与平衡调节。前庭神经核群还发出纤维与脑干网状结构、迷走神经背核和疑核联系，故当平衡觉传导通路或前庭器受刺激时，可引起眩晕、恶心、呕吐等症状。

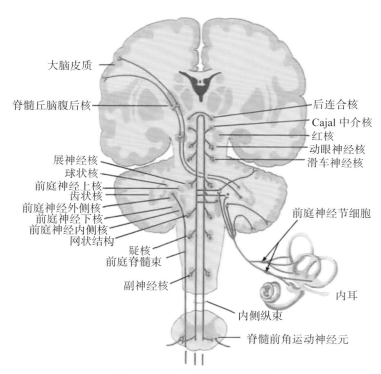

图 2-1-17　平衡觉传导通路

（6）内脏感觉传导通路：①一般内脏感觉传导通路：一般内脏感觉是指嗅觉以外的心、血管、腺体和内脏的感觉，一般内脏感觉传导通路传入路径复杂（图 2-1-18），至今尚不完全清楚。②特殊内脏感觉传导通路：指的是传导嗅觉和味觉的通路（图 2-1-19）。

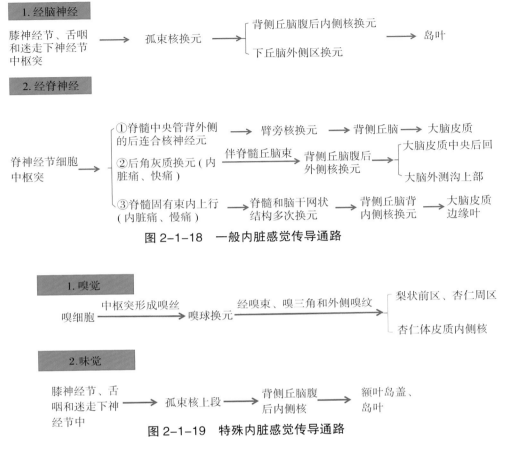

图 2-1-18　一般内脏感觉传导通路

图 2-1-19　特殊内脏感觉传导通路

2. 运动传导通路：运动传导通路是指从大脑皮质至躯体运动和内脏活动效应器的神经联系。从大脑皮质至躯体运动效应器（骨骼肌）的神经通路，称为躯体运动传导通路，包括锥体系和锥体外系。从大脑皮质至内脏活动效应器（心肌、平滑肌、腺体等）的神经通路，称为内脏运动传导通路。

（1）锥体系：锥体系由上运动神经元和下运动神经元两级神经元组成。上运动神经元为位于大脑皮质的投射至脑神经一般躯体和特殊内脏运动核与脊髓前角运动神经元的传出神经元。下运动神经元为脑神经一般躯体和特殊内脏运动核与脊髓前角的运动神经细胞，它们的胞体和轴突构成传导运动冲动的最后通路。锥体系的上运动神经元由位于中央前回和中央旁小叶前部的巨型锥体细胞，其他类型的锥体细胞和位于额、顶叶部分区域的锥体细胞组成。上述神经元的轴突共同组成锥体束，其中，下行至脊髓的纤维束称为皮质脊髓束（图 2-1-20），止于脑干内一般躯体和特殊内脏运动核的纤维束称为皮质核束（图 2-1-21）。①皮质脊髓束：皮质脊髓束由中央前回上、中部和中央旁小叶前半部等处皮质的锥体细胞轴突集中而成，下行经内囊后肢的前部、大脑脚底中 3/5 的外侧部和脑桥基底部至延髓锥体。在锥体下端，75%～90%的纤维交叉至对侧，形成锥体交叉。交叉后的纤维继续在对侧脊髓侧索内下行，称皮质脊髓侧束，此束沿途发出侧支，逐节终止于前角细胞（可达骶节），主要支配四肢肌。在延髓锥体，皮质脊髓束中小部分未交叉的纤维在同侧脊髓前索内下行，称皮质脊髓前束，该束终止于颈髓和上胸髓，在终止前经白质前连合逐节交叉至对侧，止于前角运动神经元，支配躯干肌和上肢近端肌的运动。皮质脊髓前束中有一部分纤维始终不交叉而止于同侧脊髓前角运动神经元，主要支配躯干肌（图2-1-20）。所以，躯干肌受两侧大脑皮质支配，而上、下肢肌只受对侧大脑皮质支配，故一侧皮质脊髓束在锥体交叉前受损，主要引起对侧肢体瘫痪，躯干肌运动不受明显影响；在锥体交叉后受损，主要引起同侧肢体瘫痪。实际上，皮质脊髓束只有10%～20%的纤维直接终止于前角运动神经元，主要支配肢体远端肌，大部分的纤维须经中间神经元与前角细胞联系。②皮质核束：皮质核束主要由中央前回下部的锥体细胞的轴突集合而成，下行经内囊膝至大脑脚底中3/5的内侧部，由此向下陆续分出纤维，终止于双侧脑神经运动核（动眼神经核、滑车神经核、展神经核、三叉神经运动核、面神经核支配面上部肌的细胞群、疑核和副神经脊髓核）。小部分纤维交叉到对侧，终止于面神经核，支配面下部肌的神经元细胞群和舌下神经核（图2-1-21），二者发出的纤维分别支配同侧面下部的面肌和舌肌。因此，除面神经核下部和舌下神经核只接受单侧（对侧）皮质核束支配外，其他脑神经运动核均接受双侧皮质核束的纤维。

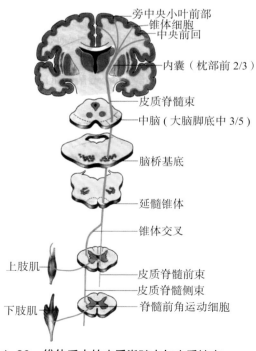

图 2-1-20 锥体系中的皮质脊髓束与皮质核束

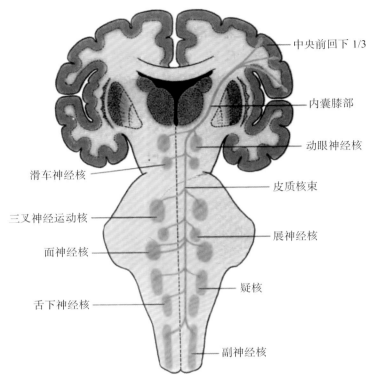

中央前回下 1/3

内囊膝部

动眼神经核

滑车神经核

皮质核束

三叉神经运动核

展神经核

面神经核

疑核

舌下神经核

副神经核

图 2-1-21　锥体系中的皮质核束

（2）锥体外系：锥体外系是指锥体系以外影响和控制躯体运动的所有传导路径，其结构十分复杂，包括大脑皮质（主要是躯体运动区和躯体感觉区）、纹状体、背侧丘脑、底丘脑、中脑顶盖、红核、黑质、脑桥核、前庭核、小脑和脑干网状结构等与它们的纤维联系。锥体外系的纤维最后经红核脊髓束、网状脊髓束等下行终止于脑神经运动核和脊髓前角细胞。在种系发生上，锥体外系是较古老的结构，从鱼类开始出现，在鸟类成为控制全身运动的主要系统。但到了哺乳类，尤其是人类，由于大脑皮质和锥体系的高度发达，锥体外系主要是协调锥体系的活动，二者协同完成运动功能。人类锥体外系的主要功能是调节肌张力、协调肌肉活动、维持体态姿势和习惯性动作（如走路时双臂自然协调地摆动）等。锥体系和锥体外系在运动功能上是互相依赖、不可分割的一个整体，只有在锥体外系保持肌张力稳定协调的前提下，锥体系才能完成一切精确的随意运动，如写字、刺绣等；而锥体外系对锥体系也有一定的依赖性，锥体系是运动的发起者，有些习惯性动作开始是由锥体系发起的，然后才处于锥体外系的管理之下，如骑车、游泳等。下面简单介绍主要的锥体外系通路。①皮质 - 新纹状体 - 背侧丘脑 - 皮质环路（图 2-1-22）：该环路对发出锥体束的皮质运动区的活动有重要的反馈调节作用。②新纹状体 - 黑质环路：自尾状核和壳核发出纤维，止于黑质，再由黑质发出纤维返回尾状核和壳核。黑质神经细胞能产生和释放多巴胺，当黑质变性后，则纹状体内的多巴胺含量亦降低，与帕金森病的发生有关。③苍白球－底丘脑环路：苍白球发出纤维止于底丘脑核，后者发出纤维经同一途径返回苍白球，对苍白球发挥抑制性反馈影响。一侧底丘脑核受损，丧失对同侧苍白球的抑制，对侧肢体出现大幅度颤搐。④皮质－脑桥－小脑－皮质环路（图 2-1-23）：此环路是锥体外系中又一重要的反馈通路，人类最为发达。由于小脑还接受来自脊髓的本体感觉纤维，因而能更好地协调肌肉运动。上述环路的任何部位损伤，都会导致共济失调，如行走蹒跚和醉汉步态等。

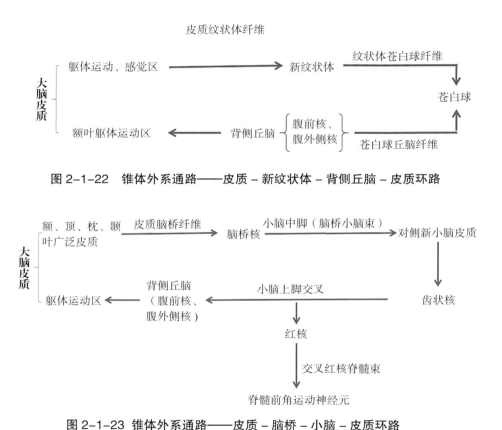

图 2-1-22　锥体外系通路——皮质－新纹状体－背侧丘脑－皮质环路

图 2-1-23　锥体外系通路——皮质－脑桥－小脑－皮质环路

二、脑血管系统

（一）脑的动脉

脑的动脉来源于颈内动脉和椎动脉。脑的左、右椎动脉迅速合并成一条基底动脉，因此可将脑的动脉分为颈内动脉系和椎 – 基底动脉系。以顶枕沟为界限，大脑半球的前 2/3 和部分间脑由颈内动脉供应，大脑半球后 1/3 与部分间脑、脑干和小脑由椎动脉供应。两系动脉在大脑的分支可以分为皮质支和中央支（图 2-1-24）。皮质支营养大脑皮质和其深面的髓质，中央支供应基底核、内囊和间脑等部分。

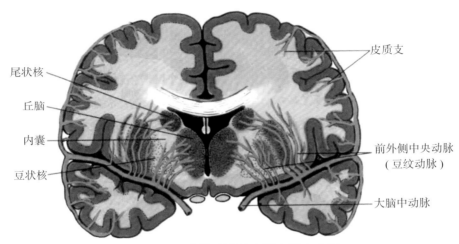

图 2-1-24 大脑动脉的皮质支和中央支

1. 颈内动脉：起源于颈总动脉，从颈部向上走行至颅底部，经颈动脉管进入颅腔，紧贴海绵窦的内侧壁，穿过海绵窦腔向前上方走行，在前床突的内侧弯向上并穿出海绵窦而分支。颈内动脉按照其走行可分为 4 个部分：颈部、岩部、海绵窦部、前床突上部。其中海绵窦部和前床突上部合称为虹吸部，常呈"U"形或"V"形，是动脉硬化的好发部位。颈内动脉供应脑的主要分支如下（图 2-1-25、图 2-1-26）。

（1）大脑前动脉：在视神经上方向前内走行，进入大脑纵裂，与对侧大脑前动脉借前交通动脉相连，后沿着胼胝体沟向后走行。皮质支分布于顶枕沟前的大脑半球内侧面、额叶底面的一部分和额叶、顶叶上外侧面的上部；中央支由大脑前动脉的近侧端发出，由前穿质进入脑实质，供应尾状核、豆状核前部、内囊前肢。

（2）大脑中动脉：可以看作是颈内动脉的直接延续，向外走行进入外侧沟内，分为数条皮质支，供应大脑半球外侧面大部分和岛叶，包括躯体运动中枢、躯体感觉中枢和语言中枢。

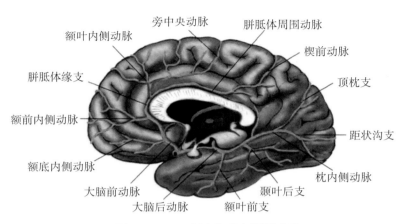

图 2-1-25　大脑半球内侧面动脉

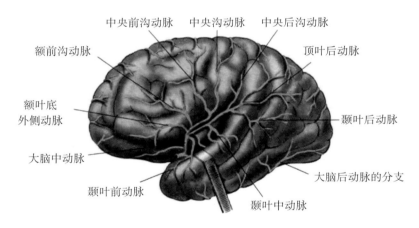

图 2-1-26　大脑半球外侧面动脉

（3）脉络丛前动脉：沿着视束下面向后外走行，经过大脑脚和海马旁回的钩之间进入侧脑室下角，终止于脉络丛。脉络丛前动脉沿途发出分支供应外侧膝状体、内囊后肢的后下部、大脑脚底部的中 1/3 和苍白球等。

（4）后交通动脉：在视束下面向后走行，与大脑后动脉相连接，是颈内动脉系与椎 – 基底动脉系的吻合支。

2. 椎动脉：起源于锁骨下动脉，向上穿出第 6 至第 1 颈椎横突孔后，经枕骨大孔进入颅腔，在脑桥与延髓交界处腹侧面，左、右椎动脉汇合成为一条基底动脉。基底动脉沿着脑桥腹侧基底沟向上走行，在脑桥上缘分为左、右大脑后动脉两大终支。

（1）椎动脉的主要分支：①脊髓前、后动脉：脊髓前动脉由椎动脉末端发出，左、右脊髓前动脉在延髓腹侧汇合成一支，沿着前正中裂向下走行至脊髓末端。脊髓后动脉由椎动脉发出向后走行，经枕骨大孔穿出颅后沿着脊髓后外侧沟向下走行至脊髓末端。②小脑下后动脉：是椎动脉最大的分支，在平橄榄核下端附近发出，向后走行经过延髓和小脑扁桃体之间。分支供应小脑下面后部和延髓后外侧部。

（2）基底动脉的主要分支（图 2-1-27）：①小脑下前动脉：由基底动脉起始段发出，经过展神经、面神经、前庭蜗神经的腹侧到达小脑下面，供应小脑下部前侧。②迷路动脉 / 内听动脉：伴随面神经、前庭蜗神经进入内耳道，供应内耳迷路。约 80% 以上的迷路动脉由小脑下前动脉发出。③脑桥动脉：供应脑桥基底部的一些细小分支。④小脑上动脉：由基底动脉末端发出，绕过大脑脚向后走行，供应小脑上部。⑤大脑后动脉：是基底动脉的终末支，绕过大脑脚向后走行，沿着海马旁回的钩转向颞叶、枕叶的内侧面。皮质支分布在颞叶内侧面、底面和枕叶；中央支发出后，经后穿质进入脑实质，供应背侧丘脑、内侧膝状体、下丘脑、底丘脑等。

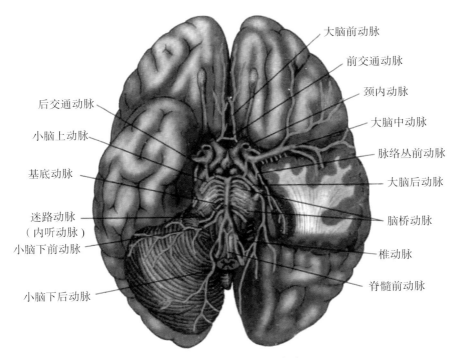

图 2-1-27 脑底动脉

3. 大脑动脉环/Willis环（图2-1-28）：由左、右大脑前动脉起始段、颈内动脉末段、大脑后动脉借前、后交通动脉共同组成。位于脑底下方，蝶鞍上方，环绕视交叉、灰结节和乳头体周围。大脑动脉环让两侧的颈内动脉系和椎-基底动脉系相交通。正常情况下，大脑动脉环两侧的血液不相互混合，而是作为一种潜在的代偿装置，当此环的某一处发育不良或阻塞时，脑的血液可以通过此环在一定程度上进行重新分配和代偿，从而维持脑部的血液供应。

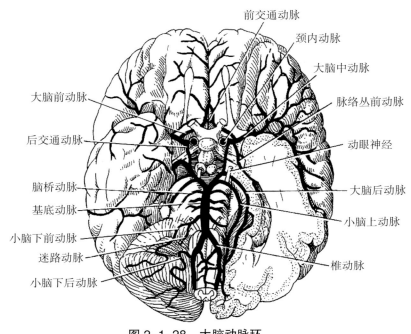

图 2-1-28　大脑动脉环

（二）脑的静脉

脑的静脉没有瓣膜，不与动脉相互伴行，分为浅、深两组，两组之间相互吻合。浅组静脉收集脑皮质和下髓质的静脉血液，直接注入邻近的静脉窦；深组静脉收集大脑深部的髓质、基底核、间脑、脑室脉络丛等处的静脉血液，最终汇合成一条大脑大静脉注入直窦。两组脑静脉最终经硬脑膜窦回流至颈内静脉。

1. 脑的静脉（浅组）：以大脑外侧沟为界限分为3组（图2-1-29）。

（1）大脑上静脉（外侧沟以上部分）：收集大脑半球上外侧面和内侧面上部的血液，注入上矢状窦。

（2）大脑下静脉（外侧沟以下部分）：收集大脑半球上外侧面下部和大脑半球下面的血液，大部分注入横窦和海绵窦。

（3）大脑中静脉分为浅、深两组：①浅组收集大脑半球上外侧面邻近外侧沟的血液，沿着外侧沟向前下方走行，注入海绵窦。②深组收集脑岛的血液，与大脑前静脉和纹状体静脉汇合成基底静脉，注入大脑大静脉。

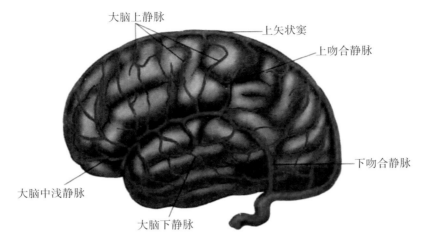

图 2-1-29　大脑半球外侧面静脉

2. 脑的静脉（深组）分为 2 组（图 2-1-30）。

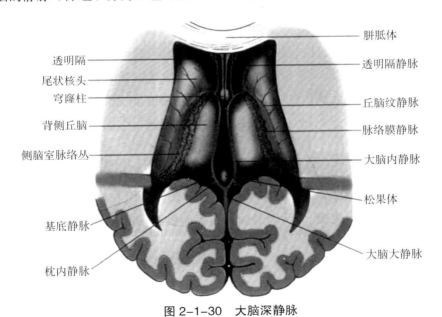

图 2-1-30　大脑深静脉

（1）大脑内静脉：由脉络膜静脉和丘脑纹静脉在室间孔后上缘汇合而成，向后走行至松果体后方，与对侧大脑内静脉合成一条大脑大静脉。

（2）大脑大静脉：收集大脑半球深部髓质、基底核、间脑、脉络丛等处的血液，在胼胝体压部后下方注入直窦。

三、老年脑部特点

（一）解剖

1. 脑萎缩、脑容积减少：30 岁后脑重量开始下降，60 岁后可见明显脑萎缩，脑部解剖结构发生改变，如大脑皮质变薄、脑回变窄、脑沟加宽加深。脑萎缩以额叶、颞叶最显著，基底节和丘脑的体积也有所减少，而顶叶、枕叶一般不受累。

2. 神经细胞减少：在组织学上，则会出现部分肌纤维丧失、脊神经和周围神经轴突变性和再生、髓鞘纤维减少、前角细胞和后根神经节细胞脂褐质堆积、后根神经节细胞和周围自主神经节细胞减少、神经元纤维缠结嗜银性老年斑、脑脊液生成减少、脊髓的神经细胞数目减少。

3. 脑血流量减少：老年人脑动脉硬化逐步发展，维持脑血流的机制发生退化，供血系统发生变化，导致脑血流量减少。脑血流量减少的同时，向脑神经细胞的供能、供氧也会立即减少。脑供血逐步减少，就会出现脑供血不足的症状，常见的症状有头昏、头晕、头痛、记忆力减退、逆行性遗忘。

（二）生理生化

脑老化是脑生理阶段的最后一个阶段，多伴有多系统功能的减退。老年人脑的生理生化方面的变化主要是神经元丢失，尚存的脑神经细胞功能减退，老年色素和淀粉样物出现、酶受体和神经递质发生改变等。

1. 神经元丢失：人体神经细胞是属于出生后不再进行分裂的细胞，人脑有神经细胞 140 亿，其数目随年龄增加而减少 10%～17%，有的甚至减少 20%～30%，某些皮质区域甚至可减少 45%，小脑可减少 25%。脑组织各个部位细胞减少的速度也不尽相同，在某些区域的特定时期内，细胞丧失的速度加快。

2. 脂褐素沉积：老年脑的神经元显示细胞核容积与核糖核酸减少、高尔基体瓦解与内质网分散，可呈现年龄色素沉着（脂褐素、蜡样色素与神经黑色素）。脑中脂褐素以不同速度和不等量进行沉积，有些神经元富于脂褐素（如下橄榄核），有些则实际上并无脂褐素（如大脑皮质）。这些脂质沉着并不与细胞缺失或功能障碍有关。它与细胞的核糖核酸含量也无关。未能肯定其意义的物质为淀粉样变，这种物质在老年人的脑血管中常增加。

3. 神经节苷脂减少：组织学研究证实，髓鞘内神经节苷脂的含量和组织成分变化是影响脑老化的重要因素。尸检研究发现，老年人脑白质中的主要脂质成分呈曲线减少，在 20～50 岁神经节苷脂含量的变化比较平稳，但在 70 岁之后有显著下降趋势。

4. 脑内的酶受体和神经递质发生改变：乙酰胆碱是脑内最主要的神经递质，其在老年人脑中含量减少，乙酰胆碱酶和胆碱酯酶的活力也降低。多数学者认为多巴胺随增龄而增加，但在尾状核减少。某些学者认为，老年人黑质中多巴胺能神经活动降低，这是由于神经细胞丧失的结果。纹状体中的中间神经元也有随增龄而脱落的现象。此外，衰老过程中纹状体中合成多巴胺的酶系统和多巴胺的含量均有所降低。依据使用3H-多巴胺实验观察，鼠脑标本的突触小体摄取多巴胺的能力也随衰老而降低。

已知在苍白球、海马、黑质、额叶皮质等处的单胺氧化酶随增龄而增加，血清素亦如此。5-羟色胺也随年龄增加而减少。γ氨基丁酸（γ-aminobutyric acid，GABA）与年龄的关系不明之处尚多。已知其前身谷氨酸脱羧酶（glutamic acid decarboxylase，GAD）随年龄增加而减少（特别在视丘中）。但可以看到在胆碱乙酰转移酶（choline acetyltransferase，CAT）减少的部位出现GAD并不减少的有趣现象（CAT在海马、颞叶皮质，60~90岁时有显著减少）。

年龄对多巴胺能神经元有明显的影响，特别是黑质–纹状体多巴胺能传导束。人的尾状核、壳核与前庭耳蜗核中的酪氨酸羟基酶合成浓度降低和年龄呈非线性关系。在尾状核与壳核，这种酶位于黑质多巴胺能细胞的终端膨大处。

人脑的去甲肾上腺素能系统几乎不受年龄变化的影响，丘脑的GABA浓度与GAD活性均明显降低，而其他部位者则不是。

第二节　老年重症脑卒中

一、脑卒中

（一）脑卒中的流行病学

脑卒中，又称中风、脑血管意外，是由于脑部血管突然破裂或因血管阻塞导致血液不能流入大脑而引起脑组织损伤的一组脑血管疾病，以突然发病、迅速出现局限性或弥散性脑功能缺损为共同临床特征，包括缺血性和出血性卒中。

脑卒中为脑血管疾病的主要临床类型，是目前导致人类死亡的第二位原因，它与心脏病、恶性肿瘤构成人类三大致死疾病。与西方发达国家不同，我国脑卒中的发病率和死亡率明显高于心脏病，现患人数居世界首位，成为导致我国成年居民死亡和残疾的首位病因。根据2017年发表的Ness-China中国脑卒中流行病学调查研究，我国卒中发病率为345.1/10万人年，死亡率为159.2/10万人年，患病率为1596/10万人年，每年新发病例约240万，每年死亡病例约110万，存活者约1100万。

我国脑卒中的流行病学存在以下特点：发病率高、复发率高、致残率高、死亡率高；近年来，发病率和患病率呈增长趋势，且发病率、患病率、死亡率和伤残调整寿命年均高于英、美、日等发达国家同期水平；发病率、患病率和死亡率随着年龄的增长而增高；近年来发病年龄年轻化；发病率、死亡率男性高于女性；发病呈现北高南低的地理分布特征；农村地区患病率和死亡率高于城市。

（二）脑卒中的危险因素

脑卒中往往是多种危险因素共同作用的结果，单一危险因素与脑卒中的发病并不一定有着必然的因果关系。对任何个体来说，一个或多个危险因素存在，虽不能预测脑血管病的发病，但将增加脑血管病发病的概率。

脑卒中的危险因素分为可干预危险因素和不可干预危险因素两大类，其中可干预危险因素是预防该病的主要针对目标。

1. 不可干预的危险因素主要如下。

（1）年龄：脑卒中的发病率、患病率和死亡率均与年龄呈正相关。55 岁以后发病率明显增加，每增加 10 岁，卒中发生率约增加 1 倍。

（2）性别：流行病学资料显示，男性卒中的发病率高于女性。

（3）遗传因素：父亲或母亲有卒中史，其子女发生卒中的风险增加；有心源性脑栓塞家族史者比其他类型卒中家族史者患卒中风险低。

（4）种族：黑色人种比白色人种发生卒中的风险高，中国人和日本人发生卒中的风险也较高。

2. 可干预的危险因素主要如下。

（1）高血压：是脑卒中最重要的可干预的危险因素。收缩压和舒张压的升高都与脑卒中的发病风险增加成正相关，并呈线性关系。研究表明，收缩压＞ 160 mmHg 和（或）舒张压＞ 95 mmHg，卒中发病的相对风险约为血压正常者的 4 倍。在控制了其他危险因素后，收缩压每升高 10 mmHg，卒中发病的相对危险增加 49%，舒张压每增加 5 mmHg，卒中发病的相对危险增加 46%。

（2）吸烟：可以影响全身血管和血液系统，如加速血管硬化、升高血浆纤维蛋白原水平、促使血小板聚集、降低高密度脂蛋白水平等。尼古丁还可刺激交感神经促使血管收缩、血压升高。吸烟者与不吸烟者相比，其缺血性卒中的相对危险度（relative risk，*RR*）是 1.9，蛛网膜下隙出血的 *RR* 是 2.9。另有研究表明，吸烟可以使出血性卒中的风险升高 2～4 倍。长期被动吸烟者比不暴露于吸烟环境者发生卒中的相对危险增加 1.82 倍。

（3）糖尿病：是缺血性卒中的独立危险因素，其 *RR* 波动在 1.8～6.0，但不是出血性卒中的独立危险因素。

（4）心房颤动：在调整其他血管危险因素后，单独心房颤动可以使卒中的风险增加3~4倍。

（5）其他心脏病：如心脏瓣膜修补术后、心肌梗死、扩张型心肌病、心脏病的围术期、心导管和血管内治疗、心脏起搏器和射频消融等均增加栓塞性卒中的发生率。

（6）血脂异常：与缺血性卒中发生率之间存在着明显的相关性。总胆固醇每增加1 mmol/L，缺血性卒中相对风险升高25%。高密度脂蛋白每增加1 mmol/L，缺血性卒中相对风险降低47%。

（7）无症状性颈动脉狭窄：是明确的卒中独立危险因素，其 *RR* 是2。

（8）镰状细胞贫血：基因异常的纯合子患者，20岁前脑卒中累计发病率超过11%且大部分在儿童期发病。

（9）绝经后雌激素替代治疗：研究显示雌激素加孕激素替代治疗明显增加缺血性脑卒中的发病风险。

（10）膳食和营养：每天增加摄入蔬菜和水果，脑卒中相对危险度减少。每日维生素C、维生素E和类胡萝卜素摄入量与脑卒中的发病风险无显著相关性。低钠、高钾摄入可降低脑卒中发病风险，可能与血压的降低有关。

（11）运动和锻炼：与缺乏运动的人群相比，体力活动能够降低卒中或死亡风险27%；与不锻炼的人群相比，中等的运动强度能够降低卒中风险20%。

（12）肥胖：肥胖人群易患心脑血管病，这与肥胖可导致高血压、高血脂、高血糖是分不开的。

（13）饮酒过量：轻、中度饮酒可降低卒中发病风险，而过量饮酒使风险升高。

（14）其他：包括代谢综合征、口服避孕药、药物滥用、睡眠呼吸障碍病、偏头痛、高同型半胱氨酸血症、高脂蛋白血症、高脂蛋白相关的磷脂酶 A_2 升高、高凝、炎症、感染、血流动力学异常、血黏度增高、纤维蛋白原升高和血小板聚集功能亢进等。

（三）脑卒中的发病机制

脑卒中分为缺血性脑卒中和出血性脑卒中。

1.缺血性脑卒中又称脑梗死，占70%~80%，目前国内外广泛使用的TOAST分型，按病因分为以下5种。

（1）大动脉粥样硬化型：是指由于脑动脉粥样硬化引起脑血管闭塞而导致的脑梗死。此类型脑梗死有多种发病机制：①原位血栓形成：是大动脉粥样硬化型脑梗死最主要的发病机制。血栓性阻塞导致大动脉急性闭塞或严重狭窄，发展相对较慢，临床主要表现为大面积脑梗死。②动脉-动脉栓塞：相当常见，为动脉粥样硬化血管壁上的血栓栓子发生脱落，阻塞远端的动脉。脑梗死在主干病变血管的供血区域内，一般梗死灶较小，症状较局限。③斑块内破裂出血：单纯斑块内破裂出血导致血管急性完全闭塞较少，常合并局部血栓形成，导致脑梗死或血管严重狭窄，在合并低灌注时出现局部脑缺血核心区梗死，或在缺血核心区梗死的同时出现血管交界区分水岭梗死。④低灌注：大动脉粥样硬化导致的严重血管狭窄没有明显改变，但合并低灌注导致血管交界区发生分水岭梗死。

（2）心源性栓塞型（又称心源性脑栓塞）：栓子通常来源于心房、心室壁血栓和心脏瓣膜赘生物，病因包括房颤、风湿性心脏病、急性心肌梗死、左心室血栓、充血性心力衰竭、人工心脏瓣膜、扩张性心肌病等。其中，房颤是心源性脑栓塞最常见的病因，其主要发病机制是房颤导致血流缓慢淤滞，在低剪切率和其他因素作用下激活凝血级联反应，最后形成红细胞 – 纤维蛋白血栓（红色血栓），导致脑栓塞。

（3）小动脉闭塞型（又称腔隙性脑梗死）：是指大脑半球或脑干深部的小穿通动脉在长期高血压等危险因素的基础上发生血管壁病变，最终管腔闭塞，导致动脉供血区脑组织发生缺血性坏死。小穿通动脉通常直径小于 500 μm，从大脑中动脉主干、Willis 环血管、椎 – 基底动脉等发出，深入到大脑或脑干的灰质和白质。这些穿通动脉靠近主干动脉且血管较小，在高血压等因素的作用下容易出现脂质透明变性和微粥样硬化斑等小动脉硬化，导致小穿通动脉闭塞或狭窄，此时，低灌注是导致脑组织缺血坏死的重要机制。

（4）其他病因型：指除以上 3 种明确病因的分型外，由其他少见病因所致的脑卒中，如凝血障碍性疾病、血液成分改变、各种原因引起的血管炎、血管畸形等。

（5）不明原因型：指经全面检查未发现病因、辅助检查不完全或存在两种或多种病因、不能确诊者。

2. 出血性脑卒中分为以下 2 种。

（1）脑出血（占 20%～30%）：最常见于高血压合并细小动脉硬化，高血压脑出血的主要发病机制是脑内细小动脉在长期高血压的作用下发生慢性病变破裂所致。豆纹动脉和旁正中动脉等深穿支动脉自脑底部的动脉直角发出，承受压力较高的血流冲击，易导致血管破裂出血，故又称出血动脉。

（2）蛛网膜下隙出血（约占 10%）：是指颅内血管破裂，血液流入蛛网膜下隙，最常见于颅内动脉瘤。囊性动脉瘤可能与遗传和先天性发育缺陷有关，尸检发现约 80% 的患者 Willis 环动脉壁弹力层和中膜发育异常或受损，随年龄增长，由于动脉壁粥样硬化、高血压和血涡流冲击等因素影响，动脉壁弹性减弱，管壁薄弱处逐渐向外膨胀突出，形成囊状动脉瘤。

（四）脑卒中的影像学

急诊脑 CT 平扫可准确识别绝大多数颅内出血，并帮助鉴别非血管性病变（如脑肿瘤），是疑似脑卒中患者首选的影像学检查方法。

1. 脑梗死：多数脑梗死发病 24 小时后脑 CT 逐渐显示低密度梗死灶，发病后 2 ~ 15 日可见均匀片状或楔形的明显低密度灶。大面积脑梗死有脑水肿和占位效应，出血性梗死呈混杂密度。病后 2 ~ 3 周为梗死吸收期，由于病灶水肿消失和吞噬细胞浸润可与周围正常脑组织等密度，CT 上难以分辨，称为"模糊效应"。增强扫描有诊断意义，梗死后 5 ~ 6 日出现增强现象，1 ~ 2 周最明显，约 90% 的梗死灶显示不均匀强化。头颅 CT 是最方便、快捷和常用的影像学检查手段，缺点是对脑干、小脑部位病灶和较小梗死灶的分辨率差。

MRI 可清晰显示早期缺血性梗死，梗死灶 T1 呈低信号、T2 呈高信号，出血性梗死时 T1 加权像有高信号混杂。MRI 弥散加权成像在症状出现的数分钟内就可显示缺血灶，虽然超早期显示的缺血灶有些是可逆的，但在发病 3 小时以后显示的缺血灶基本代表了脑梗死的大小。灌注加权成像可显示脑血流动力学状况和脑组织缺血范围。MRI 具有无电离辐射和不需碘造影剂的优点，缺点包括费用较高，检查时间较长，一些患者有检查禁忌证（如有心脏起搏器、金属植入物或幽闭恐惧症等）。

心源性脑栓塞可选择经胸超声心动图、经食管超声心动图探查心脏栓子的来源，心脏 MRI 优于超声心动图检查。

腔隙性脑梗死的 CT 可见内囊基底核区、皮质下白质单个或多个圆形、卵圆形或长方形低密度病灶，直径为 1.5 ~ 2.0 cm，边界清晰，无占位效应。

2. 脑出血：颅脑 CT 扫描是诊断脑出血的首选方法，可清楚显示出血部位、出血量大小、血肿形态、是否破入脑室、血肿周围有无低密度水肿带和占位效应等。病灶多呈圆形或卵圆形均匀高密度区，边界清楚，脑室大量积血时多呈高密度铸型，脑室扩大。1 周后血肿周围有环形增强，血肿吸收后呈低密度或囊性变。脑室积血多在 2 ~ 3 周内完全吸收，而较大的脑实质内血肿一般需 6 ~ 7 周才可彻底消散。脑出血后动态 CT 检查还可评价出血的进展情况，并进行及时处理，减少因血肿扩大救治不及时给患者转归所带来的影响。

MRI 对发现结构异常、明确脑出血的病因很有帮助。MRI 对检出脑干和小脑的出血灶和监测脑出血的演进过程优于 CT 扫描，对急性脑出血的诊断不及 CT。其随时间变化规律如下：①超急性期（< 24 小时）为长 T1、长 T2 信号，与脑梗死、水肿不易鉴别。②急性期（2 ~ 7 天）为等 T1、短 T2 信号。③亚急性期（8 天至 4 周）为短 T1、长 T2 信号。④慢性期（> 4 周）为长 T1、长 T2 信号。

磁共振血管造影可发现脑血管畸形、血管瘤等病变。脑出血患者一般不需要进行数字减影血管造影（digital subtraction angiography，DSA）检查，除疑有血管畸形、血管炎或 Moyamoya 病，又需外科手术或血管介入治疗时才考虑进行。DSA 可清楚显示异常血管和造影剂外漏的破裂血管和部位。

3. 蛛网膜下隙出血：首选头颅 CT 平扫检查。出血早期敏感性高，检出率在 90% 以上，显示大脑外侧裂池、前纵裂池、鞍上池、脑桥小脑脚池、环池和后纵裂池高密度出血征象。但出血量较少时，CT扫描显示不清。根据CT结果可以初步判断或提示颅内动脉瘤的位置，动态CT检查有助于了解出血的吸收情况，有无再出血、继发脑梗死、脑积水及其程度。CT血管造影（CTA）首选用于有动脉瘤家族史或破裂先兆者的筛查，以及动脉瘤患者的随访。

发病后数天CT检查的敏感性降低，MRI可发挥较大作用。对于亚急性期出血，尤其是当出血位于大脑表面时，MRI比CT敏感，通过磁共振梯度回波T2加权成像等方法常可显示出血部位。在动静脉畸形引起的脑内血肿已经吸收后，MRI检查可以提示动静脉畸形存在。

条件具备、病情允许时应争取尽早行全脑DSA检查，以确定有无动脉瘤、出血原因、决定治疗方法和判断预后。DSA仍是临床明确有无动脉瘤的"金标准"，可明确动脉瘤的大小、位置、与载瘤动脉的关系、有无血管痉挛等解剖学特点，但有20%～25%的患者DSA不能发现出血来源或原因。

此外，必要时可进行腰椎穿刺做脑脊液检查。

二、重症脑卒中

（一）重症脑卒中的定义

重症脑卒中指重度脑梗死或出血量较大的颅内出血，多见于老年人。前者主要指主干动脉闭塞造成的大面积半球梗死，常累及两个脑叶以上，以及脑干较大面积梗死；后者主要指出血量在30 mL以上的脑出血或蛛网膜下隙出血。以突然出现意识障碍，在短时间内陷入深昏迷状态，并可伴有颅内压升高的症状与体征为主要表现。

同时，由于老年人多为多病共存，因此老年重症脑卒中患者的APACHE Ⅱ评分（急性生理与慢性健康评分）通常分值很高，预后较差，病死率高。

（二）重症脑卒中的临床表现和转归

重症脑卒中属于严重的脑血液循环障碍性疾病，其发病十分迅速，一般涉及大面积脑区梗死或者出血严重的脑出血，还具有致残率高、死亡率高的特点。这种疾病很难痊愈，目前只能通过药物、手术等方式控制病情发展，能够痊愈不留后遗症的较为少见。重症脑卒中的转归预后与发病脑区的功能、发病程度轻重、是否出现并发症、治疗手段的选择、护理是否得当，以及患者年龄、身体素质等关系密切。一般来说，重症脑卒中根据其类型不同，预后也是不同的。其中脑血栓的预后较好，而脑出血的预后较差（图2-2-1）。

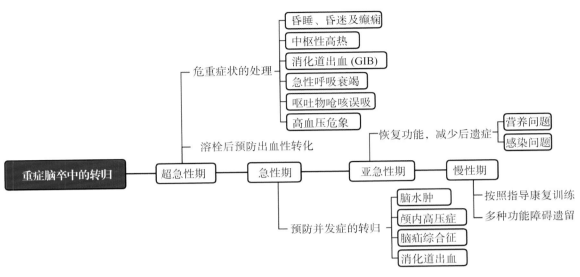

图 2-2-1 重症脑卒中的转归

重症脑卒中发病后的超急性期和急性期的症状是决定患者转归预后的关键时期，而恢复期与后遗症期相对安全。

1.超急性期：重症脑卒中发病后的超急性期内，尤其是梗死面积比较大或者出血量比较多的患者，常出现昏睡、昏迷等意识障碍，还同时可伴有中枢性高热、应激性溃疡，以及呼吸、循环等多系统功能障碍，包括急性呼吸衰竭、呕吐物呛咳误吸、高血压危象等，如未得到及时对症处理，容易严重危及生命，预后较差。

如果脑梗死患者符合溶栓疗法的适应证，在6小时内接受了溶栓治疗，在血管缺血3~6小时以内，血管再通，血液供应恢复，脑细胞还不至坏死，那么瘫痪的肢体就会恢复正常。一旦脑细胞发生坏死，则是"不可逆"的，即不会再逆转为正常细胞，那么肢体的瘫痪和失语就不容易恢复了。但是，脑梗死患者接受溶栓治疗后应注意出血性转化的出现，其是在接受溶栓治疗之后的常见并发症。

同时，重症脑卒中患者常出现意识丧失、急性呼吸衰竭、无法自主呼吸等情况，需要畅通呼吸道，给予吸氧，必要时行气管切开术，辅助机械通气。

2.急性期：重症脑卒中发病后的急性期内，不论是缺血性还是出血性病变，在该期可因脑组织的肿胀、颅内容积的增加而形成颅内压增高，严重发展可引致组织移位的脑疝。因此，脑水肿、颅内高压和脑疝等构成脑卒中急性期的严重继发性损害，威胁患者生命，成为影响重症脑卒中转归预后的关键问题。同时，因抗凝药的使用和机体损伤的应激状态，消化道出血容易在此期出现。在急性期，监测患者的临床表现、颅内压、呼吸和循环功能，以及血糖、血气等其他生理指标十分重要。

（1）脑水肿：脑卒中后最常见的脑组织继发性损害是脑水肿，但各类脑卒中后的脑水肿的病理改变和机制仍存在一定的差别，各有其特点。

（2）脑出血：最常见的原因是高血压动脉硬化症。大片出血在脑实质内形成血肿，压迫周围脑组织引起水肿和缺血。此外，多数脑出血起始于壳核部位，病灶侧大脑半球体积增加明显，引起脑组织移位，从而导致大脑镰下疝和小脑幕裂孔疝形成，继而引发脑干出血和水肿，预后甚差。急速进展者常于数小时内死亡。

（3）脑梗死：最常见的脑梗死由脑栓塞和脑血栓形成引起，因脑组织缺血、缺氧而继发脑水肿。广泛型缺血可引起大面积水肿，导致颅内高压甚至脑疝形成，临床上意识障碍较重且持续时间也较长，有的常因此掩盖局灶体征，易误诊为脑出血。

（4）蛛网膜下隙出血：最多见于颅内动脉瘤和血管畸形的破裂。大量血液流入蛛网膜下隙，血液积聚脑表面，压迫脑组织，导致脑水肿、颅内压增高。临床呈现严重的颅内高压症和脑膜刺激征，多有短时意识障碍，常伴兴奋躁动、谵妄等。有的在病程中出现晚发性脑血管痉挛或晚期发生粘连而继发脑积水，从而再度出现上述临床征象，常被误认为是出血复发。

（5）颅内高压症：颅内压即颅腔内的压力，它是由脑组织、脑血管（动脉和静脉）、脑脊液的压力和容积所决定的。

（6）脑梗死：脑组织缺血、缺氧，引起细胞源性和血管源性脑水肿，使颅内压升高。脑缺氧还可使脑血管扩张，使颅内血容量增加而进一步加重颅内高压。颅内压的增高呈渐进性，神经系统病征常在 24 小时至 1 周内达高峰。

（7）脑出血：脑出血后可因血肿量的不断增大而使颅内压升高，而且由血肿压迫周围组织和血液中血管活性物质的释放引起的继发性脑缺血、脑水肿，可进一步使颅内压升高。多数病例的神经系统征象常在数分钟至数小时达高峰。

（8）蛛网膜下隙出血：多由颅内动脉瘤或动静脉畸形破裂所致。这种出血可使颅内压极度升高，部分患者颅内压突然升至 2000 mmH$_2$O 以上，超过动脉血压的舒张压，并始终保持在这一水平，常于数分钟或数小时内死亡。

（9）脑疝综合征：严重的脑水肿和颅内高压可使脑组织移位，形成不同程度的各型脑疝。依脑疝发生的部位，可分为蝶骨嵴疝、大脑镰下疝、小脑幕裂孔疝、枕骨大孔疝。临床上有特殊意义的脑疝是小脑幕裂孔疝和枕骨大孔疝。这两型脑疝的特点是孔道不大，而通过其中的结构却是极为重要的脑干，故疝入脑部直接损害脑干及其邻近组织和血管（继发性缺血、出血和水肿），阻碍了脑脊液循环，而加剧对脑功能和血液循环的损害，使颅内压更高，形成一系列的恶性循环。

（10）消化道出血：相较普通脑卒中患者，重症脑卒中患者更容易发生消化道出血，其原因可能有以下几点：脑卒中损伤丘脑、延髓或边缘系统时，影响副交感神经中枢，导致胃泌素、胃酸等分泌过多；严重而持久的应激状态兴奋迷走神经，导致胃黏膜缺血，上皮细胞损伤，易出现糜烂与出血；脑梗死患者需要服用降纤抗凝、抗血小板聚集药物治疗，造成患者有出血倾向，且此类药物对消化道也有刺激作用，加重负担；重症脑卒中患者的意识障碍、吞咽障碍严重，进食困难，可导致胃酸积蓄过多，侵害胃黏膜，而安置胃管的过程中也容易损伤胃黏膜，造成出血。因此，应密切关注重症脑卒中患者是否有呕吐咖啡色的胃内容物、排柏油样的大便等情况出现，并监测血液、粪便的生化检查。

3. 亚急性期：经过超急性期与急性期的治疗，重症脑卒中患者在此期生命体征趋于稳定，意识障碍可有不同程度的好转。但因多种功能障碍导致的其他问题开始显现，其中最常见的是营养问题和各种感染问题。

（1）营养问题：由于部分患者仍处于昏迷、昏睡的意识状态，或已清醒但伴有吞咽障碍、应激性胃溃疡、消化道出血等症状，导致不能进食、消化能力差，常导致营养状态恶化、免疫功能低下，损伤机体组织器官和系统等后果。

（2）感染问题：因意识障碍或运动障碍导致的长期卧床和二便障碍，可引发泌尿、呼吸、皮肤的感染，如压疮、坠积性肺炎、吸入性肺炎等。需要经常翻身拍背，更换导尿管，防止此类情况发生。

4. 慢性期：慢性期的患者病情多趋于稳定，其转归与预后较好。需要按照制订的康复训练计划指导治疗，尽量恢复正常身体功能，但重症脑卒中患者因损伤范围大，常有多种程度较重的功能障碍遗留（表 2-2-1）。

表 2-2-1　重症脑卒中的后遗症

功能障碍	临床表现	损伤区域和支配血管
运动功能障碍（偏瘫、面瘫）吞咽障碍	多为一侧肢体（和躯体）无力、不受支配，一侧面部口角歪斜，吞咽困难	损伤区域：对侧半球的运动区、脑干、内囊后肢 支配血管：大脑中动脉主干或皮质分支或椎 - 基底动脉
感觉功能障碍	多为一侧肢体（和躯干）、面部麻木，本体感觉丧失	损伤区域：对侧半球的感觉区、顶叶、丘脑皮质束、脑干、内囊后肢、丘脑 支配血管：大脑中动脉主干、皮质支、深支、大脑后动脉或椎 - 基底动脉
视觉障碍	一侧偏盲或双侧视野缺损、视物模糊、视觉失认等	损伤区域：对侧颞叶、内囊后肢、枕叶距状裂、两侧纹状区皮质 支配血管：大脑中动脉主干或其皮质分支、大脑后动脉或其皮质分支

续表

功能障碍	临床表现	损伤区域和支配血管
共济失调	肢体不协调,动作反应迟缓和准确性变差	损伤区域:小脑中脚、小脑下脚、对侧额颞叶、基底节、前庭系统 支配血管:椎-基底动脉、大脑中动脉皮质支、深穿支
语言障碍	运动性失语、感觉性失语	运动性失语损伤区域:主侧半球额下回后部皮质(Broca 区) 感觉性失语损伤区域:主侧半球颞上回后部(Wernicke 区) 支配血管:大脑中动脉主干或其皮质分支
二便障碍	大小便失禁、无法控制	损伤区域:大脑颞叶的排便中枢和脑桥的排尿中枢 支配血管:椎-基底动脉等

(三)重症脑卒中的并发症

重症缺血性卒中(severe ischemic stroke,SIS)临床发展快、症状较重,往往合并多种并发症,使病情加重,死亡率增高。并发症主要包括神经系统和非神经系统两大类型,其中神经系统并发症是导致脑梗死患者死亡的主要原因。并发症防治对于维持患者生命、提高生活质量至关重要。

1. 神经系统并发症主要如下。

(1)脑水肿:恶性脑水肿是 SIS 最常见的致死原因,SIS 患者由于脑组织缺血,血脑屏障受到破坏,引起脑组织水肿,使局限性颅内压增高,进而降低脑灌注压和血流量,导致不可逆的脑组织缺氧和代谢障碍,加重脑梗死,形成恶性循环。另外,升高的颅内压促使脑组织通过枕骨大孔、大脑镰和小脑幕,形成脑疝,增加死亡风险。

(2)出血性转化(hemorrhagic transformation,HT):HT 是指与脑缺血相关的脑部出血,包括出血性梗死和脑实质内血肿。HT 是 SIS 的常见并发症,尤其是在患者接受溶栓治疗之后。大面积脑梗死是 HT 的常见危险因素,且 HT 的发病率与梗死面积正相关。另外,大面积脑梗死常伴随大量脑水肿压迫周围血管,导致长时间的缺血、缺氧,使血管壁通透性增加,大大增加了出血风险。

(3)癫痫:卒中后癫痫的发生以蛛网膜下隙出血最多见,脑梗死次之。发作类型以单纯部分性发作居多,主要表现为局灶性运动性发作,少部分可继发全身性大发作;其次为强制性发作、癫痫持续状态和癫痫性失语等。

2. 非神经系统并发症主要如下。

(1)肺部感染:感染是脑卒中的常见并发症,发生率为 21%~65%,合并感染后可使 SIS 急性期死亡率从 23% 增加到 65%。在感染的并发症中，卒中相关性肺炎是致死的主要原因，与 SIS 患者吞咽障碍和意识障碍有关。

（2）消化道出血（gastrointestinal bleeding，GIB）：GIB 是急性脑梗死常见的严重并发症之一，发病率为 1%~5%，其中大脑中动脉供血区梗死与 GIB 的发病率显著相关。脑梗死后合并消化道出血会加重器官的缺血、缺氧，使原有血管疾病进一步恶化。其机制大体可分为以下几个方面：脑部病变刺激迷走神经，导致胃酸分泌增加，胃黏膜缺血；应激刺激引起丘脑乙酰胆碱、组胺等物质释放，增加胃黏膜的脆弱性；脑梗死患者长期服用氯吡格雷或阿司匹林刺激消化道，引起出血。

（3）心脏并发症：脑卒中合并心脏损伤是脑心综合征的表现之一，主要包括急性心肌缺血、心肌梗死、心律失常和心力衰竭等。

（4）血栓栓塞：静脉血栓栓塞是脑梗死的常见并发症，最常见于下肢深静脉。肺栓塞是脑卒中罕见且严重的并发症，栓子主要来源于下肢静脉血栓或肺部感染引起的血栓性栓塞。

（5）压疮：由于脑卒中患者运动障碍、长期卧床导致局部组织长期受压，发生持续缺血、缺氧、营养不良而致组织溃烂坏死。

（四）老年多病共存状态

1. 概念：共存病最初由欧洲提出，也叫作多病共存，目前国际上又称作多重病或多重慢病。多病共存是指 2 种或 2 种以上的慢性医疗诊断（包括疾病和综合征）存在于同一个体，这些医疗诊断之间可以独立存在，也可以相互影响。

多病共存常存在以下特点：起病较为隐匿、病程较长、病情经久不愈、病因较为复杂，且常常需要采取多种干预措施以延长患者的生存时间。

最近关于临床老年医学的研究表明，多病共存可以是发生在多个生理、病理生理层面，而不仅仅是在临床诊断的疾病层面。越来越多的研究人员正在评估同时存在的损伤之间的相互作用，如力量和平衡、视力和听力，或不同生物调节剂之间的相互作用，如白细胞介素 –6 和胰岛素样生长因子 –1。

2. 患病率：随着年龄的增长，慢性病的患病率逐年增加，多病共存的患病率也随之显著增加。研究显示，在美国 65~79 岁的老年人中，有 35.3% 存在 2 种或 2 种以上的疾病，80 岁及以上的人口中这一比例达到 70.2%。对医疗保险索赔数据的分析表明，65 岁以上的所有受益人中，2/3 患有 2 种或 2 种以上的慢性病，1/3 患有 4 种或 4 种以上的慢性病。

3. 影响：分为以下 3 个方面。

（1）对个人：对多病共存患者的医疗护理较为复杂。①疾病间的相互影响会导致不良结果：对于多病共存的老年患者，单一疾病的治疗可能会导致对现有其他疾病的关注不足，然而，除了对每种情况进行适当的识别和治疗外，由于各种情况之间的排斥性或临床相互作用，可能会出现并发症。②多重用药、两种疾病治疗方案间的冲突：如痴呆症（或抑郁症）可能会限制患者坚持治疗其他疾病的能力；抗抑郁药或血管扩张药可能会增加跌倒风险；使用非甾体抗炎药治疗关节炎，也可能加剧胃炎。③基于以上特点，在某些情况下，有必要对需要治疗的疾病进行优先排序。④疲劳、残疾和多病共存之间会相互影响，因此需要将患者发生疲劳、残疾的风险降至最小化。⑤碎片化的、多提供者的、多环境的医疗护理并不一定能达到最佳治疗结果。⑥要发挥患者预防单一疾病的潜能，使多病共存的严重程度和疾病间的相互影响最小化。⑦对于因其他健康状况而造成短期预后不佳的患者，由于患者不太可能从治疗中获得任何短期益处，可能不适合针对特定情况实施临床指南建议的治疗（例如，在终末期疾病患者中使用他汀类药物）。

（2）对社会：①多病共存导致了高医疗利用率和高医疗支出，96%的年度医疗保险支出归因于患有多种慢性病的受益人。②多病共存还增加了人群残疾的风险。同时患有心脏病和膝骨关节炎的患者发生活动障碍的 RR 增加至13.6，而单独患有骨关节炎的患者的 RR 为4.4，单独患有心脏病的患者的 RR 则为2.3（与没有任何疾病的患者相比）。③多重用药增加了多病共存临床管理的挑战。老年人是多病共存的高发人群，以指南为导向的治疗可导致多重用药。国外研究显示，2003—2011年，年龄≥65岁的老年人中服用超过5种药物的患者占比由16.4%增长至29.0%，服用6种或以上药物的老年人占比达到70%。多重用药带来了潜在不合理用药（potentially inappropriate medication，PIM）的情况，PIM带来更多的临床不良事件，是影响疾病预后的危险因素。对多重用药的评估、管理、精简是多病共存临床管理中非常重要且具有挑战的部分。

（3）对医学学科：目前我国社会老龄化趋势日益严峻，现代医学的特点是更趋向专科化、精细化，而多病共存状态使专科亚专业知识更精尖的理想状态被打破，多系统疾病之间的重叠、协调、矛盾的关系是对医学传统"一元论"思维的挑战。

第 三 章

脑卒中重症监护、评估和
临床诊疗

第一节　意识障碍

一、定义

意识是对自我和环境的觉醒和觉知的一种状态，是对外界和内部刺激做出反应的能力。意识障碍是由各种干扰觉醒和觉知的损伤引起的。意识活动包括觉醒度和意识内容两个方面，前者即与睡眠呈周期性交替的清醒状态，后者是指感知、思维、记忆、注意、智能、情感和意志活动等心理过程。

现有研究表明，大脑皮质和脑干网状激活系统等结构负责觉醒状态的维持。意识的神经网络依赖两侧大脑皮层、丘脑和它们与脑干之间的联系的完整性而形成。各种感觉冲动经特异性上行投射系统传导，途径脑干时发出侧支至脑干网状结构，再经由上行网状激活系统（包括脑干网状结构、丘脑非特异性神经核、前脑基底部核团和丘脑下部等）上传冲动激活大脑皮质，维持觉醒状态。上行网状激活系统和大脑皮质的广泛损害可导致不同程度觉醒水平的障碍，而意识内容变化则主要由大脑皮质病变造成。

二、分类

（一）以觉醒度改变为主的意识障碍

1. 嗜睡：是一种病理性持续思睡，表现为睡眠状态过度延长。当呼唤或推动患者的肢体时即可唤醒，并能进行正确的交谈或执行指令，停止刺激后又继续入睡。

2. 昏睡：是一种比嗜睡程度深的觉醒障碍。一般的外界刺激不能使其觉醒，高声呼唤或给予较强的疼痛刺激可有短暂的意识清醒，醒后可简短回答提问，当刺激减弱后又很快进入睡眠状态。

3. 昏迷：是一种没有觉醒或意识的病理状态。临床中昏迷状态通常是短暂的，因为患者要么进展到更重的意识障碍甚至脑死亡，要么改善到另一种临床状态。

4. 浅昏迷：疼痛刺激可有回避动作和痛苦表情，脑干反射基本保留。

5. 中昏迷：强烈刺激可见防御反射活动，角膜反射减弱或消失，呼吸节律紊乱。

6. 深昏迷：任何刺激均不能引起反应，各种反射活动消失，全身肌肉松弛，眼球固定，瞳孔散大，呼吸节律紊乱。

（二）以意识内容改变为主的意识障碍

1. 意识模糊：注意力减退，定向障碍，情感淡漠，随意活动减少，言语不连贯，思睡。对声、光、疼痛等刺激能表现有目的的简单动作反应。

2.谵妄状态：是一种急性脑衰竭状态，以突发的混乱、波动、注意力不集中和意识水平降低为特征。

（三）以意识范围改变为主的意识障碍

1.蒙眬状态：意识活动仅集中于很窄范围，同时伴有意识清晰度降低。

2.漫游性自动症：是意识蒙眬状态的特殊形式，以不具有幻觉、妄想和情绪改变为特点。

（四）特殊类型的意识障碍

1.最小意识状态：以意识严重的受损为特征，存在清醒期和部分意识保留的证据，存在睡眠 – 觉醒周期。有意识的行为活动虽不连续，但可重复，以此可与原始的反射活动相鉴别。

2.去大脑皮质状态：为大脑皮质广泛受损而皮质下功能保留的意识障碍。存在睡眠 – 觉醒周期。患者呈现双前臂屈曲和内收、腕和手指屈曲、双下肢伸直、足跖屈曲的特殊姿势。

3.植物状态：植物状态是由 Jennett 和 Plum 于 1972 年提出的，亦称为无反应觉醒状态。患者能被外界刺激唤醒，但无有目的的行为，存在自发睁眼和睡眠 – 觉醒周期。患者有和外界环境不相关的刻板动作，如打哈欠、哭泣、微笑、咀嚼等。植物状态的清醒状态是由于脑干功能保留，而意识的缺乏是高级皮层功能受损所致。研究表明，在神经功能成像中，给予患者一定的感觉刺激，将激活初级皮质区域，但不会激活构成意识所必需的高级皮质区域。

三、鉴别

闭锁综合征：是由患者的脑桥基底部受损导致，如由基底动脉脑桥分支双侧闭塞或脑桥中央髓鞘溶解而引起。表现为患者有意识并存在睡眠 – 觉醒周期，除动眼神经和滑车神经的功能保留外，其余展神经核以下的脑干神经核团均出现下行运动传出功能丧失。此外，由于双侧皮质脊髓束亦受损，引起四肢瘫痪，因此患者仅能通过自愿睁闭眼和眼球的垂直上下运动与外界联系。

四、评估

（一）辅助检查

意识的临床诊断尚缺乏可靠的指标。20 世纪 80 年代末，人们利用对氟脱氧葡萄糖正电子发射体层扫描和单光子发射计算机体层扫描来诊断意识障碍。研究表明，昏迷和植物状态（无反应觉醒综合征）的患者与健康对照组相比，脑血流量和脑代谢减少。但因其分辨率有限和缺乏特异性，目前已较少应用。不久之后，出现了含 $H_2^{15}O$ 标记的正电子发射计算机体层扫描的应用，使局部脑活动的监测更加具体，但由于结果存在不确定性，以及辐射相关的问题，使这项检查技术也没有得到临床的广泛应用。目前，临床上普遍用来评估意识障碍的辅助检查有功能磁共振成像、正电子发射计算机体层扫描和脑电图。这些研究的目标是确定可能区分植物状态（无反应综合征）和最小意识状态的自发脑活动、刺激反应和全脑连接的特定模式。事件相关电位近年来也有较多研究。事件相关电位可细分为短潜伏期和长潜伏期事件相关电位，前者发生在 100 ms 之前，后者发生在 100 ms 之后。在 100 ms 之前发生的电位最有可能来自上行传导通路和初级皮质，而那些 100 ms 之后的电位来自皮质和皮质下结构，通过这种方式，人们可以理解这些电位是从哪里产生的。研究表明，短潜伏期事件相关电位有望成为意识障碍患者预后不良的预测指标，而且假阴性率很低。

（二）评估量表

意识障碍的评估量表最常用的是 GCS，但其只能提供有关患者功能水平的概括性信息，因此其敏感性不高，并且通常用于脑外伤以外的颅脑损伤。昏迷恢复量表（coma recovery scale-revised，CRS-R）于 1991 年首次被描述并于 2004 年修订，目前已有多项研究表明其在诊断和监测意识障碍患者进展方面具有敏感性和可靠性。CRS-R 是一个由 23 个项目组成的量表，由 6 个分量表组成，分量表涉及视觉、听觉、运动、言语、交流和唤醒度。该量表目前尚未广泛应用。

五、康复

意识障碍康复计划的主要目标是促进唤醒，同时防止继发性并发症发生。尽管意识障碍目前尚无统一的治疗指南，但有药物和非药物治疗方法可供选择。

（一）药物治疗

治疗药物有金刚烷胺、溴隐亭、莫达非尼、哌醋甲酯、唑吡坦、左旋多巴等。

（二）非药物治疗

非药物治疗包括治疗师进行神经康复、非侵入性脑刺激和侵入性脑刺激。非侵入性脑刺激和神经康复联合使用时，比单独使用更能增强神经可塑性。

（三）神经康复

神经康复应使用标准化评估，由训练有素的临床医师和跨学科团队进行意识障碍水平的测量，重点放在意识的恢复、沟通能力、定向力和活动能力。该团队由医师、康复护理、物理治疗、职业治疗、言语语言病理学、康复心理学、神经心理学、病例管理和社会工作成员组成。

（四）非侵入性脑刺激

①经颅直流电刺激：TDCS 是一种使用头皮电极将低恒定电流传递到大脑某个区域的

神经刺激形式。阳极引起皮质兴奋性持续增加，并促进潜在的区域活动；阴极具有相反的效果。TDCS 与神经康复联合使用时，可以增强意识障碍患者的皮层可塑性。②经颅磁刺激：经颅磁刺激（transcranial magnetic stimulation，TMS）是利用磁电原理，改善神经系统兴奋性和可塑性的治疗手段。根据刺激参数的不同，TMS 的低频刺激起到抑制作用，而高频刺激起到兴奋作用。已有病例报道指出，TMS 可以改善神经传导而促进昏迷的恢复。

（五）侵入性脑刺激

深部脑刺激是一种侵入性脑刺激，丘脑为植入部位，目前较少用于改善意识障碍。

第二节　生命体征管理

一、体温

脑卒中后体温升高主要由感染、中枢性高热引起。对于体温＞ 38 ℃者，应明确病因并给予退热治疗。诱导低温治疗的效果尚不明确，并有研究表明，诱导低温治疗可增加肺炎等感染的风险。

二、心率、心律

脑卒中后可引起心率和心律的紊乱。应在发病后 24 小时内进行常规心电监测，以筛查房颤和严重心律失常，必要时需行超声心动图检查。对于大多数有心房颤动的患者，在出现神经症状后 4 ~ 14 天开始口服抗凝药物是合理的。

三、呼吸

对于重症脑卒中患者，因意识障碍、延髓性麻痹或呼吸中枢受损，应进行呼吸支持，包括吸氧、呼吸机辅助通气治疗。对于缺氧者，给予吸氧治疗，维持血氧饱和度＞ 94%。缺氧明显者应即刻建立人工气道，即气管插管 / 气管切开。急救和短期（2 ~ 3 周）人工气道首选气管插管；长期人工气道选择气管切开。对于非缺氧者，不推荐补充氧气。对于呼吸机的使用，若患者为自主呼吸功能微弱或无自主呼吸功能者，应给予以呼吸机完全控制通气；若患者病情好转，为促进患者自主呼吸恢复，可改为辅助控制通气模式。在重症脑卒中患者中，应密切监测患者的呼吸情况，包括观察监护仪上的各项指标（呼吸频率、呼吸幅度、呼吸节律、血氧饱和度），并根据病情监测动脉血气分析，行胸部影像学检查。

四、血压

脑卒中后的急性期常可引起血压短暂升高，称为急性高血压反应（acute hypertensive response，AHR），通常在脑卒中后第 1 个小时达到高峰，后逐渐下降，在 7~10 天达到稳定。AHR 可能与既往基础高血压病有关，也可能与调节自主神经的脑区受损有关，或与交感 – 肾上腺素通路激活有关。

对于急性脑卒中后的血压管理，尚缺乏可靠的研究证据。目前主张病情稳定后（通常 24 小时后）开始降压，避免过早降压引起大脑低灌注进而引起缺血性脑梗死和肾损伤。对于发病 24 小时内的高血压，主张收缩压持续 ≥ 220 mmHg 或舒张压持续 ≥ 120 mmHg，或伴有主动脉夹层、严重心功能不全、高血压脑病、先兆子痫 / 子痫者可缓慢降压。降压标准为降低值是基础血压的 15%。

对于准备溶栓治疗的患者，血压应控制在收缩压 ≤ 185 mmHg、舒张压 ≤ 110 mmHg。血压升高显著增加了出血转化的风险。

对于机械取栓的患者，在手术过程中和术后 24 小时内应将血压维持在 ≤ 180/105 mm Hg。

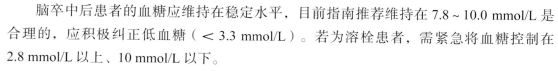

第三节　血糖管理

脑卒中后患者的血糖应维持在稳定水平，目前指南推荐维持在 7.8~10.0 mmol/L 是合理的，应积极纠正低血糖（< 3.3 mmol/L）。若为溶栓患者，需紧急将血糖控制在 2.8 mmol/L 以上、10 mmol/L 以下。

若患者血糖过低，则可直接引起患者细胞能量不足，生命终止。当血糖低于 2.8 mmol/L，可引起低血糖性脑病，症状酷似急性卒中，表现为偏瘫、精神异常、意识障碍等；而当血糖进一步降低至 0.56 mmol/L 时，则出现深昏迷。医务人员必须全面了解患者的病史，迅速做出判断，紧急做出合理的治疗。尤其是既往有糖尿病的患者，由于各种原因未及时给予糖类补充、不合理的降糖方案而导致血糖骤然降低，应引起医师高度重视。

若患者血糖过高，则极易使原有血糖控制不佳的患者出现糖尿病酮症酸中毒，出现尿量减少、皮肤黏膜干燥、眼球凹陷、脉搏增快而力弱、血压下降、四肢厥冷等严重失水症状，进一步加重则出现昏迷、各种反射迟钝或消失。应急查尿酮、尿糖，结果明显增高可确诊。这时应尽快补液、纠酸、稳定血糖、电解质等。高血糖性高渗非酮症性综合征是血糖过高引起的严重并发症之一，临床表现为严重高血糖而无明显酮症酸中毒，出现血浆渗透压显著升高、脱水和意识障碍等，应及时补液、纠正水电解质和酸碱失衡，稳定血糖，防止并发症等。此外，研究表明急性脑卒中患者血糖升高与脑水肿加重也有关。

第四节 并发症管理

一、吞咽困难

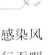

脑卒中后吞咽困难非常常见，吞咽困难的并发症包括吸入性肺炎、营养不良、感染风险增加、住院时间延长和死亡风险增加。吞咽困难通常由言语治疗师、康复医师进行吞咽功能评估和干预。评估量表主要有洼田饮水试验、标准吞咽功能评估量表。辅助检查有吞咽造影检查和软管喉镜检查。主要的干预措施主要有改变食物性状、改变进食姿势（如下巴缩拢姿势），以及吞咽策略、相关肌肉力量训练和振动器联系、外周感官刺激（如触觉、热刺激和酸刺激等）、电刺激、空气脉冲刺激、针灸、外周的咽部电刺激和神经肌肉表面电刺激，以及中枢的经颅磁刺激、经颅直流电刺激等。此外，吞咽球囊扩张术也有较多应用。

二、卒中相关性肺炎

卒中相关性肺炎（stroke-associated pneumonia，SAP）是脑卒中后常见的并发症，约1/3的患者患有此症，尤其是有吞咽困难的患者，该类患者患肺炎的风险较无吞咽困难者增加 3～11 倍。脑卒中后的认知障碍也会导致患吸入性肺炎的风险增加和死亡率的增加。对于有吞咽困难的患者，降低吸入性肺炎的发生率首先需改善吞咽困难。患者应以头偏向一侧为主，防止舌后坠和分泌物阻塞呼吸道，定时翻身叩背、机械排痰等。对于有认知障碍的患者,应尽可能改善其认知障碍。研究表明,预防性使用抗生素既不能预防SAP的发生，也不能改善脑卒中患者的预后，因此不推荐。抑酸药物可能会进一步增加 SAP 的风险，应酌情使用。

三、发热、感染

脑卒中后会引起下丘脑体温调节中枢受损而引起发热。中枢性高热患者应以物理降温为主。脑卒中急性期易并发呼吸道感染和泌尿系统感染，是导致病情加重的主要原因。呼吸道感染的预防详见上文"卒中相关性肺炎"部分，泌尿系统的感染多是留置尿管感染所致，应加强护理，定期更换，必要时给予抗生素治疗。

四、上消化道出血

脑卒中会引起应激性溃疡。血管事件后长期服用抗血小板药物、原有胃部疾病等，这些因素都会导致上消化道出血，严重时直接引起失血性休克，危及患者生命。尤其是那些病情危重的患者，医护人员应密切观察患者病情变化，仔细观察胃内容物颜色，常规检查粪便隐血试验，一旦出现上消化道出血，应立即给予抑酸、护胃、止血的对症治疗。值得注意的是，临床不推荐预防性使用抑酸药物。若患者已出现循环衰竭，则应立即补液，必要时输血挽救生命。病情允许者可在胃镜下行电凝止血或手术止血，但在临床中，由于病情紧急或患者病情危重不能耐受，这种治疗很少开展。

五、卒中后癫痫

卒中后癫痫（post-stroke epilepsy，PSE）是脑卒中后的常见并发症，缺血性脑卒中后癫痫的早期发生率为2%～33%，晚期发生率为3%～67%。临床上单次发作的癫痫且得到控制后，不建议长期使用抗癫痫药物；而卒中发生后2～3个月再发的癫痫，建议给予常规抗癫痫治疗。不推荐进行预防性抗癫痫治疗。

六、水电解质紊乱

由于脱水剂的使用和液体摄入的不足，以及下丘脑视上核、室旁核或视上垂体束、室旁垂体束受损时引起的中枢性尿崩症等原因，脑卒中后常常会引起水电解质紊乱，因此应常规监测电解质，及时纠正电解质紊乱。应注意的是，补钠不应过快，以免引起脑桥中央髓鞘溶解症；纠正高钠也不应过快，以免引起脑水肿。

七、心脏损伤

脑卒中后心脏损伤是引起患者死亡的第二大原因，仅次于神经系统损伤，主要有心肌缺血、心律失常、心力衰竭、心肌梗死、心脏骤停。研究表明，大脑损伤和心脏功能障碍之间存在因果关系。脑卒中可引起致命性心力衰竭或导致心脏损伤，如神经源性应激性心肌病和Takotsubo心肌病。脑心相互作用的潜在机制可能为下丘脑-垂体-肾上腺轴的改变、儿茶酚胺的激增、交感和副交感神经的调节、肠道菌群的失调、微囊和microRNAs的释放、免疫反应和全身炎症反应等。在临床工作中应密切观察患者心脏情况，监测心脏功能，如长时程心电监测、心肌酶谱、心房钠尿肽、心脏超声等，及时给予合理的治疗。

八、深静脉血栓和肺栓塞

重症脑卒中后患者卧床时间长，可引起静脉血流瘀滞、静脉系统内皮损伤和血液高凝状态，导致 DVT 的形成。DVT 将并发肺栓塞（PE）危及生命。膝部以上的静脉血栓会导致下肢肿胀，需与其他原因所致的肢体肿胀加以鉴别。低风险患者应监测 D- 二聚体，高风险患者应进行下肢血管超声检查、肺部 CT 和通气 – 灌注扫描检查。在治疗过程中，应尽早开展康复治疗，鼓励患者早日活动，良姿位摆放患肢，尽量避免患肢静脉输液。对 DVT 和 PE 的高风险患者，在无禁忌证的前提下，应加用间歇性气压治疗，并给予低分子肝素抗凝治疗，有抗凝禁忌证者给予阿司匹林治疗。

九、压疮

应尽量减少或消除皮肤摩擦，尽量减少皮肤压力，提供适当的支撑面，避免水分过多流失，以防止皮肤破裂。对于卧床患者，应经常翻身，保持良好的皮肤卫生，并使用专门的床垫、轮椅坐垫和座椅。

第五节　颅内压管理

目前的指南不建议对自发性脑出血、缺血性脑卒中患者进行常规的颅内压监测。重型颅脑损伤（GCS 评分为 ≤ 8 分）的患者建议进行颅内压监测。

临床对于颅内压（intracranial pressure，ICP）的监测简称为 ICP 监测，是一种有创性的监测手段。近年来出现了几种非侵入性的评估方法，包括经颅多普勒超声和超声测量视神经鞘直径，后者已被证明与侵入性 ICP 有良好的相关性，具有良好的敏感性和特异性，但尚未得到推广。

大面积脑梗死和小脑梗死会引起颅内压升高、脑水肿、脑疝形成，压迫脑干生命中枢，引起呼吸、心搏骤停，死亡率极高。超过 50% 的大面积脑梗死会发展为重度脑水肿，死亡率为 40%~80%。轻度的脑水肿使用药物脱水降颅压，临床常用甘露醇、甘油果糖、呋塞米、白蛋白等；重度脑水肿需行去骨瓣减压术进行降颅压治疗。

第六节　营养管理

脑卒中后患者的营养状况会影响患者的预后，应在早期给予营养评估和干预。目前对于脑卒中后的营养管理尚无明确的指南。

对于评估的时机，现有的研究支持在脑卒中后 24 小时进行，不应延迟到 72 小时。对于营养补给方式，需要考虑到患者的吞咽功能。对于可独立进食的患者给予经口进食，但仍然需要根据患者的吞咽功能调整食物的性状、一口量、喂养姿势等。对于不能独立进食的患者要给予肠内营养。若预期患者短期内病情会好转，则给予经鼻胃管输入营养液，若预期患者需要长期（＞4周）的肠内营养支持时，应计划进行胃造瘘术。应用营养补充剂也是合理的。但目前有研究表明，急性脑卒中后行胃肠造瘘术的患者与单独行鼻胃管的患者相比，长期并发症的发生率和死亡率更高。

对于营养物的配比和量，需要兼顾患者糖尿病、胃肠疾病、肝肾功能、心功能等多重因素。患者的营养支持既不能不足，也不能过剩，尤其对于老年脑卒中后患者。营养不足，则维持生命基本功能的原料不足，生命难以为继；营养过足，则引起高血糖性高渗非酮症性综合征、低血糖性脑病、应激性溃疡、肝肾功能障碍、继发心功能衰竭等，危及患者的生命。

第七节　疼痛管理

重症脑卒中后患者的疼痛以丘脑痛最为典型，此类疼痛较重，部位难以明确，治疗较困难。常规感觉传导通路损伤引起的疼痛，常会伴有温度觉、触压觉障碍。卒中后癫痫也会导致患者疼痛。目前研究有强有力的证据证明，抗惊厥药物对缓解疼痛有效，如普瑞巴林，也可选用阿米替林、拉莫三嗪和加巴喷丁，这些可作为一线药物治疗。氟伏沙明、类固醇，以及静脉输注利多卡因、氯胺酮，甚至异丙酚，可用于难治性病例。此外，物理治疗，如运动皮质刺激或经颅磁刺激等已被证明对难以治疗的疼痛有缓解作用。

第八节　约束和镇静管理

保护性约束。在神经科，为了防止患者由于各类原因阻碍正常医疗行为，医护人员不得不将部分患者的肢体进行约束管理。这些患者有的意识清楚，有的意识不清，由于疼痛、不适、情绪不佳、认知障碍或癫痫发作等原因，出现对抗性的行为。作为医护人员，使用约束带应取得患者或家属的知情同意，此为医疗伦理要求。

躁动镇静。重症脑卒中患者常有躁动表现。这往往是由意识障碍（如谵妄状态）、疼痛刺激、缺氧、情绪不良等原因而诱发的。对于轻度躁动患者的管理，可以在取得患者或家属知情同意的前提下使用保护性约束，但仍应分析患者出现躁动的原因，并给予相应的治疗。对于较严重的躁动患者，使用镇静药物应谨慎。临床医师应明确引起患者躁动的原因，假如为谵妄状态，应警惕患者可能有生命危险，立即做出准确判断并给予相应治疗，而不只是简单地给予镇静药物对症治疗，以免延误病情；假如为疼痛刺激或情绪原因引起，则应在呼吸道得到保护的前提下使用镇静药物，以免出现呼吸抑制，危及生命；假如为缺氧所致，则在无呼吸道保护的前提下，不能使用镇静药物。

血管内治疗镇静。在急性缺血性卒中后的血管内治疗时，常使用麻醉剂镇静。2019年美国急性脑卒中早期治疗指南中指出，在获得进一步数据之前，清醒镇静和全身麻醉都是合理的。但2021年最新的一项研究表明，应优先选用局部麻醉。因为相较于全身镇静和清醒镇静，局部麻醉避免了镇静药物的不良反应（主要是长期的低血压），且成本更低，技术更简单。

第九节　导管和移动设备管理

胃管：应定期更换，防止感染。插胃管需专业人员，深度应准确，可结合超声探查进行操作。操作过程中应密切观察患者情况，以免患者不能耐受发生呼吸、心搏骤停。

尿管：由于留置尿管增加了导尿管相关尿路感染的相关风险，不应常规放置留置尿管。必须留置尿管者，应注意定期更换。

气管切开/气管插管：对于气管切开的患者，一定要保持切开部位局部清洁卫生，及时吸痰，吸痰时注意深度不要过深，以免引起患者刺激性咳嗽。若患者出现缺氧情况，应立即吸氧。对于经口气管插管的患者，应及时给予管道加湿和加温。若患者处于麻醉镇静状态，需及时吸痰、翻身、拍背，防止呼吸道感染。对于老年患者，应注意避免牙齿脱落引起误吸、窒息。对于气道痉挛者，可选用如下药物进行解痉治疗：① β_2 受体激动剂：如沙丁胺醇；②茶碱类：如氨茶碱；③肾上腺皮质激素：如地塞米松等。

呼吸机：呼吸机的操作应由专业呼吸治疗师完成。通气指征为：呼吸频率 > 35～40次/分或 < 6～8次/分；潮气量 < 5 mL/kg；肺活量 < 15 mL/kg；最大吸气负压 −25 cmH$_2$O；低氧血症和（或）高碳酸血症。一般上机半小时后行血气分析，根据其结果调整呼吸机参数，以后每2小时重复检查，防止并发通气过度或通气不足。经过治疗的患者若恢复自主呼吸，应缓慢撤机，由控制通气模式逐渐过渡至辅助通气模式，直至撤机，撤机过程宜早宜慢，约占整个机械通气时间的40%。

第十节　重症患者及其家属的心理支持和宣教

脑卒中是一类具有高致残性、致死性的疾病，且复发率高，一旦发生，将给患者及其家庭带来严重的经济负担和心理负担，尤其是大面积脑梗死、脑干梗死等危重症。对重症脑卒中患者应常规进行脑卒中后抑郁量表筛查。确诊为脑卒中后抑郁的患者，在没有禁忌证的情况下应使用抗抑郁药物治疗，并及时评估疗效。

我们不仅要关注患者，也应关注家属。应早期对家属进行心理健康宣教，在医师和家属进行病情沟通后即可进行，如有必要，应对家属进行心理治疗。同时，应尽早开展康复治疗，以取得更好的预后，来减轻家属的心理负担。

第十一节　溶栓、取栓

对于急性期脑卒中（脑梗死）患者，静脉溶栓是目前最重要的恢复急性缺血性脑卒中患者脑血流的措施之一，我国目前常用的药物为 rt-PA 和尿激酶，公认的时间窗为发病4.5小时或6小时内。临床医师应准确把握适应证和禁忌证，评估溶栓风险和获益，并结合患者及其家属的意愿等个体化因素后进行。对于溶栓疗效欠佳者，条件允许时行 DSA 评估血管情况，必要时进一步行桥接动脉取栓治疗。

第四章

脑卒中重症康复方案

第一节 意识与认知

一、脑卒中重症意识障碍管理

（一）意识障碍的概述

1.概念：意识的起源与机制自古以来被称作"整个科学领域最深奥、最令人着迷的问题之一"，和生命的起源、宇宙的起源并称为自然科学塔顶的明珠。狭义的意识指的是人类对于外界和自身的觉知与关注程度；而广义上包含着认知、情感、意志等更为复杂的人类大脑所特有的活动。意识分为两部分：认知和觉醒。认知是对自我和周围环境的现象认知，在解剖上与额－顶皮质结构相关。觉醒描述的是清醒状态或经历认知的潜能，脑干是清醒的解剖基础，在临床上可以通过"睁眼"反应来验证。觉醒一般是认知的前提，觉醒的增加通常伴随认知的增加。意识障碍（disorders of consciousness，DOC）是指各种严重脑损伤导致的意识丧失状态。意识障碍根据觉醒障碍程度分为：嗜睡（somnolence）、昏睡（stupor）、昏迷（coma）；根据意识内容障碍分为：谵妄状态（delirium）、植物状态/无反应觉醒综合征（vegetative state/unresponsive wakefulness syndrome，VS/UWS）、微小意识状态（minimally conscious state，MCS）等。慢性意识障碍（prolonged DOC，pDOC）是指意识丧失超过28天的意识障碍。脑卒中是造成意识障碍的主要疾病之一。脑卒中分为缺血性卒中和出血性卒中，病情均较凶险、出现意识障碍的患者往往预后不良，其中脑出血死亡率偏高，脑梗死致残率偏高。意识障碍的出现往往是脑功能受到抑制的表现，尤其昏迷时间越长、意识障碍程度越深的患者，往往预后较差。相关流行病学调查统计，现阶段我国DOC患者数量多达30万~50万，并且还在以每年6.37%的速度持续增加，国家为此每年投入医疗费用多达500亿元，给患者家庭、社会医疗系统造成巨大负担。

2.临床特征：意识障碍机制研究的历史很长。早在1962年，Knapp和Domino就提出了上行网状激活系统的概念，上行网状激活系统将自身体内和体外的各种刺激广泛地传递到大脑皮质各部神经元，以保持大脑皮质的醒觉状态。中央环路假说由Schiff于2010年提出，其2007年在 Nature 上发表了1例脑深部电刺激（deep brain stimulation，DBS）促醒6年MCS患者的病例。该模型认为丘脑中央神经元的丢失或神经冲动向大脑皮质和纹状体的传递受阻，会使纹状体中间型多棘神经元的激活减少，从而使纹状体对内侧苍白球的抑制减弱；而内侧苍白球原本对丘脑和脑桥核的抑制作用进一步加强；如此循环，使丘脑对皮质和纹状体的兴奋作用下降，最终导致患者出现DOC。

意识障碍是脑功能活动障碍最主要的表现。在脑干网状结构、丘脑下部和大脑皮质间构成环路上任何一个部位的损害均能导致意识障碍，如图 4-1-1。因为觉醒需要正常的上行网状激活系统功能，从脑桥经中脑的中轴两旁上达间脑的中央部，然后弥散地向两侧大脑半球投射。如果发生在脑干，即使病灶很小，也会出现意识障碍。按照意识障碍的临床特点可将脑干功能平面自上而下分为 6 级：①皮质 - 皮质下平面；②间脑平面；③间脑 - 中脑平面；④中脑平面；⑤脑桥平面；⑥延髓平面。有文献指出病损平面越接近上端预后越好。目前认为第 3 平面是脑中轴损害的临界点，此平面以上约半数患者可望好转，其中 75% 恢复满意，功能平面扩展到中脑平面者则好转机会锐减一半，而延伸至脑桥平面者预后较差。颅压增高如不及时处理必将下行性恶化（中脑→脑桥→延髓），危及患者生命。

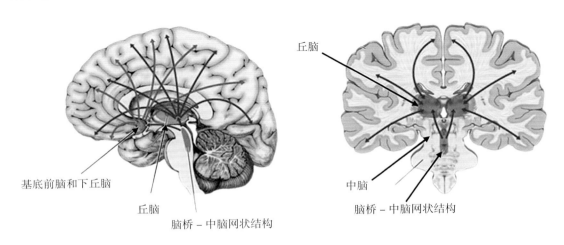

图 4-1-1　脑桥 - 中脑网状结构及丘脑、下丘脑和基底前脑的觉醒环路

（二）意识障碍的临床诊断与康复评估

1. 行为学量表评估：意识障碍患者的评定要点是通过鉴别患者对刺激的反应是反射性的行为还是来自部分觉知能力参与的主动行为，来确定患者的意识水平。DOC 患者每日觉醒状态和意识水平存在明显的波动性，需要系统、细致的检查和多次重复评定。评定前务必排除镇静、抗癫痫、神经兴奋等药物对意识的影响，此外感觉缺失、运动障碍、失语、抑郁等会限制患者对检查做出的反应，需要加以鉴别。大量临床研究在肯定行为学量表对意识障碍患者病情、预后和意识状态的评估价值的同时，也指出其具有一定的缺陷，如创伤性脑损伤（traumatic brain injury，TBI）患者常伴随运动或感知觉功能受损，无法对外部指令做出相应的言语或动作反应，影响了评定结果的准确性。相关研究也指出意识障碍患者外在行为反应的缺失并不能作为诊断其意识丧失的直接证据。此外，行为学量表评估主要依赖于刺激 - 反应模式，患者自身状况和操作者的评估技能均会影响评定结果，导致确诊率降低。

（1）格拉斯哥昏迷评分量表：GCS 对预后评定有重要价值，项目简明、操作简单、易推广，是外伤和急救中心使用最广泛的意识评估工具，也成为此后诸多量表的模板；但对植物状态和死亡的预后评估缺乏特异性。

（2）全面无反应评分量表（full outline of unresponsiveness，FOUR）：常作为意识障碍急性期的候选量表，FOUR 去除了 GCS 的言语反应项目，避免了气管插管或各种失语对意识障碍的影响，增加了对脑干反射、呼吸功能的评估，是 GCS 评定量表的有效补充，有助于鉴别低意识障碍状态。

（3）修订昏迷恢复量表（coma recovery scale revised，CRS-R）：对各种感觉刺激（听觉、视觉、运动、言语、交流和觉醒水平）是否有特定行为反应进行评分，可以对意识水平作出判断，特别适用于对微小意识的鉴别，支持对预后的评估。

2. 神经电生理评估：机体意识的产生主要与大脑皮质、丘脑和脑干网状上行系统等结构紧密相关，神经电生理检查异常可提示患者意识水平和脑损伤的严重程度，故神经电生理检查在意识障碍评估中具有重要价值。

（1）脑电图（electroencephalography，EEG）：EEG 是反映大脑皮质功能改变的敏感性指标，也是评估大脑功能状态的主要依据。早在 20 世纪 50 年代，EEG 便被用来评估缺血、缺氧性昏迷患者的脑功能状态。近年来 EEG 更是被广泛用于评估颅脑损伤、代谢性脑病和中毒性脑病等昏迷患者的预后状况。EEG 对脑的病理生理变化异常敏感，特别对大脑皮质病变的评估有明确价值，但易受麻醉、镇静催眠药物的影响。评估应考虑干扰因素，并定期动态观察。

（2）诱发电位（evoked potential，EP）：主要包括体感诱发电位（somatosensory evoked potentials，SEP）和脑干听觉诱发电位（brainstem auditory evoked potentials，BAEP）。EP 检查能反映脑干、丘脑和大脑皮质实际损伤情况，具有客观性强、不受睡眠和麻醉影响等优点；其中 N20 是 SEP 判断意识障碍患者预后状况的主要指标之一。BAEP 主要用于评估意识障碍患者脑干（尤其是脑桥和中脑以下听觉通路）功能完整性，相关研究发现 BAEP 传导通路异常改变对预测脑桥结构功能损伤程度具有极高的敏感性。由于 BAEP 评定结果容易受其本身传导通路损伤影响，因此在临床应用过程中也具有一定局限性。

（3）事件相关电位评定：事件相关性诱发电位（eventrelated potential，ERP）是与识别、比较、判断、记忆与决策等认知过程有关的神经电生理改变，是观察大脑认知功能活动的窗口；其失匹配负波（mismatch negativity，MMN）对意识的判断和评估最为重要，如 MMN 可反映大脑对变异刺激信号的自动处理功能，并能有效回避 SEP 和 BAEP 对意识评估的局限性，MMN 的出现往往提示昏迷患者仍有苏醒可能。

3. 神经影像学评估：主要有以下 3 种评估方法。

（1）脑磁共振平扫或计算机扫描（MRI/CT）：是了解损伤大脑形态学结构、判断预后的重要手段。有临床研究表明，严重脑萎缩、脑积水和相关损伤区异常信号的部位和范围大小等与预后相关。有研究还发现磁共振波谱分析（magnetic resonance spectroscopy，MRS）技术与 CT 能形成良好互补，可联合用于 VS 和 MCS 预后评估；但 CT 对意识障碍患者预后评估的特异性和敏感性较低，临床应用价值不高。

（2）功能性磁共振（functional magnetic resonance imaging，fMRI）：进行皮质含氧血红蛋白浓度的检测，可用于皮质水平的认知和意识活动观察，可较好地弥补行为学量表和体格检查对诊断的不足。其他多模态脑成像技术，如弥散张量成像等，单独或与 fMRI 配合使用有助于提高诊断准确率。

（3）单光子发射计算机体层成像术（single-photon emission computed tomography，SPECT）：SPECT 是检测脑血流灌注的主要手段之一，其主要原理是通过向静脉内注射分子量小、不带电荷且脂溶性高的显像剂，使其随血液循环通过血脑屏障后滞留于脑组织间隙内，进而对特定区域的局部脑血流量（regional cerebral blood flow，rCBF）进行成像显影。SPECT 半定量分析比值绝对值变化量可较客观反映颅脑损伤后昏迷患者意识水平的改善情况，并能与 GCS 评分量表在一定程度上形成互补。由此可见，SPECT 对于意识障碍患者的临床诊疗和预后评估具有重要价值。

4.血清标志物评估：血清标志物测定是临床上动态监测相关疾病进展和预后的常规手段，具有敏感性强、操作简单等优点。近年来研究发现，血清标志物特异性改变对意识障碍患者预后评估也具有重要参考价值。目前常用的预后血清标志物包括神经元特异性烯醇化酶（neuron-specific enolase，NSE）、白细胞介素 -6（interleukin 6，IL-6）等。NSE 是反映中枢神经系统缺血、缺氧和创伤等急性脑损伤的另一敏感性指标，NSE 水平高低可直接反映神经元受损程度，同时 NSE 变化量也可作为中枢神经系统损伤的定量指标。

（三）意识障碍的康复治疗

脑损伤后意识障碍的康复治疗是目前临床重要的研究热点之一。目前针对脑卒中后严重意识障碍患者的大部分康复治疗还是经验性治疗，缺少循证医学的依据。关于意识障碍的临床治疗和康复，国内外还未形成统一的诊疗方案。脑卒中后意识障碍患者的康复可以包括以下几方面：医学问题的临床管理、促醒治疗、其他功能障碍的康复管理。同时在 ICU 开展早期康复治疗可以有效预防和治疗 ICU 获得性肌无力（ICU-acquired weakness，ICU-AW），减少谵妄的发生和持续时间，预防深静脉血栓和呼吸机相关性肺炎。

1.药物治疗：目前促醒药物主要作用于多巴胺能系统和谷氨酸能系统，常用药物有金刚烷胺、溴隐亭、多巴丝肼、盐酸纳洛酮和酒石酸唑吡坦等。常用辅助药物包括神经营养与扩血管药物两个大类。

2.高压氧治疗：可以提高脑内血氧弥散半径，降低颅内压，改善脑水肿，促进开放侧支循环，促进脑干网状结构上行激动系统的兴奋性，有利于神经修复、改善认知。高压氧对昏迷患者有很好的疗效。目前认为，高压氧治疗开始越早、疗程越长，效果越好。活动性出血、恶性肿瘤、活动性结核等是高压氧治疗的绝对禁忌证。

3. 促醒技术：对意识障碍目前尚未有统一的治疗方案，相关的临床试验证据并不多。常用的治疗方法包括针对阻碍患者意识恢复的病因和并发症的治疗与利用神经调控技术促进患者意识神经网络恢复重建的治疗。其他康复促醒技术包括早期移动性康复治疗措施，如卧坐转移训练、床旁坐位训练、床椅转移训练、坐站转移训练、步行训练等。

4. 神经调控治疗：是通过特定的设备有针对性地将电磁刺激或化学刺激物输送到神经系统特定部位来改变神经活动的治疗方法，包括非侵入性（经颅直流电刺激和经颅磁刺激等）和侵入性（深部脑刺激和脊髓电刺激）治疗。

（1）重复经颅磁刺激（repetitive transcranial magnetic stimulation，rTMS）：rTMS 基于电磁感应原理在大脑中形成电场，诱发去极化神经元，达到调节皮层兴奋性的效果。rTMS 是一种应用磁信号刺激大脑神经的无创、无痛的绿色疗法，通过调节频率达到兴奋或抑制局部大脑皮质功能。在原发病情稳定和脑水肿消退后可尽早实施，对存在靶区不稳定病变、癫痫病史、治疗部位颅骨缺损或体内有金属植入物的患者不建议应用。

（2）经颅直流电刺激：利用微弱的直流电来调节皮层的兴奋性和连接性，意识障碍患者可更多地从治疗中受益。长时程 tDCS 调控的累积效应可重塑意识网络。tDCS 治疗能够显著增加脑组织血容量和脑血流量，刺激改变相关区域脑组织血流量，增幅在 17.1% 左右，增强局部代谢。除增强大脑皮质脑电活动外，fMRI 显示 tDCS 可以增强除刺激区域以外的其他脑组织（如丘脑）的活动。tDCS 还可以诱导富含 N- 甲基 -D- 天冬氨酸突触可塑性，很可能在神经重塑中发挥重要作用。目前关于 tDCS 治疗 DOC 患者的刺激部位、时间、参数和疗程尚无统一标准，有癫痫病史或颅内有金属植入物的患者慎用。

（3）正中神经电刺激术（median nerve electrical stimulation，MNS）：MNS 是一种作用于正中神经的电刺激治疗手段。正中神经是手部较大的神经，支配前臂屈侧和手内桡侧半的大部分肌肉与手掌桡侧的皮肤感觉，是中枢神经系统的外周门户。MNS 电刺激信号刺激兴奋性递质多巴胺、乙酰胆碱、去甲肾上腺素的水平增加，激活大脑皮质，提高皮质兴奋性；同时，MNS 刺激能显著改善脑外伤后皮质、丘脑和脑干的灌注情况，增加额叶、颞叶底部皮质血流灌注，改善重要脑功能区血供。

（4）脑深部电刺激术：DBS 通过开颅手术植入电极和胸前皮下植入脉冲发射器，刺激丘脑靶点来完成治疗。DBS 促醒治疗最早见于 20 世纪 60 年代。丘脑作为中枢神经系统传导通路的重要环节，在意识的产生和维持中起到重要作用：一方面，丘脑特异性投射中继躯体感觉和运动信息到皮质；另一方面，丘脑非特异性投射觉醒脑干上行网状激活系统。DBS 促醒治疗，丘脑中央核作为刺激靶点居多，可以部分代偿低下的丘脑活动，使丘脑皮质和丘脑纹状体去极化，将整个网络系统再次激活。

（5）脊髓电刺激术（spinal cord stimulation，SCS）：SCS 将电极植入 C2～C4 节段的硬膜外间隙，给予适宜的刺激强度和刺激频率，提高脊髓神经兴奋性。随着硬膜外永久性埋植脊髓系统的出现，SCS 在慢性 DOC 治疗中得到重视。SCS 可以促进脑血管舒张，增加脑组织的血流量，增加局部葡萄糖代谢率，而且适宜刺激强度能诱发上肢抽动，促进上肢神经功能的恢复，防止肢体废用。

（6）脑机接口技术（brain computer interface，BCI）：人机交互技术是一种涉及医学、神经科学、认知科学、计算机科学等多领域、多学科，通过直接提取大脑神经或外周肌肉信号（肢体、手和口腔肌肉等），与外部设备间建立直接连接通路，实现人体与外部环境间信息交互与功能整合的技术。BCI 记录大脑电信号，处理分析后转化为能控制外部设备的输出信号。信号采集方式分为侵入式和非侵入式：侵入式电极信号质量明显优于头皮电极，但为有创操作且存在感染风险；非入侵式技术则无损伤，易于操作，是 BCI 的主要信号采集方法，但其信号易受肌肉运动和外部设备干扰，信噪比低。信号处理包括特征提取和分类。BCI 不依赖肌肉组织，可以快速采集、分析人脑不同思想状态下的脑电信号，对 DOC 患者的意识水平进行检测与评估，并帮助 MCS 和以上意识初步恢复但不能交流的患者完成意识解码与旁路输出，恢复交流能力，为 DOC 患者的意识水平评估和运动输出提供帮助。DOC 患者的意识波动且隐秘，感觉表达功能受阻，使临床误诊率较高。BCI 能采集分析 DOC 患者的脑电信号，而不需要产生动作就能检测患者的残留意识，有助于解决临床治疗中的困境。基于 EEG、fMRI、功能近红外成像技术（functionalnear-infrared spectroscopy，fNIRS）等非入侵技术的 BCI 在神经解码、运动功能输出等领域已经取得了长足的进步发展，在辅助患者意识水平评估、构建可靠的沟通渠道方面有着巨大潜力。

5. 中国传统康复疗法：主要是中药康复和针灸康复治疗。

（1）中药康复：意识障碍的治疗需因时制宜，分轻重缓急。急性期以泻实开窍为主，多选用活血散瘀、清热豁痰、解毒醒脑开窍的方剂。安宫牛黄丸是传统的急重症用方，具有清心豁痰、开窍醒神功效，现代研究表明，安宫牛黄丸适用于脑出血患者，可有效抑制48 小时内脑血肿的扩大，并且促进 2 周后血肿吸收；安宫牛黄丸也适用于急性脑梗死患者，可改善脑梗死患者的神经功能缺损症状。

（2）针灸康复：针灸具有醒脑开窍、改善大脑的血液循环、促进脑神经细胞的恢复与再生、解除大脑皮层抑制的作用。其中醒脑开窍针法是石学敏院士首创的针法，在临床上运用广泛。石院士指出，神昏患者，窍闭神匿，神不导气，醒其神；神调则气顺，百病除矣。经络穴位的强刺激，如刺激感觉区、运动区、百会、四神、神庭、人中、劳宫、涌泉、十宣等穴位，可激活脑干网状觉醒系统的功能，促进意识恢复。

（四）意识障碍的康复护理衔接

随着我国老龄化的加剧，脑卒中发病率也逐年上升。在一些脑卒中重症患者发病后容易出现不同程度的意识障碍、血压和呼吸异常、大小便失禁等症状，目前临床护理工作的重要任务是如何维护意识障碍患者的生命尊严，发挥残存的生活行动能力。对意识障碍患者的康复护理目标是使其能发挥大脑天生的学习性、可塑性和代偿性。应选择有效的护理措施，提供适合患者状态的刺激，使其提高接受能力，获得生活行动能力，达到以高质量生活、回归社会的目的。

1. 感觉护理：①昏迷期：在患者昏迷期间（包括急救和术前准备过程）视患者为清醒者与其进行对话，呼唤患者的名字和做解释工作。定时呼唤患者的名字，做各种操作时都主动与患者交谈，给患者信息让其配合，以利于病情的转机。②苏醒期：在患者意识的恢复过程中，使用语言的暗示或实物进行视觉、味觉、听觉的刺激；诱发患者听觉、视觉、定向力恢复。对使用管饲饮食的患者，如果吞咽功能恢复了，应及早拔除胃管，尽早从口进食，以促进味觉和咀嚼能力的恢复。

2. 运动护理：①昏迷期：包括卧床期的良肢位摆放和注意做四肢各关节的活动，做好拍、打、揉、捏，保持肌张力。防止肌肉萎缩，早期进行关节活动度的功能锻炼。②恢复期：鼓励患者翻身、起坐、早期下床活动，开始可以协助患者，渐渐让患者自己进行穿衣服、系扣子等日常活动，增加患者的自理能力，减少患者的依赖心理，增强其战胜疾病的自信心。

3. 语言护理：①昏迷期：使用语言刺激，积极与患者交谈，使患者始终保持在其熟悉的语言环境中；②恢复期：鼓励患者的家属多与患者言语谈论患者印象深刻的事情，来诱导患者的自主发声能力，对于有严重语言障碍的患者指导其声音和口型相联系，通过具体的事物或图片来讲解所说的内容，由单音节发声开始过渡到一段话的发音，由简单到复杂。

4. 吞咽护理：①昏迷期：在患者没有吞咽反射时，对患者的舌肌和咀嚼肌进行训练，按摩或热敷患者脸颊两侧的咬肌；②恢复期：在患者有吞咽反射后，用棉棒蘸着冰水对患者的咽部进行冷刺激，来强化患者的吞咽反射。患者在摄食早期，多以流食为主，食用牛奶、果汁等，每次的食用量从 3~4 mL 开始加量至 1 汤勺。对昏睡或嗜睡的患者，要给予一定的刺激，使其能够保持清醒进食。

5. 卒中单元重症监护：①监测病情变化：重症监护期间，观察患者生命体征（心率、血压、呼吸等）变化，监测时间至少 48 小时，情况严重者可以延长，48 小时内未见异常可以停止监测。②降颅内压：急性重症脑卒中患者容易发生不同程度的颅内压升高，导致脑水肿、脑疝的发生率增加，甚至导致患者死亡。所以，每隔 2 小时检验患者的颅内压，若颅内压长期不能控制，就要根据医嘱应用甘露醇。③维持大脑供氧：卒中后脑组织有明显缺氧，缺氧情况若不能控制就会损伤脑神经功能。所以，要根据医嘱为患者维持高流量吸氧，监测血氧饱和度，据医嘱选择高氧液静脉滴注。④预防并发症：护士加强巡视，按需求给予患者吸痰、按坠积性肺炎处理，隔3~4小时指导照护者帮助患者翻身，按摩四肢、臀部和腰背等处的肌肉，避免发生压疮。预防性应用硫糖铝、奥美拉唑等药物，避免发生消化道出血。⑤健康教育：对患者和家属讲解疾病相关知识、治疗和护理方法等，使之能更好地配合临床治疗和护理工作，提高患者依从性。

二、脑卒中重症认知障碍管理

（一）脑卒中认知功能障碍概述

脑卒中后认知障碍（post-stroke cognitive impairment，PSCI）是指在卒中事件后出现并持续到6个月时仍存在的以认知损害为特征的临床综合征，以执行功能障碍、记忆障碍、注意障碍、定向力障碍、失语等为主要表现。PSCI按照认知受损的严重程度，可分为卒中后认知障碍非痴呆（post-stroke cognitive impairment no dementia，PSCIND）和卒中后痴呆（post-stroke dementia，PSD）。二者均有至少一个认知域受损，区别在于PSD患者的生活、工作能力严重受损，而PSCIND患者的生活和工作能力可完全正常或轻度受损。在时序上，PSCI强调的是卒中事件本身所驱动的认知损害。认知障碍的发生与卒中病变的特征（如大小或关键区域）、阿尔茨海默病（Alzheimer's disease，AD）病理和大脑的可塑性（如认知储备和脑储备）密切相关。因而，PSCI从病理上也可以分为血管性、退变性和混合性认知障碍。

据流行病学调查显示，我国每年有超过200万的新发脑卒中病例。据报道，卒中后1个月内PSCI的发生率较高，卒中患者发生认知障碍的风险是无卒中者的7.2倍。此外，认知功能障碍和痴呆在脑卒中早期和后期的发病率分别高达23.2%和56.6%。随着我国人口老龄化，卒中和卒中后认知障碍的发病率也在逐年上升。认知功能不仅阻碍脑卒中患者的全面康复，而且影响其ADL、功能预后、社会参与、重返职场和工作表现等，给患者、家庭和社会均带来沉重的负担，PSCI已成为严重的公共健康问题，因此，加强对脑卒中后认知障碍的评估和干预具有十分重要的意义。

（二）脑卒中认知功能评估

PSCI的明确诊断需要进行临床、影像、神经心理三个方面的评估。临床评估应通过病史和体格检查重点明确卒中的诊断，以及是否存在认知损害和生活、工作能力下降。MRI是脑卒中影像学诊断的金标准，评估内容至少包括脑萎缩（部位与程度）、脑梗死（部位、大小、数量）、脑白质病变（范围）和脑出血（部位、大小、数量），这些将为明确诊断、鉴别诊断、临床分型和预测PSCI的发生提供依据。神经心理评估确立认知损害及其程度，应至少包括5个核心认知域：执行功能、注意力、记忆、语言能力、视空间能力。此外，还需对患者精神行为症状和情感障碍等共病情况进行评估。《卒中后认知障碍管理专家共识2021》中提出了对 PSCI 患者的综合诊治流程（图 4-1-2）。

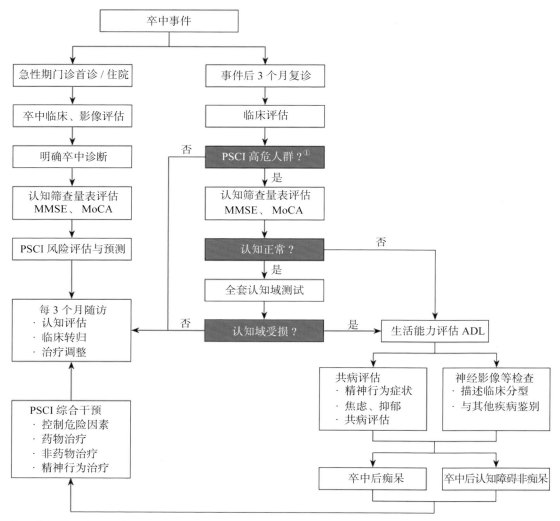

① 临床评估（病史和体格检查）结果提示认知减退、存在多个 PSCI 危险因素和（或）急性期风险评估预测提示 PSCI 发生风险高。PSCI：脑卒中后认知障碍；ADL：日常生活活动。

图 4-1-2　PSCI 综合诊治流程

为了方便血管性认知障碍的临床评估，汪凯教授将常用的认知和情绪评估量表整理成三层次多维度认知评估体系，并建立了小样本的中国人常模。第一层次是适合初筛的认知与情绪筛查问卷；第二层次是临床最常用的整体认知评估量表 [如简易精神状态量表（mini-mental State Examination，MMSE）、蒙特利尔认知评估量表（Montreal cognitive assessment，MoCA）]；第三层次是适合研究用的多维度认知量表体系，包括记忆功能（听觉词语学习测验），注意、执行功能与反应速度（数字广度测验、数字符号转化测验、Stroop 色词测验、颜色连线测验），语言（词语流畅性测验、Boston 命名测验）和视空间功能（Rey-Osterrieth 复杂图形测验）等。

传统认知评估主要是评估量表，主要包括 MMSE、MoCA、记忆障碍自评量表（Alzheimer's disease-8，AD-8）、简易认知评估量表（Mini-Cog）、美国国立神经疾病和卒中研究院 - 加拿大卒中网 5 分钟测验（National Institutes of Neurological Disorders and Stroke Canadian Stroke Network 5-Minute Protocol，NINDS-CSN 5-min）、神经行为认知状态测验（neurobehavioral cognitive state examination，NCSE）、牛津认知筛查（Oxford cognitive screen，OCS）量表等，并可根据耗时长短进一步分为 3 ~ 5 分钟、5 ~ 20 分钟和 20 ~ 60 分钟评估。其中，NINDS-CSN 5-min 测验和 OCS 适用于伴失语、忽视的卒中患者。

在这些认知评估量表中，最常用的全球认知测量方法是 MMSE，其次是 MoCA。MMSE 是国内外应用最广的认知筛查量表，对记忆和语言（左侧半球卒中）认知域敏感，对痴呆诊断的敏感性和特异性较高，但对轻度认知损害的敏感性相对差。相较于 MMSE，MoCA 对识别轻度认知损害的敏感性和特异性更高。研究显示，卒中后早期使用 MMSE 和 MoCA 进行简短认知功能评估可以预测卒中后稳定期记忆、执行、语言和信息处理速度认知域的功能状态，也可以预测总体认知水平。在使用 MMSE 或 MoCA 对脑卒中患者进行评估后，若评估结果提示整体认知功能受损，则说明至少有一个认知域存在损害，可考虑 PSCI 的诊断；若评估结果未提示整体认知功能受损，则需进一步完善包含各个认知域的全套认知测验。

脑卒中急性期，及时、尽早地认知评估可预测 PSCI 的发生，有助于 PSCI 高危人群的早期筛查和及早干预。因此，在卒中单元住院期间，评估卒中前的认知状态和简短的认知测试都是必要的。老年人认知功能减退知情者问卷（informant questionnaire on cognitive declineinthe elderly，IQCODE）适用于卒中单元内尽早评估患者卒中前的认知状态，IQCODE 是一个 26 项和一个缩短版的 16 项有效问卷，由患者的家庭成员或照护者来评估过去 10 年患者的发病前认知功能。1.5 ~ 3.0 分钟的简易认知评估量表（Mini-Cog）可用于卒中急性期认知功能筛查，Mini-Cog 是一个 5 分的口头认知测试，由 3 个单词组成，每正确回忆一个单词得 1 分，完成画钟任务得 2 分（正确绘制时钟），分数为 5 分可认为认知功能正常，0 分认为认知严重受损。它在痴呆的敏感性和特异性方面优于其他认知筛查工具，管理时间更短，在老年人的初级保健中，是识别认知障碍的有效工具。

根据来自美国心脏协会（American Heart Association，AHA）/ 美国卒中协会（American Stroke Association，ASA）发布的《成人卒中康复和康复指南》推荐，卒中事件后，在询问病史和体检过程中需关注认知相关主诉，及时识别 PSCI 高危人群（Ⅰ级推荐）；卒中急性期患者在意识和条件许可的情况下均应筛查认知状态（Ⅰ级推荐）；卒中后 1~2 周内进行 MoCA 和 NINDS-CSN 5-min 测验可以在一定程度上预测 PSCI（Ⅰ级推荐，B 级证据）；卒中恢复期患者推荐卒中后每 3 个月进行认知评估随访，明确 PSCI 的发生和演变，必要时进行更详细的认知评估测验（Ⅰ级推荐）。

（三）脑卒中重症认知障碍治疗

认知康复一直是治疗认知障碍的传统非药理学方法，被定义为"基于对人的大脑行为缺陷的评估和理解，以治疗性认知活动为基础的系统的、功能导向的服务"。这些治疗是针对认知活动的恢复或重建，获取策略来补偿受损的认知功能，以及使用适应性技术或设备来提高患者的独立性。PSCI 治疗的主要目的是延缓认知障碍的进一步下降、提高认知水平、改善精神行为症状和提高日常生活能力。PSCI 的干预应该考虑到卒中发生的时间、认知障碍的严重程度、是否存在并发症、患者和照护者的需求等。

早期床旁康复训练是一个个体主动参与、学习的过程，可通过多种合理方法，刺激机体中运动通路神经元，增加大脑树突，使其兴奋性获得有效调节，进而促进新的神经联络通路形成，输出通路获得有效建立，使患者大脑实现可塑性发展，促进部分功能获得更好的恢复，进而实现适应性康复的目的。有临床研究显示，及时给予脑卒中患者早期康复治疗和锻炼，可使患者神经功能缺损的程度明显减轻，可有效延缓和预防相关并发症，对患者后期认知功能、肢体运动功能和生活自理能力的提高等均具有重要意义。

传统认知康复锻炼：让患者观察相关图片内容，将图片取走后引导患者回忆图片内容，锻炼其注意力、记忆力；询问患者所处的位置、方位、时间等，锻炼其定向力；让患者准备穿脱衣服、刷牙等简单日常动作，然后询问其动作实施的顺序，锻炼其分析、处理问题的能力；适当播放视频或音频，加强与患者的语言沟通，引导和鼓励患者倾诉，锻炼其语言表达能力；指导患者进行穿脱衣服、系鞋带、吃饭、洗漱等练习。

据报道，提供认知功能训练的虚拟现实（virtual reality，VR）训练有效地改善了患者的注意力、执行功能、记忆力和延迟回忆，而认知功能的改善可能是虚拟现实训练增加神经递质和胆碱系统释放的结果。2016 版 AHA/ASA 指南推荐使用 VR 治疗脑卒中后认知功能障碍，改善单侧忽略，推荐强度为 A；改善视空间 / 感知功能，推荐强度为 B；改善卒中早期患者的视觉注意力和短期非文字记忆，推荐强度为 C。这些研究数据可以证明，将虚拟现实沉浸式训练应用于脑卒中认知康复乃至卒中重症康复中，可以刺激患者大脑的活动，在训练期间提供适当的视觉反馈，并使患者的康复训练充满动力和趣味，增加患者康复的积极性（图 4-1-3）。此外，除虚拟现实外，有研究表明，针灸也可改善 PSCI 患者的预后，目前针灸也已成为许多重症患者康复的主要手段之一。

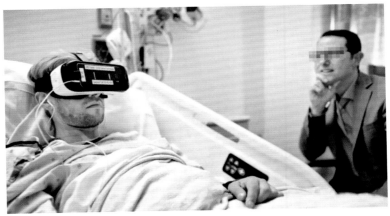

图 4-1-3　基于虚拟现实的脑卒中重症认知干

非侵入性脑刺激（non-invasive brain stimulation，NIBS）需要调节大脑兴奋性和活动性，并由不同的方法组成，如经颅磁刺激（transcranial magnetic stimulation，TMS）和经颅直流电刺激（transcranial Direct Current Stimulation，tDCS）。TMS 和 tDCS 最常用于改善脑部疾病患者的认知能力。通常认为阳极 tDCS（AtDCS）增加了皮层下方区域的功能，而阴极 tDCS 具有抑制作用。TMS 可以导致皮质兴奋性增加或减少，具体取决于刺激频率，从 1~50 Hz 不等。高耐受性和不良反应少被认为是非侵入性脑刺激优于药物的重要优势。研究表明，TMS 和 tDCS 可以显著改善脑部疾病患者的工作记忆，但疗效较小，亚组分析提示经颅磁刺激对卒中患者的言语学习有积极作用。TMS 和 tDCS 如果应用于额叶和颞叶区域，则只能影响特定的神经回路，因此可用于改善特定的认知领域（即工作记忆和注意力 / 警觉性）。

第二节　体位与转移

一、体位转移的定义

体位转移是指人体从一种姿势转移到另一种姿势的过程，其目的是使瘫痪患者能够独立地完成各项日常生活活动。一般分为独立转移、辅助转移和被动转移 3 大类。

1. 独立转移：指患者独自完成、不需他人帮助的转移方法。
2. 辅助转移：指由治疗师或护理人员协助的转移方法。

3. 被动转移：即搬运，是指患者因瘫痪程度较重而不能对抗重力，完成独立转移和辅助转移时完全由外力将患者从一个地方整个抬起转移到另一个地方。

由于重症监护室设置的特点和患者疾病的严重性，使患者需要多种治疗，而这些治疗会导致患者无法移动和卧床休息，决定了重症监护室患者罹患并发症的发生率比普通病房高出许多，特别是感染（呼吸机相关性肺炎）、获得性肌无力、谵妄、深静脉血栓、压疮等。长期卧床给危重患者的肌力、心血管功能、精神和心理带来较多的危害。

此外，重症患者随着功能的恢复，需要尽快将其从卧位状态调整至半卧位，并教会其体位转移技术，让其得以在弱肌力的状态下进行简单的独立活动，这对于患者的肢体活动功能和心理的重建至关重要。因此，本节着重介绍体位转移相关操作步骤，以进一步制定临床规范、加强临床操作的循证依据。

二、具体操作规范

1. 床上转移（此处均以单侧为例，另一侧以此类推）：①床上翻身（从仰卧位到患侧卧位）：患者仰卧，双侧髋、膝屈曲，双上肢 Bobath 握手伸肘，肩上举约 90°，健上肢带动患上肢先摆向健侧，再反方向摆向患侧，以借摆动的惯性翻向患侧。②由卧位到床边坐位（独立从健侧坐起）（图 4-2-1）：患者健侧卧位，患腿跨过健腿，用健侧前臂支撑自己的体重，头、颈和躯干向上方侧屈，再用健腿将患腿移到床缘下，改用健手支撑，使躯干直立。③由床边坐位到卧位：A. 独立从患侧躺下：患者坐于床边，患手放在大腿上，健手从前方横过身体，置于患侧髋部旁边的床面上，将健腿置于患腿下方，并将其上抬到床上；当双腿放在床上后，患者逐渐将患侧身体放低，最后躺在床上。B. 治疗师辅助躺下：治疗师转到床的另一侧，将双侧前臂置于患者的腰和大腿下方，患者用健侧足和健侧手用力向下支撑床面，同时治疗师向床的中央拉患者的髋部。调整好姿势，取舒适的患侧卧位。

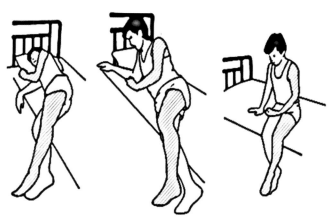

图 4-2-1　由卧位到床边坐位

2. 坐位与立位之间的转移（由坐位到立位的独立转移）：患者坐于床边，双足分开与肩同宽，两足跟落后于两膝，患足稍后，以利负重和防止健侧代偿；双手 Bobath 握手，双臂前伸，躯干前倾，使重心前移，患侧下肢充分负重；臀部离开床面，双膝前移，双腿同时用力慢慢站起，立位时双腿同等负重。

3. 床与轮椅之间的转移（由床到轮椅的独立转移）：患者坐在床边，双足平放于地面上。轮椅置于患者健侧，与床成 45°，制动，移开近床侧脚踏板；患者健手支撑于轮椅远侧扶手，患足位于健足稍后方；患者向前倾斜躯干，健手用力支撑，抬起臀部，以双足为支点旋转身体直至背靠轮椅；确信双腿后侧贴近轮椅后正对轮椅坐下。

4. 轮椅与坐厕之间的转移（由轮椅到坐厕的独立转移）（图 4-2-2）：患者驱动轮椅正面接近坐厕，制动，移开脚踏板；双手支撑于轮椅扶手站起，先将健手移到对侧坐厕旁的对角线上的扶栏上，然后健腿向前迈一步，健侧上下肢同时支撑，向后转身，背向坐厕。

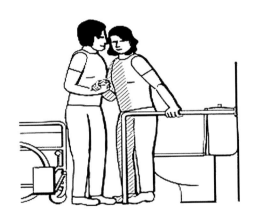

图 4-2-2 轮椅与坐厕之间的转移

第三节 运动功能康复

一、ICU 获得性肌无力

（一）概述

危重症获得性肌无力（intensive critical unit-acquired weakness，ICU-AW）是重症监护病房的一种常见并发症，可出现于存在各类疾病的危重症患者中（图 4-3-1）。ICU-AW是一系列临床综合征，其典型表现为广泛性、对称性的肢体无力，肌无力症状一般近端多于远端，可伴有或不伴有呼吸肌受累，眼、面部肌肉通常不受累。由于 ICU-AW 常继发于各类疾病的危重症，因疾病不同，患病率也有很大差异，有研究数据表明，ICU-AW 可能的中位患病率约为 43%。ICU-AW 的分类常见有危重症相关多神经病（critical illness polyneuropathy，CIP）、危重症相关肌病（critical illness myopathy，CIM）和危重症相关多神经肌病（critical illness polyneuromyopathy，CIPNM）。通常情况下，CIM 相较于其他类型的 ICU-AW 临床结局更好，有学者研究发现，CIM 患者在 3～6 个月内可完全康复，但是 CIP 或 CIPNM 患者的恢复可能需要 6～12 个月甚至更长时间。

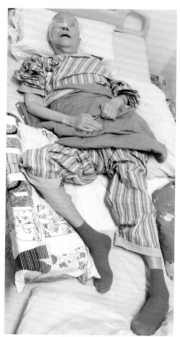 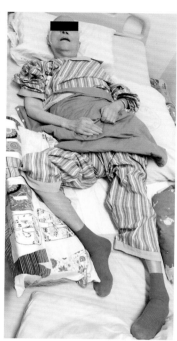

图 4-3-1　ICU-AW 患者

ICU-AW 与多器官功能衰竭的关系密切，ICU-AW 患者的肌无力与疾病预后之间亦存在关联。骨骼肌萎缩是 ICU-AW 患者身体活动与功能结局的关键影响因素。相较于没有 ICU-AW 的患者，存在骨骼肌萎缩或肌无力的 ICU-AW 患者在撤机、转出 ICU 和出院的可能性方面都显著降低，而死亡率和医疗费用增加，可能出现长期功能障碍、日常生活质量下降，以及对重返社会产生负面影响的风险增大。鉴于 ICU-AW 患者基础疾病的异质性和严重性，ICU-AW 在病因、病机、诊断、预防、治疗和康复管理方面仍具有较大的挑战性。

（二）肌力评估

1. 医学研究委员会提出的肌肉力量总分（the Medical Research Council sum score，MRC-SS）评估：MRC-SS 可对 ICU-AW 患者的肌肉力量进行相对量化的评估，MRC-

SS 评估的肌群主要包括执行肩关节外展、肘关节屈曲、腕关节伸展功能的上肢肌群（图 4-3-2）；执行髋关节屈曲、膝关节伸展、踝关节背屈功能的下肢肌群。在进行每组肌群评估时，采用徒手肌力评估的方法，肌肉力量从高到低依次量化为："5"代表肌肉可抵抗阻力正常收缩；"4"代表肌肉可抵抗较小阻力进行收缩；"3"代表肌肉收缩，可抗重力但不可抗阻力；"2"代表肌肉收缩不可抗重力，仅能在去重力情况下引起关节活动；"1"代表仅见肌肉收缩而不引起关节活动；"0"代表未见肌肉收缩。MRC-SS 满分 60 分，得分小于 48 分提示存在 ICU-AW，得分小于 36 分提示存在严重的肌无力。这种评估方法的优势在于简便易行、结果量化，但同时也有一定的劣势。由于 ICU 患者大多数情况下在检查时会受到生命支持器械阻碍和（或）疾病状态的影响，如患者存在意识障碍，在昏迷、谵妄或查体不合作等情况下则无法实施 MRC-SS，此时则改用其他评估手段。

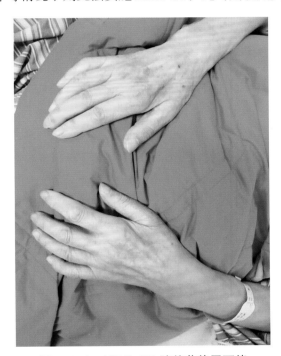

图 4-3-2　MRC-SS 腕关节伸展不能

2. 神经肌肉电生理检查：对于 ICU 中意识障碍和查体不合作的患者，进行 ICU-AW 筛查评估或诊断时，可使用神经肌肉电生理检查法，典型的神经肌肉电生理检查包括运动与感觉神经传导和针刺肌电图。神经肌肉电生理检查不仅可以用于辅助诊断 ICU-AW，也可用于鉴别不同类型的 ICU-AW。对于 CIP 的电生理学改变特点，运动神经传导显示复合肌肉动作电位（compound muscle action potential，CMAP）的幅度降低，远端运动潜伏期正常，神经传导速度正常，刺激近端神经节段 F 波显示正常的潜伏期，但常缺失；感觉神经传导显示感觉动作电位幅度降低或缺失，感觉神经传导速度正常；针刺肌电图显示自发活动和募集减少的去神经支配现象。对于 CIM 的电生理学改变特点，运动神经传导显示 CAMP 的幅度降低，神经传导速度和远端运动潜伏期正常；针刺肌电图显示具有早期或正常募集的短持续时间和低振幅多相运动单位电位。

3. 床旁超声测量骨骼肌厚度：超声作为一种辅助检查手段也被尝试应用到 ICU-AW 患者的评估中，有研究表明，相较于非 ICU-AW 组的患者，ICU-AW 患者的 MRC-SS、桡侧腕屈肌厚度、股四头肌厚度和胫前屈肌厚度更低，并且肌力总分与肌肉厚度更低的 ICU-AW 患者的住院周期也更长，通过分析认为床旁超声测量骨骼肌厚度对 ICU-AW 的诊断具有临床意义，但目前尚无统一测量标准与公认的参考标准。

4. 其他：除了以上几种评估方法外，MRI 技术和评估身体成分的双能 X 线吸收测定法也都可以用于 ICU-AW 患者的评估，必要时甚至还可使用神经肌肉活检的方法，但由于侵入性操作具有一定风险性，在此不作常规推荐。

（三）危重症获得性肌无力的预防与治疗

对于各类疾病的危重症患者，目前尚无药物可以有效预防 ICU-AW，现有的主要治疗方法包括积极治疗原发病、控制血糖、减少危险因素、尽早给予康复治疗等。

1. 早期活动：早期活动是目前推荐的 ICU-AW 患者的主要康复治疗手段。ICU 中机械通气的患者进行系统的、7 天内的早期活动有利于维持和改善肌肉力量和身体功能，减少患者独立活动所需的时间，提高具有独立活动能力患者的比例。但由于现有研究受试者的异质性较高，干预方案的参数差异性也较大，对于 ICU-AW 患者的改善程度也有所差异，未来需要进一步探索并优化 ICU-AW 早期活动方案的参数（图 4-3-3）。

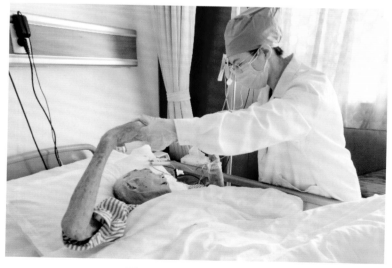

图 4-3-3　早期主动活动

2. 功能性电刺激（functional electrical stimulation，FES）：FES 在治疗各类神经肌肉疾病的过程中已被证实可以增加神经肌肉的激活与肌肉力量，近年来也有学者将 FES 应用于 ICU-AW 患者以改善其肌肉质量和肌肉力量。但在 ICU-AW 患者的康复治疗方面，FES 的应用尚处于初始阶段，不同研究对 FES 治疗 ICU-AW 的效果显示出不完全一致的结果，FES 是否可以保留甚至提升肌肉力量仍需要更多的高质量循证证据的支持。

3. 其他：控制血糖可以对 ICU-AW 患者起到保护作用，现有研究推荐的安全血糖范围为 110～180 mg/dL。营养干预可以对 ICU-AW 患者的肌肉蛋白质合成等产生一定益处。集束化胸部物理治疗联合肢体功能锻炼管理的综合方法可以有效降低 ICU-AW 患者脱机后再次施行机械通气的概率，可以加速 ICU-AW 患者的康复进程。

二、肌张力障碍

（一）概述

肌张力障碍是一组综合征，其症状特征为持续性或间歇性肌肉收缩引起的异常运动和（或）姿势，异常运动主要表现为模式性、扭转性和颤抖性动作，常重复出现，是一种常见的运动障碍。2013 年，肌张力障碍临床分类标准分别根据临床特点和病因进行分类，在临床特点中以发病年龄、身体分布、时间模式、相关的运动障碍、相关的神经系统或全身性疾病进行分层；在病因中以神经系统病变、遗传性或获得性进行分层。目前尚无公认的针对肌张力障碍的诊治流程。在诊断肌张力障碍时，建议结合患者的临床表现、肌电图、基因检测、影像和其他检验结果综合判断。对于大部分的肌张力障碍患者，现有临床治疗策略以对症治疗为主，尚无有效的针对病因的治疗方法。临床治疗目标主要包括减少不自主运动、纠正异常姿势、减轻疼痛、改善功能和提高生活质量。临床上应根据肌张力障碍患者的具体情况，个性化选择适合患者的治疗方案，常见治疗方法有支持和康复治疗、口服药物、肉毒素注射和手术治疗等综合措施，其中康复治疗是局灶型或节段型肌张力障碍有效的辅助治疗手段。

（二）肌张力评估

1. 改良 Ashworth 量表（Modified Ashworth Scale，MAS）：改良 Ashworth 量表常用于临床肌张力障碍患者的肌张力分级评定，主要测量软组织被动拉伸时的阻力，并被用作测量痉挛状态的简单方法。0：无肌肉张力增加；1：轻微肌肉张力增加，可只出现在活动起始或终末；1+：轻度肌肉张力增加，最小阻力存在于小于关节活动范围的 50%；2：最小阻力存在于超过关节活动范围的 50%，肌肉张力增加较为明显，但仍较容易活动；3：肌肉张力明显增加，被动活动困难；4：僵直。

2. 其他：改良 Ashworth 肌张力分级评定可以较为直观、便捷地明确患者的肌张力障碍症状。除此之外，如有必要可以联合肌电图检查结果、基因检测结果、影像学资料及其他检验结果全面分析、综合判断。

（三）肌张力调控

1. 心理支持：对于存在肌张力障碍的患者，建议给予充分的心理支持。及时与患者及其家属沟通，使其能够理解肌张力障碍的疾病性质，帮助患者与家属建立合理预期，避免过度焦虑、紧张、情绪波动等，如有需要随时进行心理疏导。同时，提高患者的心理自控力也有助于减轻疾病早期的局部症状。

2. 康复治疗：通过制动治疗、感觉训练等可一定程度上改善手部肌张力障碍的症状。多项研究表明低频重复经颅磁刺激（rTMS）可以改善肌张力障碍患者的功能，但疗效持续时间相对较短。生物反馈治疗、脊髓刺激治疗也可以用于辅助治疗。体疗和祖国传统医学治疗等也是行之有效的补充治疗方法（图4-3-4）。

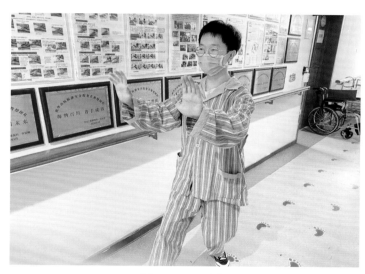

图 4-3-4　太极

3. 其他：药物、肉毒素注射和手术治疗等也可以用于改善肌张力障碍症状。

三、ICU 关节功能障碍

（一）概述

关节功能障碍为 ICU 患者常见的约束并发症，表现为关节主动或被动运动时所通过的运动弧或转动的角度减小，关节外软组织瘢痕形成会使关节活动明显受限。关节功能障碍常见于关节周围的皮肤、肌肉、肌腱等损伤或病变发生后，是在治疗的过程中限制活动造成的疏松结缔组织变性、致密结缔组织增生所导致的后遗症。

（二）关节活动评估

关节活动的评估常用关节活动度测定（range of motion，ROM）的方法。关节的活动范围是指关节在屈曲位和伸展位之间的距离和方向。试图通过治疗性运动（从屈伸到伸展以获得生理增益的运动治疗范围）来增加这一距离的行为有时也被称为运动范围。每个特定的关节都有一个以度表示的正常运动范围。正常 ROM 的参考值因年龄和性别的不同而略有不同。用于测量 ROM 的常见设备包括测角仪、测斜仪、量角器等（图 4-3-5）。3D运动捕捉技术的最新进展使关节测量成为可能，可以用来测量患者的活动范围。

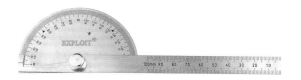

图 4-3-5　ROM 测量设备

（三）关节活动障碍的预防与治疗

1.牵伸与牵引：牵伸技术是治疗各种软组织挛缩或短缩导致的关节功能障碍的临床常用技术和方法之一，操作简单、方便、安全、有效。根据牵拉力量的来源可以将牵伸分为手法牵伸（图 4-3-6）、机械（电动）牵伸和自我牵伸；根据牵伸肌群可分为屈肌群牵伸和伸肌群牵伸；根据牵伸强度分为低强度牵伸和高强度牵伸；根据牵伸力量来源和参与程度分为被动牵伸、主动牵伸和神经肌肉抑制技术；根据牵伸时间可分为长时间牵伸和短时间牵伸，持续牵伸和间歇牵伸；根据牵伸部位分为脊柱牵伸（颈椎和腰椎）和四肢（肩部、肘部、腕部和手部、髋部、膝部、踝部、足部等）牵伸。

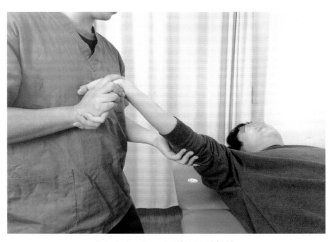

图 4-3-6　上肢手法牵伸

牵引疗法是指运用作用力与反作用力的力学原理，通过手法、器械或电动装置产生的外力，作用于人体脊柱或四肢关节，使关节发生一定的分离、关节周围软组织得到适当的牵伸，而达到治疗目的的一种方法。根据牵引的治疗部位分为脊柱牵引（颈椎牵引、腰椎牵引）、四肢关节牵引（皮牵引、骨牵引）；根据牵引时患者体位分为坐位牵引、卧位牵引（仰卧位牵引、俯卧位牵引）；根据牵引时患者身体的垂直方向分为水平位牵引、斜位牵引、垂直位牵引；根据牵引重量来源分为滑车-重锤牵引、身体自重牵引、徒手牵引、电动牵引；根据牵引的时间长短分为长时间牵引、短时间牵引；根据牵引力作用的时间分为持续牵引、连续牵引和间歇牵引。

2. 关节活动与关节松动技术：关节活动技术是指利用各种方法来维持和恢复因组织粘连或肌肉痉挛等多种因素所导致的关节功能障碍的运动治疗技术，包括手法技术，利用设备的机械技术，利用患者自身体重、肢体位置和强制运动的训练等。根据关节活动形式的不同又可分为主动关节活动、助动关节活动和被动关节活动（图4-3-7）。

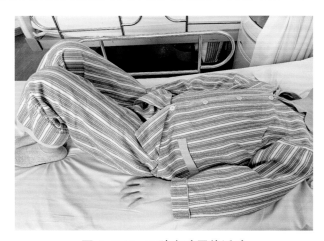

图 4-3-7　下肢主动屈伸活动

关节松动技术是现代康复治疗技术中的基本技能之一，是治疗师在患者关节活动允许范围内完成的一种手法操作技术（图4-3-8）。临床上用来治疗关节功能障碍（如疼痛、活动受限或僵硬等），具有针对性强、见效快、患者痛苦小、容易接受等特点。手法分级中以澳大利亚麦特兰德四级分法应用较广。Ⅰ级：在关节活动起始段，小范围、节律性来回推动关节；Ⅱ级：在关节活动允许范围内，大范围、节律性来回推动关节，但不接触关节活动起始端和终末端；Ⅲ级：在关节活动允许范围内，大范围、节律性来回推动关节，每次均接触到关节活动的终末端，并能感觉到关节周围软组织的紧张；Ⅳ级：在关节活动的终末端，小范围、节律性来回推动关节，每次均接触到关节活动的终末端，并能感觉到关节周围软组织的紧张。Ⅰ级、Ⅱ级用于因疼痛引起的关节活动受限，Ⅲ级用于疼痛伴僵硬，Ⅳ级用于因周围组织粘连、挛缩而引起的关节活动受限。

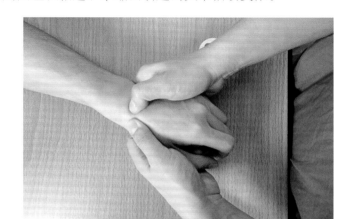

图 4-3-8　关节松动技术

被用于关节功能障碍的康复治疗方法同时也可以用于预防重症患者的关节功能障碍，这也就意味着早期康复具有重要意义。

第四节　语言训练

一、重症康复的语言沟通技巧

在发达国家，言语和语言治疗师（speech language therapist，SLT）参与重症监护的日常管理和临床诊疗工作，对插管和气管切开等重症患者的恢复起着关键的作用。对于早期插管和气管切开的患者，SLT一般考虑选择早期的交流方式；当患者开始脱机时，主要考虑中期的交流方式，鼓励患者使用喉部气流发声；拔管后主要关注言语语言功能，继续鼓励患者使用喉部气流发声。由于国内言语语言治疗发展起步较晚，SLT鲜有参与重症患者的康复进程。SLT的早期参与有助于为重症监护患者提供有效的沟通途径，这对于改善患者的心理健康状况、参与日常护理和做出决策至关重要。有充分的证据表明，重症监护方面的主要压力来源于沟通困难。

（一）ICU患者交流障碍的常见原因

重症监护患者病情危重，多数需要建立人工气道，如气管插管或气管套管进行机械辅助通气。人工气道建立会导致患者言语障碍，患者的需求只能通过面部表情、手势，甚至躁动来表达，医护人员却难以理解，因此可以引起患者焦虑、烦躁甚至恐惧，产生人机对抗等不利于疾病康复的状况。此外，处于重症监护室的患者往往存在各种障碍，如意识障碍、呼吸功能障碍和运动障碍等，常伴有谵妄现象，降低了沟通的有效性。由于监护设备和管道管理，镇静剂在重症监护室的应用十分广泛，因此，除了患者本身的功能障碍，多种医疗设备的应用也阻碍了患者在重症监护室的沟通交流。

重症监护室禁止探视人员出入，以致患者无法与家属沟通，使患者产生心理焦虑，悲观失望，甚至烦躁不安；病情危重且环境陌生易使患者产生特殊的需求，如与外界交流的欲望强烈、对角色无法转换等。医护人员平时临床工作任务繁忙，在患者生命体征不平稳的情况下，容易忽略其心理状况，导致错过最佳的语言康复时间；缺乏专业人员进行专业的语言康复训练指导，无法科学准确地根据患者失语的类型和程度采取相应的训练方法。

（二）重症康复语言沟通的评估

1. 格拉斯哥昏迷评分：可以用于重症监护室中患者语言反应的评估，包括睁眼反应、语言反应和肢体运动三个方面，其中语言反应具体分值为如下。

- 5分：说话有条理，定向能力正确，能清晰表达自己的名字、居住城市或当前所在地点、当年年份和月份。
- 4分：可应答，但有答非所问的情形，定向能力障碍，有答错情况。
- 3分：可说出单字，完全不能进行对话，只能说简短句或单个字。
- 2分：可发出声音，对疼痛刺激仅能发出无意义叫声。
- 1分：无任何反应。

2. 波士顿失语诊断测验：进行失语症严重程度的评估（表4-4-1）。

表4-4-1　波士顿失语诊断测验失语症严重程度分级标准

分级（分）	意义
0	无有意义的言语或听觉理解能力
1	言语交流中有不连续的言语表达，但大部分需要听者去推测、询问或猜测；可交流的信息范围有限，听者在言语交流中感到困难
2	在听者的帮助下，可能进行熟悉话题的交谈，但对陌生话题常常不能表达出自己的思想，使患者与检查者都感到进行言语交流有困难
3	在仅需少量帮助下或无帮助下，患者可以讨论几乎所有的日常问题。但由于言语和（或）理解能力的减弱，使某些谈话出现困难或不大可能
4	言语流利，但可观察到患者有理解障碍，但思想和言语表达尚无明显限制
5	有极少可分辨得出的言语障碍，患者主观上可能有点困难，但听者不一定能明显觉察到

3. 重症监护室患者转入普通病房前的语言能力评估见表 4-4-2。

表 4-4-2　重症监护室患者转入普通病房前的语言能力评估

序号	问题
1	你能否描述在 ICU 中的交流沟通状态？
2	对于你来说最影响交流的是什么因素？
3	你理解过去为什么不能交流吗？
4	你是否接收到一些关于沟通技巧的训练？
5	谁帮助你交流？
6	什么设备能使你交流变得简单？
7	你能用 5 ~ 10 个字描述一下你在 ICU 的经历吗？
8	是否有其他想描述的？

二、重症监护室患者沟通训练

研究已证实，患者的沟通障碍与患者谵妄存在联系。言语和语言治疗师对患者的"接受性语言（听和理解能力）"和"表达性语言（口头和非口头的说和表达能力）"、言语、嗓音、认知交流功能进行正式和非正式的评估。在某些情况下，沟通会在患者插管状态下开始，只要患者意识清醒并有意愿要进行交流，就建立了一种非口头沟通途径，以帮助患者进行交流互动。非口头沟通的选择包括使用低技术设备的方法，如使用眼球指示、手指指向、书写、在协助下利用字母表实现表达，或者选择使用一些高技术设备，如枕头沟通、交流开关和 Pad。对于那些出现语言或认知交流障碍的患者，重症监护室要提供定制的交流指南，以实现沟通互动。基于不同功能和损失的不同程度，言语和语言治疗师要提供个性化的干预计划，改善患者功能和损伤层面的问题。例如，使用单词找回策略，增强对沟通缺陷的了解，进行自我监控和自我纠正。言语和语言治疗师可以在能力评估的过程中，增强患者的沟通技巧，尽管有沟通缺陷，也要确保患者有最有效的工具来帮助理解和传达自己的决定。

与周围环境进行交流和互动的能力是许多重症监护患者的主要关注点，尤其是在患者清醒的情况下进行插管和机械通气时，这给言语语言治疗带来了困难，此时可以使用多种替代方法，从低技术帮助（如图片或字母图表）到高科技系统（如计算机辅助系统）。一种设备可能并非适合所有患者，因此可能需要单独评估。最有效的交流方法是言语，对于那些通过气管造口术进行通气的患者，只有在气囊放气时才能实现。作为机械通气和撤呼吸机拔管过程的一部分，这可以逐步完成，需要 SLT 和呼吸物理治疗师来评估患者的呼吸和喉功能。SLT 训练时，短期替代方法是一种称为"气囊上发声"的方法，该方法通过声门下吸气，使用外部空气源进行发声，而气管切开术的气囊仍处于充气状态。

（一）交流沟通板的应用

由于气管插管和呼吸力量差，一般患者很难发出声音，仅存在嘴唇的轻微运动，而重症监护室中的医师和护士往往很难理解患者想表达的意思，造成患者沟通受挫，形成交流障碍。

ICU 医护人员与机械辅助通气患者交流常用的非语言交流方式包括手势语、写字板和图片卡等。手势语操作容易但仅能解决少数简单问题，仅适用于气管插管前接受过相关训练者。ICU 患者病情重、体质虚弱、多数年龄大，写字耗时、费力，字迹常难以辨认，因此写字板在 ICU 的应用受到限制。图片卡使用时需要医护人员一张张翻开展现给患者浏览，交流费时且方式单一。

1999 年美国 4 位临床护理专家研发出一种交流板，称为 Vidatak EZ 交流板（简称 EZ 交流板），主要用于与言语障碍患者的交流。目前 EZ 交流板已被翻译成 16 种不同语言，包括西班牙语、中文、印度语等。有报道显示，EZ 交流板能够改善医护人员与 ICU 言语障碍患者的交流，共涉及 62 类需求，其中 58 类使用交流板；对照组共涉及 60 类需求，其中 55 类使用图片卡。各类需求按照总次数多少排序，最常见的 9 类需求依次为：疼痛、疼痛部位、气促、排小便、排大便、口渴、松约束带、见家人、见医师。

（二）计算机辅助下语言交流与增强互动

ICU-Talk 是一种基于计算机的语言交流与增强互动设备，专门为重症监护病房的插管患者开发。ICU-Talk 系统有两大优势，即易于使用和快速学习。它包括两个接口的选择：一个接口连接预存储的话语数据库，其中一些可以基于计算机的访谈进行个性化使用；另一个接口使用合成语音，可以通过触摸屏、鼠标模拟或单个开关来访问。短语数据库是通过向护理人员询问患者经常与其交流的短语例子，并通过记录在重症监护室中患者的沟通尝试来开发的。从观察中可以清楚地看出，患者不仅会交流身体需求和愿望，还询问家人和朋友，并尝试参与社会互动。ICU-Talk 系统可在 ICU 患者中进行为期 1 年的试验，符合选择标准的患者将被邀请参与研究项目。该系统直接通过记录患者的使用情况来收集信息，使用问卷调查和专家证词从患者、亲属和护士那里获取其他信息。

（三）电子语音输出辅助设备

Life Voice 是通过患者仅存的运动能力，即眨眼和（或）手或手指运动，支持为患者定制的沟通方法。该设备被放置在床边，并可向患者进行简要的演示。患者控制设备包括红外眨眼探测器、触摸按钮或触摸感应屏幕，可以滚动浏览几页常用的词汇和短语。主要屏幕包括一般、舒适、疼痛、烦躁和同意等，还包括生活语音屏幕，可能与患者的需求（如打电话给护士）、偏好等有关。大多数短语都涉及患者的需求，如"我很痛苦"或"我呼吸困难"。另外，因神经功能缺损、身体虚弱或其他原因而不能使用手臂的患者，可以通过眨眼或触摸控制的数字"假键盘"输入短语。这种非侵入性设备有一个支持眨眼检测设备的眼镜框架，计算机通过控制电脑屏幕的无害红外线来检测有目的的眼睛闪烁，患者用眨眼标记一个短语并依次传递到一个声音合成器，从而使短语发音。计算机能够辨别出一种有目的的眨眼，而不是一种无意识的眨眼。其他控制设备包括触摸屏功能，如果患者能够大致移动肢体并接触到屏幕，各种大小的触摸按钮允许"像鼠标一样"控制屏幕。不管如何控制装置，最终结果是计算机能说出所选择的短语。患者的性别由护士在设置屏幕上输入，允许声音是男性或女性。

第五节　吞咽障碍和营养管理

一、临床－康复－护理主导下的团队协作模式

（一）吞咽治疗师介入重症病房的意义

重症病房患者常见严重神经肌肉疾病、肌肉减少、呼吸功能下降、胃肠功能紊乱、气管切开、机械通气、镇静等情况，这些均是导致吞咽障碍的重要因素。研究发现，吞咽障碍是重症病房患者死亡的独立预测因素。随着重症抢救水平的不断提升，其并发症的发生率和治疗需求日益提高，能否安全地经口进食成为重症患者及其主管医护人员最主要关注的问题之一。有研究报道，中重度颅脑损伤患者吞咽障碍的发生率达 62%，由此导致长时间的进食减少、能量与蛋白质摄入不足，出现难以纠正的低蛋白血症、肌肉萎缩，营养不良发生率可达 68%；反流误吸高风险患者可出现反复肺部感染和全身性炎症反应，进而发生营养过度消耗与营养缺乏。这些都会直接影响机体与脑功能的修复，延长重症病房住院时间，降低患者的生活质量。因此，吞咽障碍与营养管理是重症病房中极其重要的一环。

有研究指出，对于神经重症、机械通气时间 > 24 小时、神经肌肉病变、气道或食管损伤等（如外伤、肿瘤、放疗）患者，无论有无意识障碍，都建议进行吞咽功能评估。规范的吞咽康复团队管理可明显缩短患者的住院时间，减少吸入性肺炎等并发症。吞咽障碍的康复应基于详细的患者评估和个性化治疗，包括但不限于与进食相关的健康教育和行为调整，这些都需要吞咽治疗师介入重症病房。

值得注意的是，吞咽障碍的康复应该是综合的而非单一的，并非一两种训练方式或一两种技术手段所能解决的。吞咽障碍的管理也需要从原发病控制、症状改善、营养支持、体力耐力恢复、呼吸功能维持、心理干预等方面进行全方位的干预，并在循证依据的指导下，选择合适的治疗工具或手段。

（二）医康护一体化工作模式

在重症病房中，吞咽障碍的管理需要一个多专业人员参与并密切合作的团队，这个团队的组成人员包括临床相关科室的医师（急诊科、重症监护室、康复医学科、呼吸科、神经科、营养科等）、康复治疗师（言语治疗师、心肺治疗师、作业治疗师、物理治疗师）、护士等。在这个医康护团队中，每位成员都有其相应的职责，为了达到共同的目标，需成立康复工作小组，在入院24～48小时内完成医护技一体化查房。康复医师接到会诊后，由固定的康复医师介入，立即启动康复治疗小组，对有康复需求的患者及时提出评估建议，并根据评估结果制定康复治疗方案，治疗师在治疗过程中需与护士沟通注意事项。

团队沟通可以采取多种形式，包括会诊、定期病例讨论和康复进展汇报等，沟通方式可以是面对面、电话、微信、网络会议平台沟通等。沟通过程中，团队成员必须尊重对方的专业，用简便、快速的方式与对方沟通。吞咽障碍康复团队必须定期评估工作情况，需要召开初、中、末期的评价会，由康复医师主持，重症监护室医师、治疗师、护士共同参加，讨论患者当前存在的主要问题、治疗原则、治疗进展、临床和康复的治疗方案、注意事项、功能预后，并讨论如何促使成员间的沟通更有效率，确保提供的服务能达到最佳效果。

重症患者进入稳定期后对患者进行分流，一部分转入康复科或其他病房继续完成康复治疗；一部分转入下级综合医院康复科完成康复治疗，对于此部分患者，治疗师需提供转诊后康复训练指导方案，保障康复训练的连续性。对于出院的患者，应定期复诊检查或由康复医师随访患者，使康复从医院走向社区和家庭，为患者提供早期、长期、有效、经济的康复治疗服务。

二、获得性吞咽障碍的影响因素识别

（一）相关因素

吞咽障碍是指由于下颌、双唇、舌、软腭、咽喉、食管等器官结构和（或）功能受损，不能安全有效地把食物输送到胃内的过程。在住院期间，患者由于气管插管或气管切开、中枢神经功能受损、神经肌肉疾病等导致的吞咽障碍，被称为获得性吞咽障碍。获得性吞咽障碍的发生率为3%～62%，其中有41%～83%的机械通气患者在拔管后出现不同程度的吞咽障碍。吞咽障碍可导致误吸、呼吸机相关性肺炎、再插管等不良事件，进而延长患者住院时间，降低生活质量，增加社会和家庭负担。因此，明确获得性吞咽障碍的影响因素至关重要。目前，有研究者从患者因素、疾病因素和治疗因素等方面进行分析，发现年龄、心率异常和 APACHE Ⅱ 评分等是患者获得性吞咽障碍的重要危险因素。另外，气管切开、插管时间也是其危险因素，但研究结果不尽相同。

1. 患者因素

（1）老年：老年是获得性吞咽障碍的危险因素之一。一方面，随着年龄的增长，正常吞咽所需的复杂协调的生物力学特性发生改变，主要表现为咽喉部感觉、运动功能减退，而气管插管或气管切开等作为应激因素加重了这种改变，超过了身体代偿能力，即产生拔管后吞咽障碍。另一方面，机械通气患者病情往往较重，免疫功能较差，年龄可与原发疾病的打击等因素共同作用，导致拔管后出现吞咽障碍。

（2）性别：有研究发现机械通气的女性患者发生喉损伤和吞咽障碍的风险比男性高，可能与大型号的气管插管有关。但也有研究认为性别不是获得性吞咽障碍的危险因素。

2. 治疗因素

（1）机械通气时间和气管切开：机械通气、多次插管、气囊压迫是导致患者发生获得性吞咽障碍的主要危险因素，长时间气管内插管会导致喉返神经与舌咽神经受压，从而使气管发生炎症，进而导致吞咽困难。同时，气管切开的患者因影响了声门闭合反射，使喉和下咽的敏感性降低，呼吸 – 吞咽循环链断裂，加之咽喉部失用性肌萎缩，均影响正常吞咽运动，造成吞咽障碍。一篇关于心外科术后的报告显示，插管时间每增加 12 小时，吞咽障碍的发生率增加 1.93 倍。有研究表明，患者气管插管达 48 小时后，吞咽功能障碍发生率为 14%～56%，气管切开＞ 72 小时、带管时间＞ 7 天是吞咽障碍的危险因素，但是机械通气时间的长短与吞咽障碍的关系还存在争议。

（2）经食管超声心动图：术前经食管超声心动图检查可能会损伤声带、喉部、食管的正常解剖结构。有关心脏手术前患者进行经食管超声心动图的研究显示，吞咽障碍是经食管超声心动图检查的常见并发症。

3. 疾病因素

（1）APACHE Ⅱ 评分：APACHE Ⅱ 评分主要用于评估患者的疾病严重程度，分值越高代表患者病情越重、预后越差，能有效反映病情的演变和预测病情的转归。APACHE Ⅱ 评分是患者吞咽障碍的危险因素，不仅要从急性生理变化、年龄和既往健康评分 3 个方面进行评估，还要对格拉斯哥昏迷程度进行评分。有研究证实，格拉斯哥昏迷评分是获得性吞咽障碍的危险因素，这说明 APACHE Ⅱ 评分在一定程度上可预测获得性吞咽障碍的发生。

（2）脓毒症：脓毒症是患者吞咽障碍的危险因素，可能与脓毒症所致的血流动力学异常、炎性反应等因素作用于脑部，引起中枢神经系统功能障碍，进而影响吞咽反射有关。

（3）心率异常：研究认为心率异常是患者获得性吞咽障碍的危险因素，伴有心律失常的患者获得性吞咽障碍的发生率是非心律失常患者的 4.177 倍。有研究发现术前两周持续房颤是心脏外科术后获得性吞咽障碍的危险因素。术前伴随房颤者术后吞咽障碍的发生率是未伴随者的 1.75 倍。

（4）入院前功能状态差：入院前功能状态差是患者发生获得性吞咽障碍的危险因素，也是导致患者频繁入住重症监护室的危险因素。入院前存在神经肌肉疾病（如重症肌无力、少肌症、多发性肌炎与皮肌炎）的患者是吞咽障碍的高发人群，可能与受损的功能状态导致相应肌肉肌力减弱有关，可表现为口腔力量受损和吞咽反应不一致。

（5）ICU 住院时间：随着 ICU 患者住院时间的延长，呼吸机相关性肺炎、误吸等并发症的发生率增高，各种侵入性操作增多，患者的吞咽功能会受到不同程度的损伤。

（二）团队人员协作

临床 – 康复 – 护理主导下的团队成员在工作上既要做到分工明确，又要做到紧密合作。不同角色的成员在团队中的分工如下。

• 医师：负责临床疾病管理、病情风险把控，进行临床体格检查、全身营养状态评价，了解与吞咽、气道相关的现病史和既往史；在治疗上，进行医学治疗和管理、风险管理（感染、误吸、营养不良等）、营养管理、设定治疗目标、决定总体治疗方针，对患者及其家属进行说明，进行手术与影像学分析。

• 护士：由受过专业训练的护士进行吞咽障碍筛查，判断有无吞咽障碍；进行专业的管饲管理、气道管理和口腔护理。此外，护士还要做好患者一般状态、营养状态和每日摄食状态的评价（进食方法、进食速度、进食量、是否存在呛咳等）、ADL 评价、口腔状态评价，一般的 ADL 指导、摄食指导、卫生宣教，以及给药、输液、精神支持等。

• 言语治疗师：做进一步吞咽障碍的评价。言语治疗师评估患者吞咽器官的功能受损程度、发声、构音和交流能力，评价进食食物的功能状况，对存在气管切开套管的患者还需要评估患者的气道情况，包括试堵管时气道的通畅性和耐受性、是否可发声。通过临床评估做出下一步检查与治疗决策，包括需进行何种仪器评估、是否可经口进食和如何制定喂食处方、制订针对性的治疗计划并执行。在治疗过程中，言语治疗师还要负责直接和间接进食训练，指导护理员或家属如何协助。

• 其他：团队协作还需要心肺治疗师、作业治疗师、放射科技师等的加入。心肺治疗师主要评估患者的心肺功能并进行心肺训练、改善患者呼吸和咳嗽能力、强化气道保护能力；作业治疗师负责 ADL 评价、高级脑功能评价、改善腕手功能、设定进食姿势和进行进食训练、制作辅助具、调整进食环境、治疗失认失用、ADL 训练等。物理治疗师负责运动能力、移动能力、姿势评价和相关训练。放射科技师按照 ST 的要求，执行吞咽造影检查的操作。

　　在协作过程中，首先可由医师发起转介，在转介中简要介绍患者病情和转介需求。根据转介需求，不同成员介入评估。团队可召开病例讨论会，有关的医师、ST、作业治疗师（occupational therapist，OT）、护士、护理员和家属均应参加，小组成员在一起讨论患者的情况，决定治疗方案，明确分工，以便于后续治疗过程中的互相合作。讨论会上，由负责训练的 ST 或护士向各位成员重点汇报患者的气道情况和吞咽功能，包括气管套管类型、气囊管理、痰液情况、营养方式、管饲患者置管的方式，可经口进食的患者需汇报进食食物的成分、性状、每餐进食所需的时间，此外，患者每次经口进食量、一天的总量、进食后的反应（包括呛咳、呼吸、声音）等均需汇报。各成员应动态了解患者的吞咽功能和营养改善或恶化的情况。

（三）系统信息化建设

　　早期重症吞咽障碍的管理由临床 – 康复 – 护理协作的跨学科团队共同进行。由于重症患者病情的不确定性与复杂性，其临床信息的监测项目和采集频率远远多于普通患者，这些监测结果和病情进展需要在团队中被及时、有效地传达。目前已有信息化系统在重症病房中被使用，这些系统主要是自动、实时地采集患者的体征信息（包括血压、体温、呼吸、心率等），对于异常情况可以进行数据修正和报警，有些系统还可以设置方便信息录入的护理记录、交班记录等。这些系统可接入医院电子病历系统，但大部分系统内容只涵盖重症监护病房内的临床与护理信息，缺少康复治疗内容。实际上，康复治疗的记录与传达在重症管理中尤为重要。医师、护士需要了解患者全面系统的评估结果，体位管理和喂食处方的落实需要护士共同执行与监督，每次康复前后生命体征的改变需要动态观察。因此，重症病房的系统信息化建设还需要改进与更新，吞咽功能评估（包括临床评估与喉镜吞咽功能评估）、心肺功能评估和治疗方案、喂食处方等信息的记录亟须在信息化系统中被涵盖。

三、吞咽障碍的新型评估与监测技术

（一）开展床旁评估新技术的必要性

　　尽管目前临床上早期筛查、临床评估和仪器检查已经构成了较好的吞咽障碍评估体系，但用于脑卒中超早期和 ICU 相关重症患者时仍存在下列不足：①筛查量表对吸入性风险的预测、特异性和敏感性不高；②重症患者早期接受临床评估的配合度不足，无法客观真实地反映吞咽功能；③吞咽造影（VFSS）被视为误吸评估的金标准，具有特异性，但其存在辐射，难以在床旁开展。近年开展的喉镜吞咽功能评估可在床边评估，操作较为简便，但主要反映咽期的吞咽功能。此外，上述评估均只能反映一个时点的功能状况，无法实时动态监测，而脑卒中早期和相关重症患者病情变化快，吞咽功能水平也随之变化。因此，国内外越来越多的研究致力于开发动态、无创、无辐射的吞咽监测，尤其是对误吸的监测方法。随着传感器技术的不断发展，使用可穿戴、无创、便捷、高效、无辐射的传感器评估吞咽功能已成为一种发展趋势，尤其是针对早期重症患者。

（二）吞咽功能动态评估技术概述

现有的吞咽呼吸相关生物信号主要包括喉部运动、吞咽肌群肌电活动、吞咽声音和呼吸速率等。可以通过多源传感器，如声音传感器、表面肌电、加速度计、鼻气流计、压电传感器等置于患者喉部、颏下、鼻腔等位置，同步采集吞咽时的声音、舌喉复合体位移、呼吸气流等信号，并通过信息处理技术，实现对吞咽功能的无创动态监测。目前信号采集方式主要分为两类：新型柔性集成传感器技术和多个传统传感器的联合采集技术。采用的信息处理方法可大致分为基于特征工程的传统机器学习方法和基于数据驱动的深度学习方法。目前吞咽动态监测研究仍处于初期阶段，真正实现临床上的吞咽动态监测还需深入研究和持续改进，将先进的传感器与智能分析技术相结合。

1. 评估过程。

准备工作：①操作环境：选择安静、舒适、具有一定操作空间的环境。②物品准备：电脑、外接 USB、三轴加速度计、微型声音传感器、表面肌电、鼻气流计、胶布、消毒酒精、纸杯、注射器、汤勺（3 mL、5 mL、10 mL、20 mL）或者无菌注射器、水、食物增稠剂。根据《吞咽障碍膳食营养管理中国专家共识（2019 版）》将原液调制成微稠型、中稠型和高稠型 3 种不同黏度的食物。③受试者准备：告知受试者采集目的、采集流程和注意事项，取得配合。检查前完成排痰和口腔护理，清洁口腔，清除咽部和气道分泌物。

2. 评估流程。

（1）放置多源信号采集装置。先采用 75% 医用消毒酒精擦拭受试者颏下和颈前区皮肤，清除表面皮脂，提高信号传导效能。各信号采集源放置位置如下：① sEMG 采集电极粘贴于患者下颌与舌骨之间（下颌与舌骨肌肌腹处）；②压力感受器放置于甲状软骨、环状软骨之间与喉正中线相交处；③三轴加速度计放置于环状软骨与喉正中线相交处，传感器的三轴分别与解剖的水平面、矢状面和冠状面方向对齐；④声音传感器放置于三轴加速度计正下方偏右侧 1 cm 处；⑤鼻气流计佩戴于患者鼻孔口。上述采集设备必要时均采用医用胶布进行固定（图 4-5-1）。

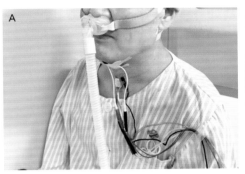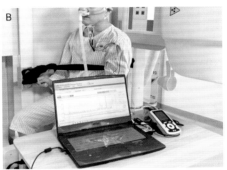

A. 多源传感器的放置；B. 数据采集的操作环境。

图 4-5-1　放置多源信号采集装置并采集数据

（2）校准设备。调节设备，待各传感器信号输入稳定后，记录受试者自主吞咽3次，观察信号输入情况，如有异常运行则进行调整，后续吞咽过程中持续进行信号采集。

（3）完成吞咽动作。受试者按中国版容积黏度测试的常规流程完成，依次进食中稠、微稠、原液和高稠等4种食物，每种食物分别选择3 mL、5 mL、10 mL三种容积进行吞咽评估。观察不同容积、不同性状时患者的吞咽情况，观察有无误吸发生。一旦发生误吸应停止该性状食物检查，少量误吸清理后可直接跳转至进食高稠度食物，如高稠度食物也出现误吸则停止后续食物进食，对患者进行体位排痰、吸痰等操作。

3. 多源生物信号的采集过程。

（1）嗓音的采集。评估过程如下：应用声音采集和存储设备，嘱患者进食前发元音"衣／ｉ/l"3次，患者每次进食后发元音"衣／ｉ/l"3次；将采集到的音频进行降噪处理，并生成MP3格式文件，将文件导入语音分析软件，采用软件预置插件和脚本进行分析。

（2）吞咽声音采集。采集时将接触式麦克风用医用胶布固定于环状软骨水平下偏右1 cm处，开启声音采集软件，嘱患者保持直立坐位，由专业言语治疗师喂食，记录患者的吞咽声音。操作过程中尽量选择安静环境，减少交谈等噪音干扰。

（3）舌骨位移信号采集。三轴加速度传感器具有重量轻的特点，能够测量空间加速度，可以在预先不知道物体运动方向的情况下，用三维加速度传感器来检测出加速度的信号，可以较为全面地反映出物体在运动时表现出的特性。在检查过程中，可将患者上半身固定，尽量减少由于身体晃动造成的数据干扰；由专业的言语治疗师进行喂食，记录三轴加速度信号。

（4）甲状软骨运动信号采集。吞咽时，甲状软骨存在向前、向上运动并恢复原位的运动趋势，通过压电传感器采集甲状软骨吞咽时的压力变化，可评估甲状软骨的运动。操作前，消毒甲状软骨体表部位，根据骨性标志使用医用胶布贴放压电传感器。准备工作后，由专业言语治疗师进行喂食，记录吞咽时甲状软骨压力信号变化。

（5）呼吸运动信号采集。评估呼吸运动可用的传感器包括呼吸流量计、热敏呼吸传感器和鼻气流压力传感器等。这些传感器均可记录呼吸流量、呼吸频率和呼吸波形。操作前将传感器贴于鼻腔出口处，嘱患者正常呼吸3～5个周期，观察传感器工作情况。然后由专业治疗师按照流程喂食，记录吞咽时呼吸信号的变化。注意指导患者用鼻呼吸，并观察患者的吞咽情况。

4. 多源信号的分析。

（1）多源信号的预处理。吞咽呼吸相关的生理信号，如高分辨率颈部听诊声音信号或表面肌电信号等，易受内外环境的噪声干扰。信号干扰通常由吞咽过程中发生的其他生理事件引起，如结构位移、呼吸、头部运动、大动脉血管运动等。因此，在对采集的多源时序信号进行智能分析之前需进行白化、降噪、降采样、归一化等预处理。

（2）吞咽周期的定位与识别。分割吞咽周期早期需采用人工标注，即可通过吞咽造影等金标准或者其他评估方法同步记录的方式标记口腔期、咽期和吞咽周期的时间点，然后再由信号分析人员根据标注好的时间点对多源信号进行分割。后期也可以通过机器学习的方法，提取吞咽动作的特征，进行自动标注。

（3）嗓音分析。分析参数包括嗓音的基频、声压级、相对平均扰动度、相对频率微扰、相对振幅微扰、振幅微扰商、谐波噪声比。

（4）吞咽音分析。

1）形态特征。采用 Adobe Audition 进行声音信号分析，得到如下形态特征参数：①方差：信号离散程度；②偏度：信号的三阶矩阵，反映信号概率密度函数的不对称程度；③峰度：信号的四阶矩阵，反映信号概率密度函数的陡峭程度。

2）频域特征。对吞咽时采集的声音信号通过短时傅里叶变换提取频域特征：①带宽：声音信号所包含的各种不同频率成分所占据的频率范围，即信号的最高频率分量与最低频率分量之差；②谱质心：通过能量对频率进行加权平均后得到，是反映声音信号的频率分布和能量分布的重要参数之一。

（5）舌骨位移分析。

舌骨移动加速度信号的分析主要包括三种：一种是对数据本身特征进行分析，如时域指标：标准差、偏度、峰度等；另一种是频域指标：峰值频率、谱质心、带宽；还有一种是时频域指标：小波熵等。通过这些指标的参数比较，判别正常与异常吞咽。但已发现吞咽加速度计信号随着年龄、性别和头部位置的变化而变化。

（6）甲状软骨运动分析。

压力阻抗信号分析评估舌喉复合体运动：首先针对原始舌喉复合体运动信号通过公式转换为集成舌喉复合体运动信号。为了让集成的压力阻抗信号匹配甲状软骨的运动，在集成压力阻抗信号的基础上计算两个时间参数：①喉部上抬时间：喉部上升到最高位置所需的时间；②喉部激活时间：喉部开始快速上升到喉部恢复到最低位置所需的时间。

（7）呼吸运动分析。

首先，记录参与者在休息时的5个呼吸周期，以获得平均呼吸周期时间，如呼气和吸气时间。呼吸循环时间定义为从一次吸气开始到下一次吸气开始的时间。然后将呼吸时间分为吸气时间和呼气时间。根据采集的呼吸信号，计算吞咽时的呼吸暂停时间。呼吸运动应与吞咽声音信号、肌电信号等联合应用以评估吞咽模式，吞咽模式是根据吞咽前和吞咽后的呼吸阶段确定的。

（8）吞咽自动识别监测新技术。随着传感器技术与信号处理技术的迭代更新，使用上述多源传感器监测呼吸与吞咽信号来评估吞咽功能，并通过智能模型预测和诊断误吸成为可能。在吞咽周期定位的基础上，融合上述多源时序信号特征，采用人工智能分析技术构建自动识别模型，能动态识别异常吞咽动作。这一领域尚处于起始阶段，需要进一步探索和研究。

四、早期吞咽功能训练

（一）感觉刺激

口腔感觉包括浅感觉和深感觉。口腔浅感觉的神经支配和传导通路是相同的，口腔浅感觉损伤的吞咽障碍患者，其触压觉、痛觉和温度觉均存在障碍，此类患者多出现口腔分泌物潴留、口腔食物残留、感觉障碍侧黏膜肿胀、黏膜损伤等情况，且患者对此感知能力减退。深感觉包括位置觉、运动觉和震动觉，是指运动器官本身在不同状态（运动或静止）时产生的感觉，例如，人在闭眼时能感知身体各部的位置。另外，精细触觉也属于深感觉的范畴，可辨别两点的距离和物体的形状、大小、软硬和纹理粗细等实体觉。口腔深感觉障碍的患者，会出现下颌关节不稳定、唇舌运动不协调、舌运动方向感知能力差、食物质地辨识降低、定向清除食物残留的能力降低等。

因此，口腔深、浅感觉刺激治疗，不但可以改善吞咽功能、减少口腔残留、预防吸入性肺炎，还可以增加患者的自我保护和对食团的感知能力，增加患者对进食的自我注意和警醒。

1.气脉冲感觉刺激训练。使用具有一定压力的气泵发生器或手动挤压气囊，对口腔舌咽神经支配的扁桃体周围区域给予气脉冲刺激的治疗方法称为气脉冲刺激治疗。

（1）方法：简易的气脉冲刺激器可由普通气囊接导气管制作而成，将导气管头端置于患者舌腭弓、舌根部、咽后壁、K点（见K点刺激），通过输液管调节阀避免患者咬住导气管，治疗师快速按压气囊，每秒3~4次，引出吞咽动作或送气后嘱患者做主动吞咽动作。

（2）作用：气脉冲感觉刺激是利用按压气囊产生的气流对刺激区域的黏膜进行感觉刺激，诱发吞咽反射，改善吞咽启动功能。气脉冲刺激后，食物的吞咽次数与吞咽欲望明显增加。通过对舌腭弓、舌根部、咽后壁等部位进行气体脉冲感觉刺激可重新建立咽反射，加快吞咽启动。

（3）优点：对于咽反射消失或吞咽启动延迟的患者，传统治疗常用按摩、温度觉刺激等方法，但对于唾液分泌较多而又无处理唾液能力的患者，传统方法容易增加其误吸风险。使用创新性技术气脉冲感觉刺激治疗，在不增加口水分泌的同时，可加快启动吞咽，增加吞咽的安全性。与电刺激治疗相比，气脉冲刺激治疗简单、安全，适合重症患者、气管切开患者。

（4）应用研究：2005 年 Theurer 报告气脉冲刺激口咽，无论单侧或双侧，均可增加健康年轻人的唾液吞咽频率。2008 年 Soros 等用 fMRI 定位研究口咽感觉刺激的中枢处理，其结果表明双侧气脉冲刺激与双侧网络激活有关。包括初级本体感觉皮质、丘脑、初级运动皮质、次级运动区、扣带运动区。无论左或右侧口咽刺激，相关脑区之间的激活没有发现明显差别，口咽刺激可以激活双侧额皮质网络。在口咽感觉运动功能中，这些网络以前被认为是舌运动、咀嚼和吞咽重叠的皮质区域。由此可见，大脑皮质，特别是额皮质在吞咽的中枢处理中具有重要的整合作用。

2. K 点刺激。K 点刺激是由日本言语治疗师小岛千枝子教授发现，并以她的英文名字第一个字母 K 命名，2002 年发表在 *Dysphagia* 上，不仅在日本，目前在中国也已经得到推广并广泛应用。K 点位于磨牙后三角的高度，在舌腭弓和翼突下颌帆的凹陷处。

（1）方法：用小岛勺、棉签或戴上手套的手指从牙齿和颊黏膜缝隙进入 K 点处直接刺激，可以诱发患者的张口和吞咽启动。

（2）作用：诱发张口和吞咽启动。临床上主要应用于上运动神经元损伤的口腔期牙关紧闭或张口困难、吞咽启动延迟的患者。

（3）优点：在进行吞咽障碍的治疗或喂食、口腔护理时，刺激 K 点可帮助患者开口，为训练、喂食和口腔护理创造良好条件。

3. 冷刺激训练。冷刺激训练是用较低的温度刺激口腔或咽部，从而改善患者吞咽功能的方法，是目前吞咽障碍治疗的主要传统方法之一，可有效地强化吞咽反射，反复训练可易于诱发吞咽动作并增强吞咽力量。

（1）方法：冰棉棒刺激或冰水漱口是一种特别的感觉刺激，此法适用于口腔感觉较差的患者。吞咽前，在腭舌弓处给予温度觉刺激。进食前以冷水进行口腔内清洁，或进食时冷热食物交替；亦可将大小为 0 号的反光喉镜（或棉签）在碎冰块中放置数秒钟，然后将冷喉镜置于患者口内前咽弓处，平稳地做垂直方向的摩擦 4 ~ 5 次，然后做一次空吞咽动作或让患者进食吞咽，如出现呕吐反射，则应中止。

（2）治疗作用：冰刺激可以提高患者对食团的知觉敏感性，通过刺激，同时给予脑皮质和脑干一个警戒性的感知刺激，提高对进食吞咽的注意力。持续的冷刺激可减少口腔过多的唾液分泌。

4. 深层咽肌神经刺激疗法（deep pharyngeal neuromuscular stimulation，DPNS）。DPNS 由美国言语治疗师 Karlene H. Stefanakos 提出，是利用一系列的冰冻柠檬棒刺激咽喉的反射功能，着重强调以下反射区：舌根部、软腭、上咽与中咽缩肌，从而达到强化口腔肌肉功能与咽喉反射、改善吞咽功能的目的。治疗前需准备冷冻的柠檬棒（将纱布包在筷子上，沾上柠檬汁后外包塑料膜，在冰箱中冷冻，等纱布球变硬后可以拿出使用）和纱布。

（1）方法：治疗师戴上手套，使用稳定的压力，以湿的纱布包住患者前 1/3 的舌面，将舌拉出来，分别刺激软腭、舌、咽后壁、腭垂等不同位置。

（2）作用：强化咳嗽和吐痰能力，减少唾液呛咳机会，改善声音音质，强化咽肌功能。

（3）优点：深层咽肌神经刺激疗法适用于认知功能低下的患者，该方法经济易行，且可在短期获得疗效，患者满意度高。但该方法不适用于癫痫失控、腹部手术、脑神经退化性疾病、重度阿尔茨海默病、重症肌无力、呼吸衰竭、运动失调、精神状况不稳定、使用呼吸机或气管切开的患者。

5. 振动深感觉训练。振动深感觉训练通常是利用由振动牙刷改良而来的振动棒进行训练，可为口腔提供口腔震动感觉刺激，通过震动刺激感觉的传入反射性强化运动传出，改善口颜面运动功能。

（1）方法：使用改良振动棒进行治疗，治疗时将振动棒的头部放于口腔需要刺激的部位，如唇、颊、舌、咽喉壁、软腭等部位，开启电源，可滑动振动棒头部至需要刺激的部位，直到被刺激的器官产生动作或感觉。

（2）作用：通过振动刺激深感觉的传入反射性强化运动传出，为口腔提供振动感觉刺激，促进口腔感觉恢复，改善口颜面运动功能。

（3）优点：此种训练在临床实践中并未出现任何不良反应，训练时患者一般依从性良好。尤其是超声振动，无噪音，患者无明显的振动感，适用于成人和儿童，可指导患者或家属课下训练，尤其适合重症期患者。

6. 嗅觉刺激。嗅觉刺激多用芳香味刺激物，故又称"芳香疗法"。芳香疗法是通过芳香物质中的小分子物质（芳香小分子）刺激嗅觉来达到对嗅觉的调节和对嗅觉信息传递的促进作用。芳香小分子可以通过嗅觉通路直接刺激下丘脑垂体，进而分泌激素和神经调节物质等调节机体功能。芳香小分子可恢复刺激诱导的免疫抑制，调节神经内分泌。嗅觉刺激可改善感觉和反射活动。

（1）方法：治疗吞咽障碍的嗅觉刺激疗法多应用黑胡椒刺激和薄荷脑刺激。可以将其制作成可挥发性黑胡椒精油、薄荷脑精油，或将其制成生理盐水溶液等，经鼻腔吸入芳香小分子物质后，可有效改善吞咽启动。

（2）作用：嗅觉刺激可改善患者的感觉和反射活动，降低渗漏发生率。

（3）优点：嗅觉刺激不会有不良反应，也不需要患者有遵从口令的能力，只是经鼻吸入有气味的气体，是一种简便易行的训练方法，对于重症期、气管切开术或插胃管等严重吞咽障碍患者，有一定的帮助。

7. 味觉刺激。舌的味觉是一种特殊的化学性感觉刺激，通常舌尖对甜味敏感，舌根部感受苦味，舌两侧易感受酸味刺激，舌体对咸味与痛觉敏感。随着年龄增长，味觉是最先出现减退的感觉，但酸甜苦辣的喜好选择是人的一种本能，经过长久的生活习惯累积，可有意识地将味觉信息储存在脑内，形成味觉记忆。味觉刺激是将不同味道的食物放置于舌部相应味蕾敏感区域，以增强外周感觉的传入，从而兴奋吞咽皮质，改善吞咽功能。应用的方法如下。

（1）标准化刺激味道的制作：选取酸、甜、苦、辣4种味道为刺激的口味，代表性味道食物分别为：柠檬酸（酸）；蔗糖（甜）；奎宁（苦）；辣椒素（辣）。将各种味道的食物独立分开调制成稀流质，储藏在 4.5 ℃的冰箱中备用，其浓度分别为柠檬酸 2.7% W/V，蔗糖 8% W/V，辣椒素 0.025% W/V（取 25 mg 辣椒素先用 100% 乙醇溶解再稀释），奎宁 0.1% W/V。假味觉刺激物仅使用蒸馏水。

（2）味觉刺激的方案：根据患者的个人口味喜好，将不同味道的食物放置于舌部相应味蕾敏感区域：蔗糖的甜味刺激应放置于患者的舌尖，奎宁的苦味刺激应放置于患者的舌根部，柠檬酸的酸味刺激应放置于患者的舌两侧，辣椒素的辣味刺激实际上触发舌部痛觉感受器，可放置于舌面。治疗师或操作人员从冰箱中取出目标口味刺激物，采用棉签蘸取后给予刺激舌部相应味觉区域，每次刺激 3～5 秒，间歇 30 秒，共 10 分钟，持续 4 周。刺激后进行进食训练，采用标准喂食记录表记录进食的时间、食物的成分、食物的形状、每次的进食量、每次进食所需的时间、进食的途径、进食的反应（发生呛咳的次数、痰量）等情况。

（3）味觉刺激的作用机制：味觉刺激（如柠檬酸等）可以通过增强喉上神经和舌咽神经咽支的感觉传入，明显激活初级感觉区、前扣带回、岛叶、前额叶、鳃盖部、辅助运动区等与吞咽关系密切的脑区，提高吞咽皮质至颏下肌群的传导通路的兴奋性。在此之前，Mistry 等也发现不论是甜还是苦的味觉刺激都可以提高咽缩肌皮质代表区的兴奋性，这使感觉信息能够快速动态地调节运动行为，快速调节咀嚼期节律性下颌运动的启动、维持和结束，促进吞咽启动。此外，食品发出的气味也属于味觉刺激范畴，与食物辨识等认知功能相关。口咽传入神经对机械性刺激、温度和化学性刺激的变化都是敏感的，而且舌部相应味蕾区对不同味道的敏感性也不一样。

8.感觉促进综合训练。感觉促进综合训练是将触压觉刺激与其他训练措施合并进行的训练方法，可以用于认知障碍、吞咽失用、口腔感觉障碍等患者。

（1）方法：①把食物送入口中时，增加汤匙下压舌部的力量；②给予感觉刺激较强的食物，如冰冷的食团、有触感的食团（如果酱）或有强烈味道的食团；③给予需要咀嚼的食团，借助咀嚼运动提供最初的口腔刺激；④鼓励患者自己动手进食，可使患者得到更多的感觉刺激。鼓励吞咽失用、食物感觉失认的患者多用。

（2）作用：增加感觉输入方法既是代偿方法，也是吞咽功能恢复的治疗方法，对于吞咽失用、食物感觉失认、口腔期吞咽启动延迟、口腔本体感觉降低、咽期吞咽启动延迟的患者，一般适合在进食/吞咽前增加口腔感觉、给予感觉刺激，能够加快其启动吞咽。

（二）运动训练

口腔运动训练技术是指运用手法对患者口部（下颌、颊、唇、舌、软腭等）进行运动训练，根据口部肌肉运动原理和用进废退原则充分发挥患者的主观能动性，帮助患者建立正常的运动模式，利用被动、主动和抗阻等方法进行有效、有针对性的治疗。促进口腔的感知觉和运动功能正常化，抑制口腔异常的运动模式，使患者获得正常的口腔运动控制。

1.下颌运动训练：包含下颌的开、闭运动和下颌的侧方运动。

（1）下颌开闭的训练方法：可让患者尽量在正常张口范围内打开下颌，可至稍微过度张口位，如发现患者张口范围受限或范围减小，可首先对患者下颌关节周围和相关肌肉进行按摩放松。对于中枢性运动障碍的患者，可通过 K 点刺激患者张口（具体方法可参看 K 点刺激）。对于周围性运动障碍的患者，需进行手法牵拉和推压下颌逐渐改善张口、闭口范围。然后，可利用不同粗细和软硬度的橡胶咬合训练棒进行下颌开、闭和侧向运动的咬合训练。通过对不同强度的训练工具的咬合训练，来模拟切割、研磨等咀嚼动作以提高患者下颌的运动功能，使患者逐渐获得更大的下颌咀嚼范围和咀嚼力量。对于咬合过度、张口困难的患者可首先放松患者颈部，让患者头稍稍向上昂起，用冷毛巾放松咬肌，治疗师可戴手套沿患者颊龈沟进入，轻轻按摩磨牙后部牙龈（K 点对应外部位置），当患者张开口后，可用橡胶咬合训练棒进行训练。

（2）下颌控制力和稳定性的训练：让患者咬住硬质食物（如条状磨牙饼干）或橡胶咬合训练棒的一端并保持稳定，需控制咬合力量和稳定性，减少食物或训练棒的上下晃动，同时需持续保持下颌的闭合，避免食物或训练棒从口内掉落。可配合唇、舌运动移动和调整食物或训练棒在口腔中的位置，可同时使多个器官参与该运动，促进口腔运动的整体协调性、稳定性和控制能力。

（3）作用：下颌训练可改善患者下颌的运动范围、灵活性和协调性，使患者逐渐获得更大的下颌咀嚼范围和咀嚼力量。

（4）注意事项：进行 K 点刺激时应注意刺激工具和接触刺激时的力度，避免刺伤或过度用力损伤黏膜，造成出血或溃疡。推压牵拉下颌时应循序渐进，注意分散受力点以保护患者牙齿，避免暴力撬压下颌损伤牙齿。如果张口过大且关节囊过分松弛时，下颌头可滑至关节结节前方而不能退回关节窝，造成下颌关节脱位。手法复位时，必须先将下颌骨拉向下，超过关节结节，再将下颌头纳回下颌窝内。因此，进行下颌开闭训练时，不可过度要求运动范围或急于求成，而导致患者下颌关节脱位或其他损伤，训练需建立在循序渐进的基础上，通过更多协调的下颌运动而获得。

2.唇的运动训练：包括唇的主动运动、抗阻运动和轮替运动。

（1）唇的主动运动：让患者主动最大努力地嘟唇、抿唇、唇外展、咂唇。治疗师可示范，可借助镜子给患者提供反馈。当患者完成动作的幅度或力度不足时，治疗师可提供助力，如对于不能完成唇外展或一侧运动范围减小的患者，治疗师可借用手指的摩擦力向远离中线方向施加外拉口角的力量，同时要求患者努力完成展唇动作，以促进唇左、右两侧的对称性并改善患者唇的外展运动。

（2）唇的抗阻运动：①让患者双唇闭合，上、下唇之间夹住一条状纱布的中部（厚度 1~2 mm）或压舌板，治疗师双手固定住纱布条或压舌板的两端并向不同方向牵拉，力量循序渐进，同时让患者维持唇闭合动作夹紧；②将一枚纽扣（直径以患者口部容易包纳为宜）中部用细绳连接，让患者双唇闭合包纳纽扣，治疗师逐渐用力牵拉细绳，使纽扣向外的力量加大，患者用双唇抗阻控制住纽扣的位置，以提高患者双唇闭锁、包纳力量和耐力；③让患者做鼓腮动作，并尽力闭紧双唇，通过口内压力变化，使患者利用双唇闭锁控制口内空气，从而增强唇的闭合力量。

（3）唇的轮替运动：让患者练习几种唇形间快速转换，如张唇、闭唇、凸唇、缩唇、露齿、展唇、圆唇、鼓腮、吮颊、咂唇等动作的转换，反复进行并逐渐加快速度，通过快速转换练习提高唇的力量、灵活性和协调性。

（4）唇运动训练的作用：通过练习可提高唇部力量和运动范围，增加唇部运动的灵活性，改善对食团的包裹能力。

3.面颊训练：颊部运动训练包括颊肌肌力、颊肌灵活性和协调性训练。

（1）颊肌力量的训练：让患者鼓腮，并进行左、右侧交替鼓起动作，同时观察对侧颊部收缩情况，当患者可以完成该动作时，治疗师可用手指在患者鼓起侧颊部施加轻微压力，观察患者对侧颊部和双唇肌肉收缩力量。如患者颊肌萎缩无力或力量下降时，首先可对颊部肌肉进行按摩和推压刺激，同时用软毛巾快速擦刷面颊部并让患者进行主动颊肌收缩运动。然后，可用食指佩戴橡胶或硅胶软质指套（也可用硅胶质软勺、按摩棒等），从口内沿颊部伸入并向外侧施加轻度牵拉力量牵拉颊肌，力量循序渐进，以引发患者颊肌收缩为宜，可逐渐加大拉力以提高患者颊部力量。

（2）颊肌灵活性和协调性的训练：让患者鼓腮或含住一口水，做左、右同时或交替鼓腮的漱口动作，逐渐加快速度，持续动作数秒，重复数组，以提高颊部肌肉运动的灵活性。由于颊肌在咀嚼过程中与舌配合将食物固定于上、下颌磨牙之间，训练时可通过选取不同质地的食物，让患者直接进行咀嚼的练习，以提高颊肌灵活性和协调性。通过进行反复咀嚼练习，强化咀嚼动作，可最大限度地提升口腔各器官整体的运动协调性。

（3）颊部训练的作用：通过训练改善患者颊部肌肉的力量，改善食物加工处理时对食物的控制能力，减少颊部残留，提高患者咀嚼时食团加工的能力并提升对流体食物的吸吮力，以调和食团运送时口腔内向后方推送的压力。

（4）训练时的注意事项：如患者颊部松弛无力，为改善患者患侧颊部肌肉张力，可用同侧拇指和食指夹住患侧面颊，并用拇指由远端向唇角侧轻轻按摩颊肌，快速做圆唇和唇角上提动作。或用拇指沿颊肌外侧由下至上进行推压和按摩，促进患侧颊面部感觉和肌肉功能改善。另外，还可配合对患者颊部进行拍打、擦刷和冷热等刺激以促进颊部肌肉功能恢复。从训练的安全角度出发，由于直接使用食物参与训练，须根据患者的吞咽功能选取相对安全的食物，应避免过于光滑，容易卡住的球、块状食物，可将食物加以改造，切成相对安全的形状，如条状、片状等。因此，训练前应对患者的吞咽功能有充分的了解或进行吞咽评估，确保训练的安全性。

4.舌运动训练：包括舌肌主被动训练和抗阻训练。

（1）舌肌主被动训练：①当患者可主动进行舌的运动时，可让患者最大幅度地伸出口腔外，并向上、向下、向左、向右运动；也可让患者在口腔内用舌头"找牙齿"，如用舌头找到上牙列最左边的牙齿并逐个向右，同方法进行下牙列牙齿的训练。②当舌的运动幅度不足时，可使用舌肌康复训练器进行被动训练，用舌肌康复训练器的吸头吸紧舌前部，轻轻用力牵拉舌头向上下左右前后等方向被动牵拉、助力运动或抗阻后缩训练，进行舌肌肌力训练；如患者配合，可使用纱布代替舌肌康复器，包裹舌头进行牵拉。

（2）舌压抗阻反馈训练：舌压抗阻反馈训练是应用舌压抗阻反馈训练仪改善舌流体静压，提高舌活动能力的一种训练方法，是一种可以直接客观地将患者舌上抬抗阻能力通过压力值显示的正反馈训练技术。训练时根据患者舌的功能水平选择球囊内注水量，导管球囊内注入适量水后接于舌压抗阻反馈训练仪接口处，把球囊放于患者的舌中部，患者舌部放松，此时记录显示屏的压力值（基线值）后，嘱患者舌中部用力上抵硬腭，舌体上抬挤压注水球囊后，通过舌压抗阻反馈训练仪上的显示屏可显示瞬间压力值，嘱患者眼睛看显示屏的数值，舌持续上抬用力给球囊加压并保持在目标值以上，同时治疗师记录舌压抗阻反馈仪显示屏的数据变化，每次训练以保持5秒以上为宜，并尽量延长抗阻训练时间。

（3）舌肌运动训练的作用：促进患者的舌肌运动传出，改善舌运动的力度、幅度和灵活度，增强舌上抬肌力和耐力。通过训练可改善患者对食物的成团能力和对食团的控制、运送能力，改善吞咽时的压力时序性和吞咽动作协调性。

5.软腭运动训练：包括软腭的被动训练和软腭的主动训练。

（1）软腭的被动训练：让患者放松、张口，治疗师使用冰棉棒、冰勺等对软腭进行冰刺激并被动上抬软腭，可在软腭辅助上抬的状态下，同时引导患者进行呼气、发声等动作，使患者体会软腭上抬运动，以及软腭上举位时的呼吸、发声的感觉。当患者具有轻微的软腭活动时，可让患者进行主动训练，同时治疗师给予一定的辅助，让患者感受软腭的运动变化和位置改变，从而改善软腭功能。

（2）软腭的主动训练：①推撑法是软腭抬升的常用方法，其做法是让患者采取坐位或站立位面对一固定物体（如桌子、墙壁），双手扶住物体并全身用力推挤，同时发"啊"声，持续一段时间，体会用力模式下软腭参与的情况，感受用力程度、用力方向与声音变化的关系，从而促进软腭功能的恢复。训练过程也可以结合其他舌根音，如"g""k"等。②引导气流法也是常用的训练方法，可通过练习吹气的动作让患者体会吹气过程中气流的流动方向与大小，通过吞咽－构音器官的调整和吹气时动作的技巧，努力使气流更多地从口内流出，而减少鼻漏气的量，通过患者对吹气技巧的调整，在相对整体的协调运动下促进软腭的参与，从而改善软腭本身的功能。

（3）训练目的：通过软腭运动训练让患者感受软腭的运动变化和位置改变，改善软腭的抬升功能，增强吞咽过程的腭咽闭合机制，增加下咽压力，减少鼻腔反流、鼻漏气和鼻音化构音等现象。

（4）注意事项：冰刺激时注意刺激力度和接触时间，避免冻伤。若患者咽反射明显，需减少接触刺激。推撑训练时注意推撑方向与推撑物的稳定性，确保安全。若患者一侧肢体功能下降明显，注意推撑训练时左右两侧的平衡。

6.吞咽器官运动协调性的综合训练：方法和注意事项如下。

（1）方法：①食物的咀嚼和搅拌能力训练：治疗师可以用纱布包裹住不同质地的食物块（如苹果块、口香糖等），然后放在患者其中一侧磨牙中间，尝试让患者咀嚼至食物变软或成糊状；咀嚼过程中治疗师可同时手持纱布的另一端，适当移动固定食物在患者口内的位置。当其中一边磨牙咀嚼完成后，可用相同的方法尝试另一边。②食团的递送能力训练：用硅胶勺或不同软硬度橡胶咬合训练棒轻压舌面，让患者用唇、齿控制，并用舌将其分别推送至一侧磨牙间并轻轻咬合和研磨，然后移至对侧反复进行，用口唇维持训练棒不滑出口外，重复数次后，用舌推出口外。③物体在口内的前后移动能力训练：让患者用唇夹住一条状物体（如球囊导尿管类的软管和压舌板之类的较硬材质的物体），让患者用牙齿和舌配合唇将其逐渐向口内移动，至一端到达口腔后部并用相反动作吐出，逐渐加快速度，重复数次。④舌前部挤压运动：可利用吸管将少量水或柠檬汁虹吸入管内并堵住另一端（或用长棉签或海绵拭子蘸取），放置于患者舌前部，让患者用舌前部用力挤压并完成吞咽。

（2）注意事项：训练中的食物参与虽然可以提高患者的训练积极性，但训练相应的风险性增加，因此，训练时应确保吞咽过程的安全性，应于训练前予以吞咽功能评估，并选取与患者咽期吞咽功能相适应的食物进行训练，并注意患者的训练体位和一口量。

7. 其他：Masako 训练法和 Shaker 训练法也是常用的吞咽训练方法。

Masako 吞咽训练法又称为舌制动吞咽法，其做法是让患者的舌略向外伸，用牙齿轻轻咬住舌头或操作者戴手套帮助患者固定舌头，嘱患者吞咽，维持舌位置不变。该方法是在吞咽时，通过对舌的制动，使咽后壁向前突运动与舌根部相贴近，增加咽的压力，使食团推进加快。适合咽腔压力不足、咽后壁向前运动较弱的患者。

Shaker 训练法即头抬升训练，也称等长 / 等张吞咽训练法，其做法是让患者仰卧于床上，尽量抬高头，但肩不能离开床面，眼睛看自己的脚趾，重复数次。看自己的脚趾抬头 30 次以上，肩部离开床面累计不应超过 3 次。此方法可训练到舌骨上肌和其他肌肉，如颏舌肌、甲状舌骨肌、二腹肌，促进舌骨、喉联合向上、向下运动，对咽食管段施以向上、向前的牵拉力，使食管上括约肌开放，从而减少因食管上括约肌开放不良导致吞咽后的食物残留和误吸的发生。该方法的作用有：①有助于增强上食管括约肌（upper esophageal sphincter，UES）开放的肌肉力量，通过强化口舌和舌根的运动范围，增加 UES 的开放程度；②有助于增加 UES 开放的前后径；③减少下咽腔食团内的压力，使食团通过 UES 入口时阻力较小，改善吞咽后食物的残留和误吸；④改善吞咽功能，尤其能够增加脊髓延髓萎缩症患者的舌压。

综上，吞咽障碍的运动训练方法较多，但鉴于早期重症患者病情和体力较差，而运动训练又比较消耗体力，我们在进行吞咽训练时选择的项目要精简，针对患者的重点问题选择数个项目，如舌肌的主、被动训练较常被选择，是因为患者长期卧床，容易造成舌根后坠，且舌肌训练对口腔护理也很有帮助。而有些项目对于患者较困难，如舌压抗阻反馈训练、Shaker 训练，一般较少被选择。

（三）吞咽 - 说话瓣膜的应用

吞咽 - 说话瓣膜是一种单向通气阀装置，安装在气管切开患者的气管套管口处，由于患者佩戴此通气阀后恢复了发声、语言交流功能，故称为吞咽 - 说话瓣膜，简称说话瓣膜。说话瓣膜应用的主要目的是为拔除气管插管创造条件，恢复吞咽与说话功能。

1. 工作原理：无论何种说话瓣膜，其工作原理都是一样的。作为单向通气阀，使用前其瓣膜处于密闭状态，当吸气时开放，吸气末自动关闭，没有气体再从瓣膜排出。呼气时气流经气管套管周围外与气管壁之间的间隙，通过声带，自口鼻排出。此时声门下压力增高，气流通过声带可以自然发声。

2. 治疗作用：佩戴说话瓣膜后，患者的喉和上气道中的气压和气流恢复，可达到以下作用：①上气道有气流通过，将增强上呼吸道的感觉功能。患者佩戴 PMV 等说话瓣膜后会出现咳嗽、清嗓子且诉喉咙有分泌物，能感受到有分泌物的存在，并且意识到必须清除掉。②当说话瓣膜佩戴一段时间后，在不需要拔掉的情况下可以进行正常咳嗽。③佩戴说话瓣膜后可恢复生理性的呼气末正压，这将有助于减少误吸的发生。④发声的振动源恢复，患者可发声、说话。因此，患者佩戴说话瓣膜可增加经口进食的机会，增加经口进食量，减少管饲的需要；语言交流能力的恢复可使患者重建尊严，重拾信心，对于因重症气管切开后有病情变化的患者，通过与患者直接交谈，医护人员更了解患者的特殊主诉，对及时诊断和正确处理将十分有帮助；佩戴说话瓣膜也为康复训练提供更多的选择，可加快拔除气管套管的进程。

3. 适应证与禁忌证：气管切开患者病情稳定后，绝大多数患者可以拔掉气管套管。尽管气管套管拔除术适用于大多数患者，但对于那些不能进行气管套管拔除术的患者来说，说话瓣膜则是一种很好的选择。即使是患者要进行气管套管拔除术，暂时使用说话瓣膜，也可以加快从堵管到拔管的过程。

（1）适应证：①患者清醒，有警觉，有恢复语言交流的愿望；②需要吞咽治疗的气管切开患者，包括四肢瘫痪、神经肌肉疾病、脑血管意外、没有明显气管阻塞的双侧声带麻痹、闭合性头颅损伤或创伤等患者；③不能耐受用塞子堵住气管套管开口的患者。

（2）禁忌证：①无意识/昏睡的患者；②严重行为障碍；③临床情况不稳定，特别是肺功能差，肺顺应性、弹性降低；④严重的气管狭窄或水肿；⑤任何套管之上的气道阻塞，有可能阻止气流沿声门向上呼出；⑥持续放置瓣膜后引起大量黏稠的分泌物，且不易咳出者；⑦泡沫制作的气管套管气囊，因无法放气，放置瓣膜后有窒息的危险；⑧全喉切除术或喉气管离断术后；⑨气管切口处肉芽增生，气管套管周围没有足够的空间允许气体通过；⑩气囊放气后不能维持足够的通气量。

五、吞咽障碍患者的营养管理

在吞咽障碍治疗期间，不能忽视营养管理的重要作用。营养状况对吞咽康复有重要影响。吞咽障碍的治疗要求治疗小组确保吞咽安全的同时，还应该让患者得到合理的营养，包括能量、蛋白质和各类必需营养素摄入量充足，以及满意的摄食和（或）饮用过程。研究表明，营养不良是吞咽障碍患者常见的主要并发症之一，是导致预后不良的重要原因。因此，无论采取何种吞咽障碍的康复治疗，都应该定期评估患者的营养状况，及时进行营养管理（表4-5-1）。

表 4-5-1　营养摄入监测和管理

分类	监测内容	监测目的
进食量	食物／水分摄入量	评估患者营养素和水分摄入量是否充足
进食时症状	每口食物多次吞咽	确保当前的饮食符合患者的吞咽功能
	呛咳／反流	
	异物／梗阻感	
胃肠道症状	饥饿感／腹胀	评估摄入食物的容量是否合适和胃肠道的耐受情况
	便秘／腹泻	
人体测量指标	体重／体重指数	评估患者的营养状况
实验室指标	前白蛋白／白蛋白	评估患者的营养状况，监测有无感染和糖脂代谢、电解质异常
	血糖／血脂／电解质	
	CRP	

（一）营养管理小组

一个全面的吞咽障碍治疗方案的制定，需要成立一个由 6 人构成的营养评估和支持小组，包括主管医师、护士、营养医师、言语治疗师、作业治疗师、物理治疗师。为了更好地达到个性化治疗的需求，应让患者和（或）其家属积极地参与营养评估和支持方案的制定。因而，针对个体患者的营养评估小组还应该包括患者本人和（或）其若干家属。

营养评估小组人员的基本要求和职能，包括但不限于以下要求：一定年限的工作经验；非营养技术人员需参加过至少 3 次临床营养理论和技术培训；技术人员需具备专科或以上教育学历；具备良好的沟通、协调和表达能力。近来提倡复合型营养评定的概念，是由接受过培训的营养师、护师（士）和临床医师对患者的临床病史、营养摄入史、营养代谢情况、机体各类功能等进行的全面评定。

营养管理是一个系统工程，需要营养小组的紧密协作。按 ASPEN（2011 年版）指南的要求，基本流程包括"营养筛查－营养评估－营养支持"三个基本步骤：①营养筛查目的在于将具有营养风险的高危人群识别出来；②营养评估在于全面评估患者的营养状况和吞咽情况，制订相应的营养计划，如营养目标、营养途径；③营养支持为最后的营养计划的实施阶段。

主管医师是营养小组的负责人和协调人，根据患者的病情综合各部门的意见和提出最终的营养方案。

护士是首先接触患者，也是跟患者接触最紧密的人，首先需要对患者的营养进行筛查和初步评估，根据医嘱选择适当的热量和营养成分，监测患者当前的营养状况和持续的营养需要。另外根据医嘱执行管饲、治疗性经口喂食、食物调配等操作。

言语治疗师，国外又称言语－语言病理学家，需要对吞咽功能进行全面的评估和康复治疗，与营养医师和医师讨论决定患者的进食的方式、食物的种类，对于有条件经口进食的患者进行初期的喂食训练。

物理治疗师与作业治疗师在营养管理中的作用不容忽视。伴有吞咽障碍的患者往往还存在肢体运动障碍、体力耐力问题、认知功能障碍，使患者不愿意进食、吞咽启动困难等。此时物理治疗师需要介入患者的运动功能的治疗（如平衡、耐力恢复方面）。作业治疗师在上肢的进食动作、认知功能的训练方面提供帮助。

有条件的医院，营养医师可与病房医护人员一起或单独对患者进行全面的营养评估，或把评估限定在治疗调整阶段患者的特殊需要上。营养医师也应与其他康复小组成员密切合作，根据患者所需的营养要求、胃肠道情况、吞咽功能等因素，提供肠内营养物的选择、数量和时间，以确保适当的能量和营养物质的需求，并确保食物和补品的选择不干扰其他疾病，如心脏病和糖尿病等。肠内营养不足时保证肠外营养的合理应用。国内大部分医院的目前状况是营养医师相对不足，因此，对于复杂病例需要求助于专业的营养科医师，而一般的营养计划可由主管医师替代。

（二）吞咽障碍患者的营养管理

吞咽障碍患者营养管理的流程见图 4-5-2。

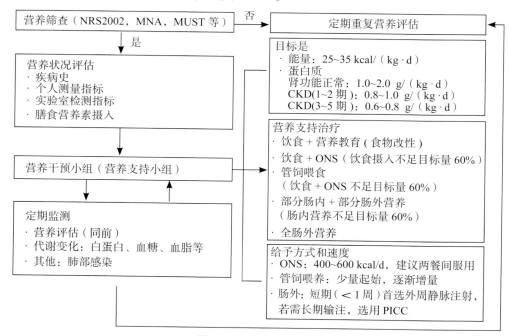

图 4-5-2　营养管理流程

（三）吞咽障碍患者的营养筛查

营养风险：是指营养有关因素对患者临床结局（如感染相关并发症等）发生不利影响的风险。营养风险的概念内涵有两方面：有营养风险患者由于营养因素导致不良临床结局的可能性大；有营养风险的患者有更多从营养支持中受益的机会。有研究表明，有营养风险的患者可能通过营养支持改善临床结局。

营养风险不能等同于营养不良风险。营养不良风险是指有营养不良或要发生营养不良的风险。营养风险的结局包括多方面，如营养不良、并发症、住院时间延长等；而营养不良风险的结局是营养不良，不涉及临床结局。

营养风险筛查：是指应用量表化的工具初步判定患者营养状态的过程，目的在于明确患者是否具有营养风险或发生营养不良的风险，是临床医护人员用来判断患者是否需要进一步进行全面营养评定和制订营养治疗计划的一种快速、简便的方法。NRS-2002 是 ESPEN 推荐的营养风险筛查工具（表 4-5-2、表 4-5-3），因其简单、易行，能够较好地预测住院患者的营养风险，为合理的营养支持提供依据而获得广泛认可，目前已被多个国家或国际营养学会推荐为住院患者营养风险筛查的首选工具。多项研究表明，NRS-2002 仍适用于住院吞咽障碍患者的营养风险筛查，可有效地筛查出存在营养风险的吞咽障碍患者。此外，多个筛查工具如微型营养评定（mini-nutrition assessment，MNA）、主观全面营养评价（subjective global assessment，SGA）、患者提供的 SGA（patient generated-SGA，PG-SGA）、营养不良通用筛查工具（malnutrition universal screening tool，MUST）等都已广泛应用于吞咽障碍患者的营养筛查中。

表 4-5-2 NRS-2002 第一步：初步营养筛查

问题	是	否
1. 体重指数（body mass index，BMI）是否小于 18.5 kg/m²		
2. 最近 3 个月内患者的体重是否减轻？		
3. 患者在过去的 1 周内是否有摄食减少？		
4. 是否患有严重疾病（如需 ICU 治疗）？		

注：如果任何一个问题的答案"是"，则按照表 4-5-3 进行最终筛查。如果回答"否"，每隔 1 周要重新进行筛查。如果患者安排大手术，则要考虑预防性的营养治疗计划以避免大手术伴随的风险。

表 4-5-3　NRS-2002 第二步：最终营养筛查

营养状态受损评分	
0 分	正常营养状态
1 分	a.3 个月体重丢失＞ 5% b. 食物摄入为正常需要量的 50% ~ 75%
2 分	a.2 个月体重丢失＞ 5% b. 食物摄入为正常需要量的 25% ~ 50% c.BMI ＜ 20.5 kg/m^2
3 分	a.1 个月体重丢失＞ 5% b. 食物摄入为正常需要量的 25% 以下 c.BMI ＜ 18.5 kg/m^2
疾病严重程度评分	
0 分	正常营养状态
1 分	a. 髋骨骨折；b. 慢性疾病有并发症；c. 慢性阻塞性肺疾病；d. 血液透析； e. 肝硬化；f. 糖尿病；g. 一般恶性肿瘤
2 分	a. 腹部大手术；b. 脑卒中；c. 重度肺炎；d. 血液恶性肿瘤
3 分	a. 颅脑损伤；b. 骨髓移植；c.APACHE Ⅱ ＞ 10 分的 ICU 患者
年龄评分	
0 分	年龄＜ 70 岁
1 分	年龄≥ 70 岁
总分：	

注：评分标准：总分≥ 3 分；患者有营养不良的风险，应进行营养干预。

（四）吞咽障碍患者的营养评定

营养评定：由营养专业人员对患者的营养代谢、机体功能等进行全面检查和评估，为制定针对性的营养治疗方案提供依据，考虑适应证和可能的不良反应。评价患者营养状况的方法很多，主要包括膳食调查、临床检查、人体测量、实验室检查和综合营养评定。

目前尚没有针对吞咽困难患者专门的营养筛查工具。如果患者存在营养风险，需要请营养师进行更准确的营养评估。目前尚未有国际公认的诊断吞咽困难患者营养不良的金标准，也没有特异性的应用于吞咽困难患者的营养状态评价工具。

1. 传统营养评价法或客观评价法：早期营养状况的评价方法，主要有人体测量、生化指标检测和膳食调查等三个方面。人体测量学指标包括体重指数（body mass index，

BMI）、肱三头肌皮褶厚度（triceps skin-fold，TSF）、上臂肌围、腓肠肌围等。

（1）体重和体重指数：体重与体内能量平衡密切相关，是营养评价中最简单、最直接、最可靠的指标，在历史上沿用至今。一般认为体重减少是评价营养不良的最重要的指标之一。但在住院患者中，很多情况下不容易得到准确的体重数据，如患者昏迷、瘫痪、水肿、巨大肿瘤等，而其他的体重测量手段（如测量床价格昂贵）不适合临床普及使用。很多医师是通过经验来估计患者体重，因而结果不一定可靠。体重的个体差异比较大，随着病情的进展，体重的变化也比较频繁，因而在营养评价过程中更重要的是观察体重的变化情况。一般认为，如果在 3 个月内体重下降超过平常的 5%，6 个月内下降超过 10%，就可认为有营养不良存在。

由于身高不同，体重的标准不同，因而单一的体重绝对值难以反映体重与营养状况的关系，故应采用身高体重综合评价体重的标准。标准体重，也称理想体重，是维持健康状态最为有利的体重。计算标准体重的经验公式有许多，我国常用 Broca 改良式：标准体重（kg）＝身高（cm）－105。将实测体重与标准体重进行比较，用其差值占标准体重的百分数评价营养状况。评价标准为：＜ 20%，明显瘦弱或中重度营养不良；＜ 10% ~ 20%，消瘦；±10% 范围内，正常；＞ 10% ~ 20%，超重；＞ 20%，肥胖。目前多用 BMI 来判定体重状况。BMI 被认为是反映蛋白质热量营养不良和肥胖症的可靠指标。国内外 BMI 评价标准都不相同，甚至差别很大。2004 年中国肥胖工作研究组根据中国人的体重特点，制定了中国人的 BMI 正常参考值范围为 $18.5 \sim 23.9 \ kg/m^2$，若 BMI $\geqslant 24 \ kg/m^2$ 则为超重，BMI ＜ $18.5 \ kg/m^2$ 为慢性营养不良。$17.0 \sim 18.5 \ kg/m^2$ 为轻度营养不良，$16.0 \sim 16.9 \ kg/m^2$ 为中度营养不良，BMI ＜ $16 \ kg/m^2$ 为重度营养不良。临床上认为，BMI ＜ $14 \ kg/m^2$ 的危重症患者存活的可能性很小。

（2）肱三头肌皮褶厚度和上臂肌围：脂肪组织是机体储存能量的组织，皮下脂肪一般占全身脂肪含量的 50%，通过皮下脂肪含量可推算体脂总量，并能间接反应热能的变化。TSF 在一定程度上反映机体脂肪量。TSF 是手臂肩胛峰与尺骨鹰嘴连线的中点，用左手拇指和其余 4 指将皮肤与皮下组织提起呈皱褶状，用皮下脂肪厚度计测量距拇指 1 cm 处的皮褶根部的厚度，其值在一定程度上反映机体脂肪量。TSF 正常参考值男性为 8.3 mm，女性为 15.3 mm。实测值相当于正常值的 90% 以上为正常；80% ~ 90% 为轻度亏损；60% ~ 80% 为中度亏损；小于 60% 为重度亏损。上臂肌围（arm muscle circumference，AMC）是评价总体蛋白储存和消耗状况的较可靠指标。测量上臂中点处的围长（arm circumference，AC）和 TSF，即可计算 AMC。其计算公式：AMC ＝ AC（cm）－3.14 × TSF（cm）。AMC 的正常参考值男性为 24.8 cm，女性为 21 cm。实测值在正常值 90% 以上时为正常；占正常值 80% ~ 90% 时为轻度亏损；60% ~ 80% 时为中度亏损；小于 60% 时为重度亏损。

（3）人血白蛋白和前白蛋白：生化指标中人血白蛋白是最重要和最常用的指标之一，其水平代表内脏的蛋白质储存，人血白蛋白低于 35 g／L 可以诊断为营养不良。

血清前白蛋白的体库很小，生物半衰期短（1.9 天），在任何急需合成蛋白质的情况下，前白蛋白都迅速下降，故在判断蛋白质急性改变方面较白蛋白更为敏感。陈焕伟等的实验亦证明血清前白蛋白浓度在肠外营养 1 周后呈显著升高（$P < 0.001$），而白蛋白则无改变。目前对营养不良或存在营养不良风险的患者连续或每周测定前白蛋白的观点已被多数人认可，这样可以更好地监测营养支持的效果。

如果临床上必须输注外源性白蛋白时，若仍使用人血白蛋白进行营养评定，其结果可能会受到影响。Vanlandillgham 等研究了肠外营养支持时血清蛋白质的改变与添加外源性白蛋白的关系，发现在补充白蛋白后，机体虽仍处于负氮平衡状态，人血白蛋白却出现升高，而前白蛋白值则无变化。故提出在输注白蛋白时宜选用前白蛋白而非人血白蛋白作为营养评价的指标。

然而，很多疾病状态可对血清前白蛋白浓度产生影响，使其应用受到限制。造成其升高的因素主要包括脱水和慢性肾衰竭。降低因素包括水肿、急性分解状态、外科手术后、肝脏疾病、感染和透析等。所以如果有可能，同时检测血清转铁蛋白、血清视黄醇结合蛋白和纤维结合蛋白，多个血浆蛋白指标综合评价是消除多种疾病状态干扰的最好办法。血清转铁蛋白在肝脏合成，生物半衰期为 8.8 天，且体库较小，约为 5.29 g。在高蛋白摄入后，血清转铁蛋白的血浆浓度上升较快。TNF 的测定方法除放射免疫扩散法外，还可利用血清转铁蛋白与总铁结合力的回归方程计算。血清视黄醇结合蛋白（retinol binding protein，RBP）在肝脏合成，其主要功能是运载维生素 A 和前白蛋白。RBP 主要在肾脏代谢，其生物半衰期仅为 10～12 小时，故能及时反映内脏蛋白的急剧变化；但因其反应极为灵敏，即使在很小的应激反应下，其血清浓度也会有所变化。胃肠道疾病、肝脏疾病等均可引起血清 RBP 浓度的降低。因此目前 RBP 在临床的应用尚不多，其正常值标准也未确定。除此之外还可以参考甘油三酯、胆固醇、血红蛋白、淋巴细胞计数等，各项指标根据其参考值对营养状况进行判断。

（4）氮平衡和血浆氨基酸谱：氮平衡是反映一定时间内蛋白质合成与分解代谢动态平衡的一个重要指标，是评价机体蛋白质营养状况的最可靠与最常用指标。住院患者在一般膳食情况下，大部分氮的排出为尿氮，约占排出氮总量的 80%，所以氮平衡常采用下列公式计算：氮平衡＝蛋白质摄入量（g）/6.25 -［尿素氮（g）+35］。蛋白质的摄入包括经口摄入、经肠道输入和经静脉输入，其摄入量均可测定。最好采用经典的微量凯氏定氮法定量来推算蛋白质的摄入量，亦可采用一些较新而方便的方法，如化学荧光法等测定。无论采用何种营养支持，氮平衡是检测营养支持合理与否的重要指标。氮平衡的计算要准确地收集和分析氮的摄入量与排出量。但是，尽管 24 小时尿素氮容易被测定，但缺少精确度。

在重度蛋白质热量营养不良时，血浆总氨基酸值明显下降。不同种类的氨基酸浓度下降并不一致。一般来说，必需氨基酸下降较非必需氨基酸更为明显。在必需氨基酸中，缬氨酸、亮氨酸、异亮氨酸和甲硫氨酸的下降最多，而赖氨酸与苯丙氨酸的下降相对较少。在非必需氨基酸中，大多数浓度不变，而酪氨酸和精氨酸出现明显下降。个别氨基酸（如胱氨酸等）浓度还可升高。因而通过描述血浆氨基酸谱及其变化情况，也可反映机体的蛋白质营养状况。

（5）膳食评价：膳食评价包括简要病史和膳食史调查，膳食习惯，食欲，能量、营养素需要量、摄入量估计，食物禁忌、过敏等。临床上针对个体的膳食调查方法常采用 3 天 24 小时回顾法和食物频数法，并根据年龄、性别、餐次和三餐热能分配比例计算每人每日食物摄入量，能量和各种营养素摄入量，并与中国居民膳食营养素参考摄入量比较。

传统营养评价法是简单地对一些基础指标的检测，存在许多明显不足的地方，如烦琐耗时，人体测量学指标缺乏精确度和敏感性，生化指标敏感性较差，且易受饮食和应激的影响。另外，各项指标以各自的参考值为标准，没有一个整体的评分标准，可能有依据各项指标参考值所得结论不一的情况，且较少能对营养不良状况程度进行分级。鉴于此，临床上更多的是采用综合评价方法，如主观全面营养评价法、简易营养评价法等。

2. 主观全面营养评价法和改良的主观全面营养评价法：SGA 是德国的 Detsky 和 Mclaughlin 在 1987 年首先提出，最初用于评价住院患者的术后营养状况，在预测术后感染的发病率和死亡率方面具有较高的敏感性（82%）和特异性（72%），而目前多用于对营养不良相关并发症危险性的评估。SGA 适用于住院患者、门诊患者，也适用于肿瘤患者。住院患者在入院 1 周内由医师或护士调查完成，其评估包括病史和体格检查两方面，共 8 个项目。

病史回顾包括 5 项，各项按程度分三个等级：①近 6 个月的体重下降程度：A ＜ 5%，B 5% ~ 10%，C ＞ 10%，若患者在最近 6 个月内体重有明显的减轻，但在最近有所增长（不计水肿与腹水），也应被当作营养良好。②饮食变化：A 无变化，B 减少不明显，C 明显减少且时间 ＞ 2 周。③消化道症状（主要包括厌食、恶心、呕吐、腹泻等，要求其发生时间长于 2 周）：A 无，B 偶有，C 持续 ＞ 2 周或频繁出现。④生理功能状态：A 无明显乏力，B 明显乏力、活动减少，C 活动不便、多卧床。⑤所患疾病及其引发的营养需求变化（根据能量需求增加或减少的程度）：A 代谢率正常，B 代谢率中等适度增高，C 代谢率增高明显。

体格检查包括 3 项，各项按程度分四个等级：正常、轻度、中度和严重：①皮脂消耗程度：测量眼下、肱二头肌、肱三头肌、胸部四个部位皮下脂肪改变情况；②肌肉消耗程度：测量颞部、锁骨、肋骨、肩胛骨、股四头肌、腓肠肌、膝关节处，骨间的肌肉消耗情况；

③体液平衡情况（水肿和腹水的有无及严重程度）。通过以上测评后可将患者营养状况分为三个等级：A 营养良好，B 轻中度营养不良，C 重度营养不良。目前有了多种针对不同对象的 SGA 改良营养评价法，如用于癌症患者的源自患者的主观全面营养评价法（PG-SGA）。

SGA 的主要优点是重复性强，操作简易而不需要任何生化分析，医师和护士评价吻合率达 90%；缺点是其重点放在营养物质摄入和身体组成的评估，没有考虑到内在蛋白质水平，导致其不能评价表面上营养良好，甚至肥胖、但存在内脏蛋白质缺乏的患者的营养问题。其次，与 BMI、AMC 等传统指标的相关性较低。另外，SGA 在很大程度上依赖评价者对有关指标的主观判断，无客观评价指标、标准，如在体重减轻、肌肉萎缩、饮食方式等项目中主观因素占主导地位，影响 SGA 的准确性。

3. 简易营养评价法和简易营养评价精法：

（1）简易营养评价法（mini- nutrition assessment，MNA）：1996 年由 Guigoz 和 Vallas 等提出了 MNA 评价法（表 4-5-4）。我国于康和陈伟较早地采用 MNA 法进行调查，结果显示我国外科老年住院患者中营养不良的发病率高达 41.6%，有发生营养不良危险者占 20.8%，两者均显著高于中青年患者。MNA 用于对营养状况进行分级评估，并可作为饮食估计和营养干预的衡量指标，具有很高的敏感性（96%）、特异性（98%）和准确度（97%）。该法专为老年患者设计，在患者刚入院时由医师调查完成。内容包括 18 项条目，涉及 4 个方面：①人体测量：包括 BMI、AC、AMC 和近 3 个月体重丧失；②整体评定：包括生活类型、医疗和疾病状况（如消化功能状况等）、用药情况、有无神经精神异常等；③膳食问卷：包括食欲、食物数量和种类、餐次、摄食行为模式、有无摄食障碍等；④主观评定：包括对自身健康和营养状况的评价。上述 18 项评分相加为总分（30 分），可分为 3 个等级：营养状况良好（MNA ≥ 24 分），存在发生营养不良的危险（17 分 ≤ MNA ≤ 23.5 分），有确定的营养不良（MNA < 17 分）。

表 4-5-4　MNA 调查表

指标	分值（分）	标准	分值（分）	标准	分值（分）	标准	分值（分）	标准
一、人体指标								
1.BMI（kg/m²）	0	< 19	1	19 ~ 21	2	21 ~ 23	3	≥ 23
2. 上臂肌围（cm）	0	< 21	0.5	21 ~ 22	1	> 22		
3. 腓肠肌围（cm）	0	< 31	1	≥ 31				
4. 近 3 个月体重丢失	0	> 3 kg	1	不知道	2	1 ~ 3 kg	3	无

续表

指标	分值（分）	标准	分值（分）	标准	分值（分）	标准	分值（分）	标准
二、整体评价								
5. 住院或疗养院	0	是	1	否				
6. 每天药物大于 3 种	0	否	1	是				
7. 近 3 个月有应激或急性疾病	0	是	2	否				
8. 活动能力	0	卧床	1	能活动但不愿活动	2	外出活动		
9. 神经精神疾病	0	严重痴呆或抑郁	1	轻度痴呆	2	没有		
10. 褥疮或皮肤溃烂	0	是	1	否				
三、饮食评价								
11.1 天餐饮	0	1 餐	1	2 餐	2	3 餐		
12. 选择代表蛋白质摄入	0	无或者每天至少食用 1 次奶制品	0.5	每周食用 2 次或以上鸡蛋	1	每天食用肉、鱼、家禽		
13. 每天食用 ≥ 2 次水果或蔬菜	0	否	1	是				
14. 近 3 个月有无食欲减退、消化不良，咀嚼吞咽困难等引起进食减少	0	严重进食减少	1	中度进食减少	2	无		
15. 每天饮水量（开水、茶……）	0	少于 3 杯*	0.5	3~5 杯	1	> 5 杯		
16. 进食能力	0	依赖别人帮助	1	能自行进食但有困难	2	可自行进食		
四、自我评价								
17. 自觉有无营养不良	0	严重营养不良	1	不知道或中度营养不良	2	无		
18. 你所认识的同龄人怎样评价你的健康状况	0	不太好	0.5	不知道	1	不错	2	很好

注：*1 杯 ≈200 mL。

（2）简易营养评价精法（short form mini-nutrition assessment，MNA-SF）：Rubenstein 和 Harker 等为更进一步简化 MNA，将 MNA 量表中 18 条项目与 MNA 结果进行相关分析，得到 6 条相关性很强的条目：①食欲：0 分 严重缺乏食欲，1 分 中等程度缺乏食欲，2 分 食欲良好；②近 3 个月体重下降程度：0 分 下降超过 3 kg，1 分 不知道，2 分 下降 1～3 kg，3 分 没有下降；③近 3 个月有无急性疾病或应激：0 分 有，2 分 无；④活动程度：0 分限于床或椅上，1 分 能走出床或椅但不能外出活动，2 分 能外出活动；⑤神经精神疾病：0 分 严重痴呆或沮丧，1 分 轻微痴呆，2 分 没有精神疾病；⑥ BMI：0 分 BMI < 18.5 kg/m^2，1 分 18.5 kg/m$^2 \leqslant$ BMI < 21.25 kg/m^2，2 分 21.25 kg/m$^2 \leqslant$ BMI < 24 kg/m^2，3 分 BMI $\geqslant 24$ kg/m^2。各项评分相加得总分（14 分），分值 $\geqslant 11$ 分为正常，< 11 分为营养不良。MNA-SF 量表见表 4-5-5。

表 4-5-5 MNA-SF 调查表

指标	分值（分）	标准	分值（分）	标准	分值（分）	标准	分值（分）	标准
1. 近 3 个月体重丢失	0	＞ 3 kg	1	不知道	2	1～3 kg	3	无
2.BMI（kg/m^2）	0	＜ 19	1	19～21	2	21～23	3	＞ 23
3. 近 3 个月有应激或急性疾病	0	否	2	是				
4. 活动能力	0	卧床	1	能活动但不愿活动	2	外出活动		
5. 神经精神疾病	0	严重痴呆或抑郁	1	轻度痴呆	2	没有		
6. 近 3 个月有无食欲减退、消化不良、咀嚼吞咽困难等	0	严重进食减少	1	食欲轻度减退	2	无		

（五）吞咽障碍患者营养干预的方式

营养支持途径有肠内营养、肠外营养和肠内联合肠外营养支持。

1. 肠内营养。

长期禁食会造成肠上皮绒毛萎缩、肠黏膜萎缩变薄，致使肠黏膜完整性和通透性受到影响，进而导致肠屏障功能受损，发生细菌移位等危害。肠内营养可为肠黏膜提供营养物质、刺激肠道激素和消化液的分泌、增加肠黏膜血流、维持肠道菌群平衡，刺激肠黏膜上皮组织的修复与增殖，从而维护肠屏障功能，具有经济、安全、简便、并发症发生率低且符合人体生理的特点，因此，对于胃肠道功能完整的患者进行营养支持时应尽可能首选肠内营养。肠内营养又包括经口饮食、口服营养补充（oral nutritional supplements，ONS）和管饲喂养。

（1）经口饮食：经口饮食是患者首选的营养摄入途径。对于吞咽障碍程度较轻、无明显误吸、无大量残留的患者，可以选择易咀嚼、吞咽或经质构改变的食物。此外，吞咽障碍患者还应合理安排餐次，少食多餐，以一日三正餐为主，酌情增加 2～3 次加餐。

吞咽障碍患者食物选择与调配：根据中国吞咽障碍患者膳食营养专家共识（2019 版），结合国人的膳食习惯，根据食物的性状和形状，将食物分为液体和固体食物两类，共 6 级（图 4-5-3）。吞咽障碍患者食物性状的选择应根据临床评估和仪器评估的结果确定，可根据吞咽障碍影响吞咽器官的部位，选择适当食物并进行合理配制，根据需要，可将不同质地的食物调制成不同性状。除了进行食物调配外，治疗性经口进食需根据患者的吞咽功能状况确定喂食处方，根据临床筛查、临床评估和吞咽造影检查，制定适合患者的进食处方。治疗性经口进食是指采取相应的措施直接经口进食。措施包括进食环境选择、食物选择和调配、餐具选择、一口量和食团入口位置、进食体位和姿势调整等，进食时需注意进食前后患者处置，做好观察与记录。

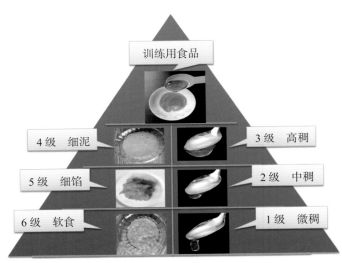

图 4-5-3　中国吞咽障碍食品分级

（2）口服营养补充：ONS 是指在饮食的基础上经口摄入营养补充剂，以弥补日常饮食的不足，从而保证足够的能量和营养素的供给。相较于管饲途径，ONS 更接近于患者自然的进食过程，具有更好的依从性，可作为日常饮食外营养补充的首选手段。大量的临床研究也表明，ONS 可以缩短住院时间、节约医疗费用，减少 30 日再次入院风险，被视为一项可改善结局的具有成本 – 效益的干预方法。因此，当患者日常饮食摄入量达不到目标需求量的 60% 时，建议选择 ONS 作为额外的营养补充。

ONS 至少达到每日 1680～2510 kJ，一般在两餐间补充，持续时间因人而异，推荐ONS 不应少于 1 个月。部分对固体食物进食困难的患者，可将 ONS 作为代餐来提供机体所需营养素的供给。ONS制剂可以是肠内营养剂、营养素组件[单一或多种宏量营养素和（或）维生素、矿物质]，但其配制的性状要符合吞咽障碍患者的食物质构要求，增加稠度，改变性状。

（3）管饲喂养：因昏迷、认知功能障碍或吞咽障碍不能经口摄食的患者，应予以管饲喂养。对于吞咽障碍患者，如果采取食物性状改进和代偿性方法，能够减少误吸并保证足够量的营养摄入，则可以经口进食。若每日经口能量摄入不足目标量60%时，亦应给予管饲喂养或经口/鼻间歇置管管饲。

临床上应根据疾病情况、喂养时间长短、患者精神状态和胃肠道功能选择管饲的途径。鼻胃管是最常用的肠内营养管饲途径，具有无创、简便、经济等优点。推荐用于短时间（＜4周）且无胃食管反流风险的患者。其缺点是易发生鼻咽部刺激、溃疡形成、反流性肺炎和鼻胃管脱出等。当患者存在胃排空障碍或存在胃食管反流风险时，可置于十二指肠或空肠管。

经口、鼻间歇置管管饲技术即将营养管置入食管上段或胃内，通过该管路注入水和营养物质，注入完毕后拔出注食管，这是一种创新性营养供给方法，包括经口、经鼻至食道间歇置管法和经口、经鼻至胃间歇置管法。此方法适合脑损伤、口腔占位病变术后食管和胃的功能基本不受影响的吞咽障碍患者。间歇置管技术模仿人类正常进食节律，与人体正常进食节律吻合，通过正常进食通道，向上刺激大脑脑干和皮层生物反馈，促进神经反馈机制和吞咽反馈机制重建，促进吞咽动作再学习和吞咽器官功能恢复，与进食协调性和时序性训练相吻合。不但可改善患者机体营养，又能自插自拔，操作简单易掌握，材料便宜易购置，而且还可以达到吞咽训练的作用，改善患者外观，满足患者社交需求，增强患者疾病康复自信心，提高患者生活质量。若预期管饲时间将超过4周的患者，建议使用经皮内镜胃造瘘。

（4）并发症护理：

1）口腔护理：口腔护理是指根据患者病情、治疗、口腔卫生、自理能力状况，由护士指导、协助或实施的口腔清洁的过程。吞咽障碍患者、危重患者、生活不能自理的患者、经口或鼻气管插管、经鼻或口胃肠置管（包括鼻饲和引流）、气管套管或口腔手术、放疗或化疗后的患者，都面临现存或潜在的口腔溃疡、出血、清除口腔食物和残留物的能力下降、感染等，导致患者口腔卫生健康面临重大的挑战，甚至引起营养摄入减少和吸入性肺炎的发生率增加。英国、加拿大、澳大利亚等国家的脑卒中管理指南指出，对于脑卒中患者，特别是伴吞咽障碍的患者，普遍误吸的风险高，牙龈炎等口腔疾的病患病率也高，因此，口腔护理在吞咽障碍患者中尤为重要，是一种改善和维持口腔卫生适宜有效的治疗措施。

多位学者调查结果显示，我国患者口腔护理实践呈现多样化，且部分口腔护理行为缺乏有效的循证支持和指导。王乾贝整合了现有脑卒中住院患者口腔护理的最佳证据，以此制定口腔护理管理策略、提高口腔护理质量、改善脑卒中住院患者的口腔健康水平。首先建议使用改良版 Beck 口腔评分表进行口腔评估，对患者的唇、牙龈和口腔黏膜、舌、牙齿、唾液 5 个项目进行口腔卫生状况和功能状态的评估，每个项目用 1～4 分计分，口腔卫生总分为 5～20 分，得分越高，表示口腔卫生状况越差。量表得分为 5～10 分者，每日评估 1 次；得分为 11～15 分者，每日评估 2 次；得分为 16～20 分者，每班评估 1 次。根据评估情况选择口腔护理液和工具与方法。传统选择率最多的是生理盐水（73.5%），其次是氯己定（56.8%），尚没有证据支持某一种口腔护理液优于其他口腔护理液，研究仅证明使用氯己定能降低 VAP 的发生率。口腔护理用物常见的有负压吸引牙刷、软毛牙刷、电动牙刷、牙线等，根据患者评估的情况进行准备。负压冲洗式刷牙法适用于洼田饮水试验 3 级以上吞咽障碍者或重症（昏迷、气管插管、气管切开）患者。由一名护士操作，用冲吸式口护吸痰管的进水腔在冲洗口腔后及时通过吸水腔吸走，然后用硅胶毛刷在口腔内不断刷洗。负压冲洗式刷牙法能清除口腔污垢、清洁舌苔、提高口腔清洁度，防止刷牙时误吸，预防口腔和肺部感染，按摩牙龈，促进血液循环，增加组织的抵抗力。

2）预防误吸：误吸是较严重的并发症之一，衰弱、年老或昏迷的患者和有食管反流者尤易发生液体饮食反流，误吸入气管。鼻饲时应抬高床头 30°，注意鼻胃管输注速度。病情允许时取半卧位，头偏向健侧。鼻饲后 30 分钟不要翻身和搬动患者是预防误吸的关键。应监测胃潴留量，吸痰时动作轻柔，尽量减少刺激。鼻胃管出口作一标记，以确保鼻胃管位置正确，鼻饲前检查。一旦发生误吸、患者出现呼吸困难等，应立即停止鼻饲，保持呼吸道通畅，取右侧卧位，吸出口鼻内反流物。

3）预防脱水：脱水可由腹泻、尿糖高或者摄水不足引起，护理中应逐渐增加饮食的浓度与量，并经常监测电解质变化和尿素氮的水平，严格记录患者的出入量。

4）预防腹泻：腹泻是最常见的并发症，发生率可高达 62%，通常发生于开始使用高渗性饮食进行鼻饲时，此时胃肠道分泌大量水以稀释溶液的浓度，肠道蠕动加速，易产生腹泻。此外，肠道感染也可引起腹泻。应控制每次鼻饲量，少量多餐；鼻饲液应当日配制，消毒容器；也可配合加入抗痉挛和收敛药物控制腹泻。

5）预防便秘：应加强饮食指导，及时增加青菜和水果的量，促进胃排空。早期鼻饲能够保证患者水分和粗纤维素食物的摄入，配合腹部顺时针按摩（即升结肠 – 横结肠 – 降结肠 – 乙状结肠），每日 2～3 次，每次 10～20 回。必要时遵医嘱给予缓泻剂、胃动力药或给予灌肠。

6）预防脱管、堵管：脱管多因患者烦躁时自行拔除或翻身时不慎脱落，护理中应采用细孔、柔软、稳定性好的鼻胃管，采用适合的固定方式。胶布固定者，应定时更换胶布，保证有效固定；躁动患者给予必要的约束。食物应制作精细、喂药时药片应研碎溶解后注入，每次输注完毕后应立即冲洗鼻胃管，避免堵塞。

7）预防恶心呕吐：鼻饲输注的速度过快或量过大易引起恶心、呕吐，可减慢输注速度，液体量以递增的方式输入，溶液温度保持在 40 ℃左右，以减少对胃肠的刺激。

8）避免胃潴留和腹胀：患者因为胃肠蠕动慢，常有输入的营养液潴留于胃肠内。每次输注溶液前应先抽吸，以了解胃是否已排空。进食 4 小时后，可从鼻胃管自胃腔抽出食物则提示有胃潴留，需延长输注间隔，少量多餐，且单次鼻饲量不应高于 200 mL，可加服胃动力药，促进胃排空。必要时可给予保护胃黏膜药。

9）预防高血糖与低血糖：高血糖与大量鼻饲高渗糖饮食有关，护理中应正确掌握血糖、尿糖测量方法，以免高血糖加重病情。低血糖多发生于长期鼻饲饮食而突然停止者，为避免发生低血糖，应缓慢停用要素饮食，或者同时补充其他形式糖。

（5）注意事项：

1）一个原则：即个体化，根据每一位患者的实际情况选择合适的营养制剂和用量、输注途径和输注方法。

2）两个不耐受：胃不耐受和肠不耐受，前者多与胃动力有关，后者多与肠内营养剂使用方法不当有关。

3）三个表现：观察"上、中、下"三个表现。上，即上消化道表现，如恶心、呕吐；中，即腹部表现，如腹痛、腹胀、肠鸣音；下，即下消化道表现，如腹泻、便秘、大便次数、性质与形状。

4）四个问题：即误吸、反流、腹胀、腹泻。

5）五个度：输注速度、液体温度、液体浓度、耐受程度（总量）和坡度（患者体位，30°～45°）。

2. 肠外营养。

（1）适应证和输注方式：患者肠道不耐受、其他原因不能进行肠内营养（消化道出血、严重消化吸收障碍、顽固性呕吐、严重应激状态等）或肠内营养不能达到目标量 60% 时，可选用部分肠外营养或全肠外营养。肠内联合肠外营养，两者提供的能量比例没有一个固定值，主要取决于肠内营养的耐受情况，肠内营养耐受越好，需要肠外营养提供的能量就越少，反之则越多。当肠道完全不能使用时，肠外营养是维持患者生存的唯一营养来源。

短期（1 周内）肠外营养可通过外周静脉输注，若需长期输注，则建议采用经外周中心静脉置管、经皮穿刺中心静脉置管或输液港，其中中心静脉置管是较长时间肠外营养的输注途径。

（2）肠外营养治疗存在的问题和对策：

1）肠外营养液单瓶输注：单输脂肪乳剂容易发生心悸、胸闷、发热等不良反应，而且由于没有同时输入含氮物质而不可能促进蛋白质的合成，肉毒素不足者还影响脂肪代谢。氨基酸液单瓶输入，由于缺乏能量，其中相当一部分氨基酸液将被作为能量物质消耗而不能合成蛋白质，且氨基酸溶液渗透压高，较易发生代谢性并发症。

2）白蛋白的滥用：白蛋白的滥用在临床上非常普遍，白蛋白是机体的重要组成成分，血白蛋白水平是评估患者营养状态的指标之一，但人体白蛋白制剂不应该作为营养支持时的营养剂。为促进体内蛋白质的合成，应该采用肠内营养或肠外营养。

3）肠屏障功能应引起高度重视：尽管肠外营养能达到改善、维持患者营养状态之目的，但其伴随存在的肠屏障功能减退会带来许多问题。长期肠外营养后肠道缺乏食物的刺激，常规肠外营养液中又不含肠道所必需的成分谷氨酰胺，以致肠黏膜萎缩，屏障功能受损，最后导致肠内细菌和内毒素移位。为保护肠屏障功能，最佳方案就是将肠外营养改为肠内营养支持，食物的直接刺激可有效地预防肠黏膜萎缩。

4）肠外营养液最合理的方式是使用"全合一"：即将各种营养物质，包括脂肪乳、氨基酸、葡萄糖、多种维生素和微量元素等科学地混合配制于同一容器内，同时输注给患者。"全合一"营养液符合人体生理吸收模式，营养物质能被充分利用，使患者在不能通过胃肠道摄入和吸收营养素但又要承受严重创伤或复杂手术后，仍能维持良好的营养状况。

3. 直接摄食训练。

直接摄食训练是指采取相应的措施直接经口进食。措施包括进食环境选择、食物选择和调配、餐具选择、一口量和食团入口位置、进食体位和姿势等，需注意进食前后患者处置，做好观察与记录。

（1）适应证：患者全身状态稳定，能产生吞咽反射，少量误吸能通过随意咳嗽咳出。

（2）了解患者吞咽功能，确定喂食处方：根据临床筛查、临床评估和吞咽造影检查，制定适合患者的进食处方，可参考《中山大学附属第三医院康复科吞咽障碍患者喂食处方》。

（3）准备：

1）进食环境：应尽可能尊重患者的文化喜好。进餐的环境要安静、舒适，进餐时不要大声说话，让患者尽量保持轻松、愉快的心情，以促进食欲，减少呛咳，增加进食的安全性。

2）食物的选择：食物的种类和比例选择以均衡营养为主，可适当考虑特殊营养成分的补充，如肠内营养素等。应根据患者吞咽障碍的程度，本着先易后难的原则来选择准备食物。糊状食物不易误吸，液状食物容易误吸，进食顺序是先糊状食物，吞咽功能明显改善后逐渐过渡到软饭等食物，最后可进食普通食物和液体食物。容易吞咽的食物应符合以下要求：①密度均匀；②黏性适当；③不易松散、通过咽和食管时易变形且很少在黏膜上残留；④稠的食物比稀的安全，因为它能较满意地刺激触压觉和唾液分泌，使吞咽变得容易；⑤还要兼顾食物的色、香、味和温度等。

3）餐具的选择：根据患者的功能情况尽量选用适宜、得心应手的餐具，有利于患者顺利地完成进食。可按以下要求选择餐具。①匙羹：患者手抓握能力较差时，应选用柄粗、柄长、匙面小、难以粘上食物、边缘钝的匙羹，便于患者稳定握持餐具。一般采用边缘钝厚匙柄较长，容量 5~10 mL 的匙羹为宜，便于准确放置食物和控制每勺食物量，不会损伤口腔黏膜（图 4-5-4）。②碗：如患者用一只手舀碗里的食物有困难，可选择广口平底碗或边缘倾斜的盘子等。必要时可以在碗底放置防滑垫，避免患者舀食物时碰翻碗具（图 4-5-5）。③杯：用普通的的杯子饮水时，因患者需头向后仰饮水，有增大误吸的可能，可选用缺口杯等杯口不会接触到患者鼻部的杯子，这样患者不用费力仰头就可以饮用，从而避免误吸（图 4-5-6）。④吸管：用普通吸管吸取食物有困难时，可在吸口部分想办法，如在吸口或注射器上加上吸管等，慎重调整一口量。此外，还可以采用挤压柔软容器的方法来挤出其中的食物。

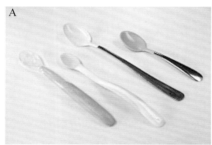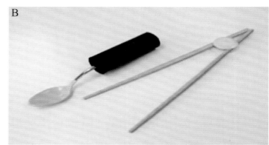

A：普通手柄；B：加粗手柄。

图 4-5-4 匙羹

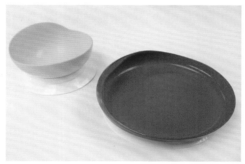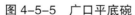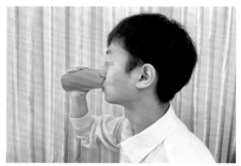

图 4-5-5 广口平底碗　　　　　图 4-5-6 缺口杯

4）食团在口中位置：进食时应把食物放在口腔中最能感觉食物的位置，促进食物在口腔中保持和输送。最好把食物放在健侧舌后部或健侧颊部，这样有利于食物的吞咽。这种做法不仅适合部分或全部舌、颊、口、面部有感觉障碍的患者，也适合所有面舌肌肉力量弱的患者。

5）一口量：即最适于吞咽的每次摄食入口量。对患者进行摄食训练时，如果一口量过多，食物将从口中漏出或引起咽残留，导致渗漏或误吸；如果一口量过少，则会因刺激强度不够，难以诱发吞咽反射。一般正常人每口量：①液体控制在 10 mL 以内；②牛奶布丁

5～7 mL；③浓稠泥状或糊状食物 3～5 mL；④肉团 3 mL 左右。为防止吞咽时食物误吸入气管，可结合声门上吞咽法训练，在吞咽时使声带闭合好后再吞咽，吞咽后立即咳嗽，可除去残留在咽喉部的食物残渣。

6）进食速度：为减少误吸的危险，应调整合适的进食速度，前一口吞咽完成后再进食下一口，避免两次食物重叠入口的现象。

7）进食体位与姿势：对于不同类型吞咽障碍患者，吞咽姿势的改变可改善或消除吞咽时的误吸症状。吞咽姿势改变的方法只是暂时使用，待患者的吞咽生理功能恢复后再慢慢停用。临床实践中，最好在吞咽造影检查下，先观察有效的吞咽姿势，然后再选取这种有效姿势进行训练。培养良好的进食习惯也至关重要，最好定时、定量，能采取坐位就不要采取卧位，能在餐桌边就不要在躺床上进食。

常用的进食姿势包括：①半坐位姿势（图 4-5-7）：对于不能坐立的患者可采用床上平卧位，一般至少取躯干 30° 仰卧位，头部前屈，偏瘫侧肩部以枕垫起，喂食者位于患者右侧。②坐位姿势（图 4-5-8）：对于身体控制良好的患者可采用坐位进食，进食时双脚面平稳接触地面，双膝关节屈曲 90°，躯干挺直，前方放一适宜餐桌，双上肢自然放于桌面，食物放于桌上，让患者视觉能看到食物，以使食物的色、香、味促进患者食欲。坐位进食者可使用进食椅，将患者摆放至合适的进食体位。进食椅也称为检查用椅，是吞咽造影检查中非常重要的工具，在摄食训练中常作为姿势调整的工具，简便有效。椅子本身有升降调节功能；座椅头部可旋转以调整患者头部的左右倾斜；靠背可做 30°～90° 的调整。对一些姿势稳定性差、难以配合的患者非常有用。③仰头吞咽（图 4-5-9）：适用于有口或舌功能缺损等口咽腔运送慢的患者。仰头吞咽能使口咽的解剖位置变宽。仰头吞咽也可影响咽食管段，尤其能增加食管内压力，缩短食管段的舒张时间。④低头吞咽（图 4-5-10）：适用于吞咽时气道保护功能欠缺的患者。对咽期吞咽启动延迟、舌根部后缩不足、呼吸道入口闭合不足的患者是一个较好的选择。低头吞咽是指下巴与胸骨柄部接触。低头吞咽能使口咽解剖结构变窄，使舌骨与喉之间的距离缩短；同时会厌软骨被推至接近咽后壁，它们之间的距离减小，会厌软骨与杓状软骨之间的距离也减小，从而使呼吸道入口变窄。⑤转头吞咽（图 4-5-11）：适用于单侧咽功能减弱的患者。转头或头旋转动作也可作为一项治疗技术。如患者偏瘫侧受损时，常应用头偏向患侧吞咽。主要作用是使吞咽通道的解剖结构在头偏向侧变得狭窄或关闭，头转向每一侧时对应着口咽结构的变化。姿势调整方法操作简便，效果立竿见影，临床上应用较多。

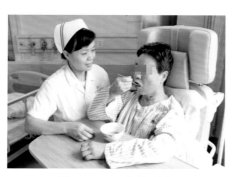

图 4-5-7　坐位喂食

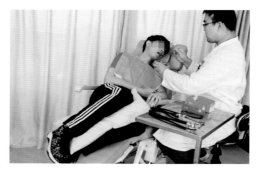

图 4-5-8　卧位喂食

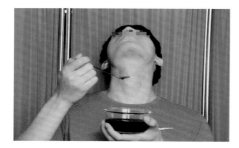

图 4-5-9　仰头姿势吞咽

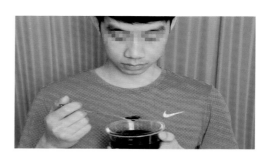

图 4-5-10　低头吞咽

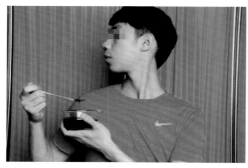

图 4-5-11　转头吞咽

8）进食记录：为了详细了解患者进食前后情况，观察跟进进食效果，通过记录表进行追踪记录。通过这些真实的客观记录，可以了解患者进食的动态变化，通过对所记录信息的分析，有助于医师、护士、治疗师更精准地实施个体化治疗方案，达到患者安全有效进食的目的。

六、气管插管的管理

机械通气是在患者自然通气和（或）氧合功能出现障碍时，运用器械（主要是呼吸机）使患者恢复有效通气并改善氧合的方法。利用气管插管接呼吸机辅助通气是进行机械通气的方式之一，全程、规范化的气管插管管理有利于缩短机械通气的时间。

（一）插管前准备

1. 患者准备

（1）建立可靠的静脉通路。

（2）持续心电监护。

（3）摆放仰卧"气道开放"体位。

（4）如条件适宜且时间允许，应向患者及其家属解释插管过程。

2. 设备和药物准备

（1）供氧设施。

（2）负压吸引设施。

（3）喉镜片和配套的手柄，灯泡功能良好。

（4）呼吸球囊。

（5）管径适宜、功能良好的气管导管。

（6）无菌石蜡油。

（7）呼吸机和管路。

（8）床旁放置急救车。

（9）手套、护目镜等。

（10）药物：镇静、肌松、镇痛、升压等。

（二）插管过程

1. 预给氧：插管前给予一定的预给氧，提高患者的氧储备，以减少插管过程中因低氧造成的损伤。

2. 经口或经鼻插管：一般建议经口气管插管，除非有特殊的经鼻插管的适应证。经口气管插管易实施，可使用较大内径的导管，VAP 的发生率也低于经鼻气管插管。虽然经鼻气管插管固定简便，且有益于口腔护理和口腔健康，但会有鼻腔结构受损的风险，经鼻气管插管禁止用于颅骨骨折患者，而且会增加上颌窦炎和 VAP 发生的风险。

（三）插管后的管理

气管插管的管理目标：保持呼吸道的持续通畅，维持人工气道的功能，预防可能引起的并发症。

1.管道的固定：保持插管在正确的位置，预防非计划性拔管或移位，确保顺利实施机械通气，维持皮肤完整性和口腔卫生。

（1）观察：每班观察气管导管插入刻度，做好固定和记录。气管插管合适的位置为导管尖端距隆突 2～4 cm，一般成人经口插管的深度为从导管尖端距离门齿（22±2）cm，经鼻插管的深度为从导管尖端距离外鼻孔（24±2）cm。

（2）固定方法：暂未有文献支持哪一种固定方法更好，每种固定方法都有优缺点，临床上常见的经口气管插管固定如图 4-5-12。

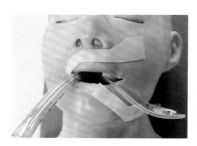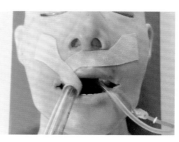

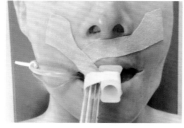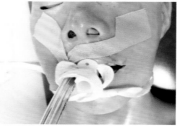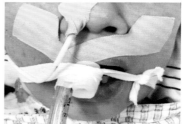

图 4-5-12　经口气管插管的固定方法

2.气囊的管理：气囊在机械通气中起着重要的作用，包括固定气管防止脱出，同时防止气道漏气，保障正压通气的有效完成；一旦建立人工气道特别是气管插管后，患者的吞咽受限，将导致口腔分泌物和胃食管反流物通过声门进入下呼吸道，造成污染，故气囊可以防止误吸，此时这些分泌物即滞留在气囊上方，形成气囊上滞留物（也称声门下滞留物）。

（1）气囊充气：理想的气囊压力应既能有效封闭气道、防止 VAP，又可防止气囊对黏膜的压伤，最适宜的气囊压力为 25～30 cmH$_2$O。若气囊压力低于 25 cmH$_2$O，误吸率明显上升、VAP 发生率增加；若气囊压力过高，如超过 30 cmH$_2$O，则会因其超过气管黏膜毛细血管灌注压而使血流减少乃至中断，黏膜坏死脱落，甚至造成气管壁穿孔、破裂等严重并发症。评估气囊压力的方法有以下 4 种：

1）最小漏气技术：在吸气高峰允许有少量气体漏出。准备 10 mL、1 mL 注射器各一副，由 2 人同时操作。在机械通气时，1 人将听诊器放于气管处听取漏气声，另一人用 10 mL 注射器向气囊内缓慢注气，直到听不到漏气为止，然后换用 1 mL 注射器从 0.1 mL 开始抽出气体，同时观察患者的通气量，直到在吸气高峰听到有少量气体漏出而患者的通气量无明显改变为止。要防止过量漏气触发低通气量报警。

2）最小闭合容量技术：气囊刚好封闭气道，吸气高峰无气体漏出。1 人听诊，1 人向气囊缓慢注气，直至听不到漏气为止，抽出 0.5 mL 气体时又可听到少量漏气声，再从 0.1 mL 开始注气，直至吸气时听不到漏气声为止。

3）指触法：即用手触摸气囊，来感受压力大小，如和鼻子差不多软。但以此方法估计气囊压力，通常会导致气囊压力过大。

4）气囊测压表充气技术：此为最常用且最推荐的气囊测压方法。但应注意，当气囊测压管内有积水时，气囊内实际压力较监测压力小，因此应注意观察并及时清理测压管内的积水。

（2）气囊压力测定时机：气囊压力会随头部和身体位置、导管位置、气道压的改变而改变，一般每隔 6~8 h 测量一次气囊压，怀疑压力改变时随时测量，每次测量时充气压力宜高于理想值 2 cmH_2O。

3. 气道内分泌物的清除

（1）吸痰时机：按需吸痰：①患者频繁咳嗽，肺部听诊有痰鸣音或人工气道内可见痰液等时。②出现人机对抗或气道内压力增高。③患者烦躁不安，出现紫绀或呼吸困难。④氧饱和度下降。⑤血压和心率的改变等。

（2）吸痰护理：①吸痰前后根据患者的情况给予 2 分钟纯氧吸氧。②选择内径不超过人工气道管径的 1/2、有侧孔的吸痰管。③成人吸痰负压控制在 –100~150 mmHg，建议不超过 –200 mmHg，以能吸出患者痰液的最小的压力为宜。④吸痰时间：每次吸痰时间不超过 15 秒，间隔 3~5 分钟。

（3）密闭式吸痰与开放式吸痰：密闭式吸痰无需断开呼吸机，在吸痰过程中保证了持续的通气和氧合。密闭式吸痰与开放式吸痰相比，能降低肺塌陷的发生率，尤其是在肺塌陷的高危患者（如急性呼吸窘迫综合征等）中更明显。在氧需求和（或）呼气末正压需求高的患者中应用，能降低氧合下降的程度。当患者存在以下情况之一时均可应用密闭式吸痰：①呼气末正压 ≥ 10 cmH_2O；②平均气道压 ≥ 20 cmH_2O；③吸气时间 ≥ 1.5 秒；④吸氧浓度 ≥ 60%；⑤患者吸痰 ≥ 6 次 / 日；⑥断开呼吸机将引起血流动力学不稳定；⑦气道传染性疾病患者（如肺结核等）。

（4）声门下吸引：气管插管患者口咽部分泌物在气囊处形成分泌物淤积，即使少量进入肺部也可能导致严重的肺部感染。声门下吸引可减少降低 VAP 的发生。

4. 气道湿化

（1）气管插管后，使进入气道内的气体失去原有的口鼻等上呼吸道器官黏膜的加温、加湿、屏障作用，导致黏膜结构被破坏，引起纤毛形态、功能障碍，运送痰液的能力大大降低，痰液潴留在肺内，机体不能将痰液排除，感染的风险大大增高。

（2）气道湿化类型包括主动湿化（加热湿化器）和被动湿化（热湿交换器），机械通气患者建议使用带双加热导丝的呼吸管路，可保障送入气道气体的湿化温度 37 ℃、相对湿度 100%。

5. 感染的预防

（1）排除因病情原因无法抬高床头的患者，机械通气患者抬高床头 30°～45°。

（2）每周更换呼吸回路，如有血液痰液污染应及时更换呼吸回路。

（3）及时倾倒管道内冷凝水。

（4）建议使用带声门下吸引的导管/套管。

（5）建议使用密闭式吸痰管。

（6）机械通气患者建议使用氯己定溶液进行口腔护理，口腔护理频率为每 6～8 小时一次。

（7）加强医务人员手卫生。

（8）做好翻身拍背等生活护理。

（9）每日评估导管/套管是否可以拔除，争取早日拔管。

6. 镇静镇痛护理

（1）每日唤醒患者，加强呼吸肌锻炼。

（2）当评估无法拔除导管/套管时，根据镇痛镇静评分调整药物治疗的效果。

（四）气管插管拔管流程

1. 评估拔管指征

（1）生命体征平稳，原发病和气管插管原因得到改善。

（2）呼吸功能恢复，自主呼吸时潮气量 VT ≥ 5 mL/kg，肺活量 VC ≥ 10 mL/kg，最大吸气压 Pi ≤ −25 cmH$_2$O。

（3）低流量吸氧条件下，自主呼吸 30 分钟至 2 小时，动脉血 pH > 7.3，PaO$_2$ ≥ 60 mmHg。

（4）气道保护能力得到改善，神志清楚，痰液稀薄，咳嗽有力：①白色卡片实验：将一张白色卡片放置于距气管插管口 1～2 cm 处，嘱患者将分泌物咳至卡片上，不能完成该实验的患者拔管可能失败。②咳嗽峰流量 > 60 L/min。

（5）上气道通畅度改善。气囊漏气试验是将口腔和气管插管内的分泌物充分吸尽，然后将气管插管套囊放气，以观察有无漏气，以排除上气道水肿。

1）操作前准备：①充分清除口鼻腔、气囊上和气管插管内分泌物。②告知患者试验目的，缓解患者紧张情绪。

2）操作流程：分为容量控制法和听诊法。容量控制法流程为：①将呼吸机模式改为容量控制，潮气量为 8～10 mL/kg；②监测吸入和呼出的潮气量，保证两者相差小于 20 mL；③完全排空气囊，记录连续 6 次呼出潮气量大小，取其中最小 3 个数的平均值；④计算气囊排空前后呼出潮气量的差值；⑤充盈气囊。听诊法流程为：①无须更改呼吸机模式，直接排空气囊；②将听诊器置于患者喉部，听诊是否有气流声；③充盈气囊。

3）操作后评价：①施行容量控制法时，若气囊排空后，呼出潮气量减少超过 120 mL 或 15%，则认为气囊漏气试验阴性，上呼吸道没有梗阻；反之，则认为气囊漏气试验阳性，上呼吸道存在梗阻，不宜拔管。②听诊法时，若气囊排空后，可听诊到明显的气流声，则认为气囊漏气试验阴性，上呼吸道没有梗阻；反之，则认为气囊漏气试验阳性，上呼吸道存在梗阻，不宜拔管。

2. 拔管前准备

（1）准备好各种抢救设备，如简易呼吸器、负压装置、吸痰管、10 mL 注射器和插管设备。

（2）准备好拔管后的呼吸支持设备，需根据患者情况选择不同的氧疗系统。

（3）吸尽管腔和口腔分泌物，适当增加吸氧浓度。

（4）无论有无胃潴留，都应做好胃肠减压。

3. 拔管流程

（1）告知患者，起到安慰和鼓励作用。

（2）清理口鼻腔、囊上分泌物。

（3）患者体位取坐位或半坐位。

（4）完全松解气管插管固定带，使气囊完全放气。

（5）经气管插管插入吸痰管，保证其远端超过气管插管远端。嘱患者深吸气时一边用负压吸引一边拔出气管插管，鼓励患者咳嗽、咳痰。

（6）拔管后给予患者氧疗，叮嘱患者做咳痰动作和深吸气，以利于膈肌运动和患者护理。

4. 拔管后观察和处理

（1）观察患者神志、心率、血压有无异常，有无发绀，有无呼吸困难。

（2）喉部有无哮鸣音。

（3）拔管后出现喉鸣的患者可用生理盐水或激素雾化治疗。

（4）呼吸功能较差的患者，拔管后可采取有创无创序贯通气。

（5）拔管后 2～4 小时和 24 小时复查动脉血气分析，以调整治疗方案。

5.促进拔管的措施

（1）营养支持，保证足够的热卡。

（2）镇静镇痛时，进行每日唤醒。

（3）动态评估患者呼吸功能：从机械通气开始，逐步降低机械通气水平，逐步恢复患者自主呼吸，直至完全脱离呼吸机。

（4）进行膈肌康复训练：对于机械通气患者，膈肌功能与撤机成功与否密切相关，呼吸需求和呼吸肌肉力量相匹配是撤机成功的关键。呼吸肌群疲劳乏力是导致撤机失败的重要因素。ICU患者中多种因素会导致膈肌乏力，如脓毒症、电解质紊乱、多发性神经病或肌病等，甚至有些患者在入ICU时因为疾病的严重程度已经存在膈肌乏力，这类患者往往预示不良预后。DiNino等报道，膈肌增厚率＞30%预测撤机成功的敏感性和特异性分别为88%和71%。Ferrari等研究表明，膈肌增厚率＞36%作为自主呼吸试验成功的敏感性为82%，特异性为88%。机械通气12～24小时即可出现不同程度的膈肌萎缩，而且萎缩的程度随着通气时间的延长而加重。对于机械通气超过48小时者，床旁康复应及时介入。

七、气管切开人工气道的护理

（一）概述

建立人工气道的患者，因气管套管与气管、支气管、肺直接相通，并且患者局部或全身抵抗力低下、损伤，机体失去上呼吸道生理屏障作用，吸入气体未经过滤、湿化等原因，患者容易出现脱管、窒息、出血、感染等并发症。

（二）护理目标

1.气道湿化满意，气囊压力适宜，及时清理痰液，确保人工气道通畅，营养支持良好，气管固定稳妥。

2.没有发生脱管、窒息、出血、感染等并发症。

（三）护理措施

集束化护理是指经过循证证实、已经在临床中实践并被广泛接受的措施集合而成的一组护理措施。集束化护理的概念最早出现在英国卫生部门的文件中，要求所有医疗措施严格遵循循证原则，确保医疗服务的质量。2003年，英国国家医疗服务体系提出将集束化护理作为提高护理效果的一种方法来运用，第一次将集束化护理的模式作为一种医疗模式运用于临床。2004年，St George's医院护理专家提出了St Mary's气管切开术后普通病房佩戴带气囊气管套管的住院患者集束化护理方案。方案内容已经经过循证证实，在临床推广之后，产生了很好的临床效果。依据St Mary's集束化方案中关于气管套管的条目，以及最近几年关于气管切开集束化护理的研究，将气道湿化、气囊管理、气道吸引、肠内营养、消毒隔离、固定、安全设施检查、内套管护理纳入集束化护理措施。

1. 气道湿化：气道湿化指用湿化器等装置将各种溶液形成细小微粒，呼吸道吸入经充分湿化后的气体，使气道黏膜湿润、痰液稀释、黏液纤毛正常运动，维持正常排痰。气道湿化的方法和使用次数应根据痰液的黏稠度来决定。

（1）湿化方法：①空气湿化：利用直接加温、加热湿化空气或者拖地、洒水等湿润地面的方式增加房间中空气的湿度，是一种间接的湿化方法，保持室内温度为 20~22 ℃，湿度为 60%~70%。②湿纱罩覆盖 / 气管切开保护罩：覆盖气管切开处，可增加吸入气体的湿度，防止灰尘进入。③人工鼻（图 4-5-13）：以被动方式保存患者呼出气的温度和湿度，并释放入吸入气中。研究发现，人工鼻可有效利用患者呼出气体的温度和湿度，保证吸入气体湿度，可过滤和吸附呼出气体中的细菌，降低呼吸机相关性肺炎的发生率。④超声雾化法：是应用超声波声能将药液变成细微的气雾吸入气道的方法，气雾量大小可调节，雾滴小而均匀，药液可随深而慢的吸气到达终末支气管和肺泡。用 30~50 mL 的湿化液，每 4 小时一次，每次 15~20 分钟。⑤氧气雾化法：是借助高速氧气气流，使药物变成雾状吸入气道的方法。每次加入 5 mL 湿化液，将氧流量调至 6~8 L/min。⑥持续滴入法：以输液管微量泵和输液泵持续滴注，将湿化液通过头皮针缓慢滴入气管内，滴速控制在每分钟 4~6 滴，每昼夜不少于 200 mL，湿化液中可根据需要加入抗生素或其他药物。⑦间断气道湿化法：是指间断性向气管滴入湿化液的方法，即用 5 mL 注射器向气道内注入湿化液 3~5 mL，每次间隔 1~2 小时，可明显缓解气道干燥，但无法持续湿化气道。⑧加热湿化器湿化法：MR850 加热湿化器是一种主动湿化装置，是通过对湿化液加热产生水蒸气，与呼吸机输送气体混合，达到加温、加湿作用，该仪器可通过湿化罐出口和患者端的温度和流量探头，自动控制湿化罐和管路的温度。⑨高通气加温湿化法（图 4-5-14）：即通过高流速可控性氧疗装置利用氧射流产生负压，从侧孔带入一定量的空气，稀释氧气达到要求的吸入氧浓度，产生的气流通过恒温加湿器后，使吸入气体达到饱和湿化状态。明显提高了气道湿化的效果，减少了痰痂的形成和刺激性咳嗽的发生频次，有效降低了肺部感染发生率。最佳湿化温度为 37 ℃、44 mg H_2O/L，流量为 10~60 L/min，可精确调节氧浓度，确切量视患者痰液性质而定。

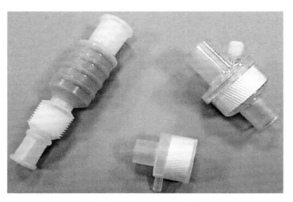

图 4-5-13　人工鼻

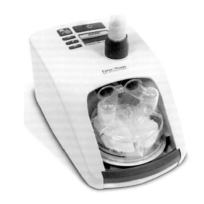

图 4-5-14　高通量气道湿化治疗仪

（2）湿化液的选择：①灭菌注射用水和蒸馏水：为低渗液体，对痰液的稀释能力较强，但若长期过度湿化，可阻碍气体与呼吸黏膜的接触导致氧分压降低。适用于痰液黏稠、气道失水多、高热、脱水患者；使用加温湿化系统时，应采用灭菌注射用水。② 1.25% 碳酸氢钠：碱性环境抑制真菌的生长，可取代黏蛋白的钙离子，促使黏蛋白降解，促进排痰。若大剂量使用可加重缺氧，导致组织黏膜水肿、抽搐、肌肉酸痛等不良反应。③ 0.9% 氯化钠注射液：等渗液体吸入气道后水分蒸发，盐分沉积于肺泡和支气管而处于高渗状态，导致支气管肺水肿，从而使呼吸困难加重。此外，由于氯化钠结晶析出，影响气管、支气管黏膜上皮细胞的纤毛运动，不利于痰液的排出。④ 0.45% 氯化钠注射液：在气道内浓缩，接近生理盐水，无刺激、不增加气道阻力，能湿化、稀释黏稠痰液，降低肺部感染的风险。

（3）雾化药物：①吸入性糖皮质激素：最强的气道局部抗感染药物，国内已上市雾化剂型吸入性糖皮质激素，包括布地奈德、二丙酸倍氯米松和丙酸氟替卡松。②支气管舒张剂：短效选择性 β_2 受体激动剂，包括特布他林和沙丁胺醇；短效胆碱能受体拮抗剂，包括异丙托溴铵。③祛痰药：包括 N- 乙酰半胱氨酸和盐酸氨溴索，但盐酸氨溴索雾化剂型国内尚未上市。沐舒坦是溶解黏液的祛痰药，可以促进肺泡Ⅱ型上皮细胞产生表面活性物质，改善肺通气和呼吸功能；作用于呼吸道分泌细胞，可调节黏液性和浆液性物质的分泌，促进排痰，减少呼吸道感染。④抗菌药物：我国目前尚无专供雾化吸入的抗菌药物制剂，不推荐以静脉制剂代替雾化制剂使用。

（4）气道湿化程度评价：①气道湿化满意：分泌物稀薄，能顺利通过吸引管，吸引 1 次即可将气道内的痰液吸引干净，气管导管内无结痂，患者安静，呼吸道通畅。②气道湿化不足：分泌物黏稠，吸出困难，需多次方能将气道内痰液吸干净，患者多有烦躁不安，可有突然的呼吸困难、发绀或 SpO_2 下降。③气道湿化过度：分泌物过分稀薄，咳嗽频繁，需不断吸引，听诊肺部气管内痰鸣音多，患者多烦躁不安、发绀、SpO_2 下降。

2. 气囊管理：人工气道气囊的基本作用是防止漏气和误吸；对于气管切开无须机械通气的患者，如果自主气道保护能力好，可将气囊完全放气或更换为无气囊套管。气囊压力应维持在 25 ~ 30 cmH$_2$O，不超过 30 cmH$_2$O。理想的气囊压力是既能防止气囊与气管壁之间漏气，又能避免气囊压迫气管壁，引起缺血、坏死。中华医学会重症医学分会机械通气指南建议，每天检测气囊压力 3 次，将人工气道套囊压力保持在 2.45 ~ 1.94 kPa（25 ~ 30 cmH$_2$O），既可有效封闭气道，又不高于气管内壁黏膜毛细血管渗透压。压力过低可能会导致口咽分泌物的误吸，过高的气囊压力会导致气管黏膜的局部缺血，从而导致气道狭窄。建议每隔 6 ~ 8 小时测量气囊压，确保压力在正常范围内，当患者的气道压较低或自主呼吸较弱和吸痰时，宜适当增加气囊压。

气管套管的气囊压力不仅受囊内气体量的影响，同时也受患者体位、气管套管类型和套管使用时间等的干扰。吸痰既是气管切开患者管理中常见的护理操作，也可引起患者咳嗽而导致气囊压力明显升高。研究指出气管切开患者吸痰时保持半卧位可减轻气囊压力对气管黏膜的损伤，减少相关并发症的发生，这是因为半卧位时气囊对气管壁表面压力呈相对均匀分布且压力相对较小，此时所测的气囊压力最小，所以当患者体位改变后，应重新测量气囊压（图 4-5-15）。为防止上呼吸道分泌物或胃反流物进入气道，进食或进行鼻饲和鼻饲后气囊应充气，并使患者半卧位 30 ~ 60 分钟，气囊放气时，注意提起完成气囊上分泌物的吸引，避免气囊上堆积的分泌物进入肺内。

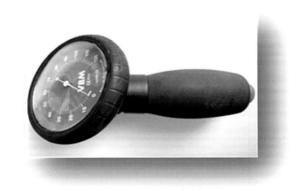

图 4-5-15 气囊测压表

总之，对气管切开的患者进行呼吸道管理时，我们不仅需要熟练掌握吸痰方法、气管套管和气囊的管理技术等，还需根据患者的病情和吸痰耐受程度，采取合适的气道湿化方案，保持适当的气囊压力和正确吸痰的方法、压力，保持气道通畅，减少误吸和肺部感染的发生率，改善治疗效果，促进患者早日康复。

3. 气道分泌物吸引：可以分为清除气囊上滞留物技术、人工气道吸痰、经鼻气道内吸引、纤维支气管镜吸痰、声门下分泌物吸引。吸痰法是指经口、鼻腔或人工气道将呼吸道分泌物吸出，以保持呼吸道通畅，预防吸入性肺炎、肺不张、窒息等并发症的一种方法。正确掌握吸痰的技巧，能有效地保持呼吸道通畅，预防和控制呼吸道感染。

4. 吞咽困难与肠内营养：气管切开的患者或多或少都会存在吞咽问题，为确保患者的营养，促进恢复，提供正确的肠内营养非常重要。肠内营养可以刺激肠道蠕动、刺激胃肠激素分泌、改善肠道血液灌注、预防急性胃黏膜病变、保护胃肠黏膜屏障、减少致病菌定植和细菌移位。在确保营养的情况下，同时需要进行吞咽功能训练，训练过程中需要确保患者可以承受气囊放气。协助患者坐起，脖子稍屈曲，同时气囊放气。患者进食的食物应该循序渐进，由水到流食，再到半流食。在经过康复治疗师的评估后，进入下一个阶段的进食，在进食过程中，需要确保患者没有出现呼吸窘迫症状。

5. 消毒隔离：消毒隔离对人工气道的护理非常重要，临床中应限制陪床、严格消毒空气、确保物品消毒到位、手卫生执行落实有效。

（1）使用一次性吸痰管，进出气管次数≤3次；按照规定进行气管套管清洁消毒。

（2）严密观察气管切开处有无渗血、渗液，切口周围敷料每天更换至少2次，如使用泡沫敷料可延长至3天，如被污染则随时更换。

（3）气管切开患者的口腔护理尤其重要，可以有效预防溃疡和鹅口疮等。如口腔清洁不到位，污染的分泌物经过膨胀的气囊留下的空隙直接进入肺内，可造成吸入性肺炎。采用氯己定或含氯己定的口腔护理液每日2次冲洗口腔，帮助或指导患者每日至少用牙刷刷牙2次，刷牙与口腔冲洗时间分开。

（4）按照院感要求进行手卫生；采用七步洗手法；增加洗手设施；床旁放置快速手消毒液；避免手套的不规范使用。

6. 气管切开套管的固定：应妥善固定，防止管道脱出。气管套管的固定包括内固定和外固定，其中外固定的方式有扁带固定、止血带固定、固定带固定。

（1）扁带固定：扁带应选择质地柔软、细密的全棉布料。取两条白色扁带，每条带子在二分之一处对折，将对折处套在气管切开套管两侧侧翼的小孔，长端从患者的颈后绕过，与对侧短端在颈部侧面打死结固定，松紧以1指穿过为宜。

（2）止血带固定：取一根内径为0.5 cm，外径为0.7 cm的止血带，用发夹将固定外套管的布带穿过止血带，使止血带套在布带的外面，止血带的长度为绕患者颈部一圈的周长减去外套管的长度，布带的长度比止血带长15～20 cm，松紧适宜，以能伸进1指为宜。

（3）固定带固定：取气管套管固定带一条，固定带的两端有魔术贴，分别长6 cm，将固定带放于患者颈后方中间，带子两端提起分别穿过气管套管两侧翼的小孔，反折固定于带子颈部侧面，固定带松紧度以穿过1指为宜。过松可能引起套管脱出，过紧将引起不适，刺激患者反复咳嗽，也可引起颈部的压疮。

7. 床旁安全设施检查：每次交接班必须核查床旁气管切开相关设备，包括吸痰装置、对应尺寸的吸痰管、患者同型号气管套管和小一号气管套管、气管扩张器、简易呼吸器、剪刀、血管钳、无菌手套、眼罩、口罩、无菌敷料包、无菌内套管、备用气管套管固定带、10 mL 注射器（抽吸气囊）、润滑剂、沟通板、复苏装置、核对单。

8. 常见并发症及其预防和处理：①堵管：及时清理分泌物，防止结痂，清洗气管内套管时注意清洗干净，无残留。加强气道湿化，根据患者情况选用合适的湿化装置，以防气道干燥，另外还需要保证机体摄入足够的水分。②脱管：与气管套管固定不当、患者躁动有关。应妥善固定气管套管。对于烦躁的患者，应给予适当镇静和约束，防止患者自行拔管。③呼吸道感染：注意房间温湿度，保持室内空气流动，每日进行紫外线空气消毒，3 次 / 日，床单位和地板每天用消毒液湿擦；加强切口的护理；彻底清洗消毒气管内套管。加强口腔护理。

气管切开术临床应用广泛且多用于急危重症的患者，对气管切开患者的规范化护理可有效预防并发症的发生、改善预后，以及缩短气管切开管留置时间，减少患者住院时间。目前对于气管切开患者的护理措施包括气道湿化、气囊管理、气道吸引、肠内营养、消毒隔离、固定等措施。在日后的护理工作中，需要进一步探索对患者有益的护理措施，提高护理质量。

（四）吸痰操作方法

1. 定义：吸痰法是指经口、鼻腔或人工气道将呼吸道分泌物吸出，以保持呼吸道通畅，预防吸入性肺炎、肺不张、窒息等并发症的一种方法。

2. 适应证：①危重、年老、昏迷和麻醉后咳嗽无力、反射迟钝或会厌功能不全，而不能将痰液咳出和误吸呕吐物的患者；②气管插管或气管切开术后患者需通过吸痰协助清理呼吸道；③窒息时的急救，如食团误入气道、无力咳出等情况。

3. 相对禁忌证：①声门、气管痉挛者；②缺氧而未给氧者，除非确定缺氧是由气道痰堵所致；③心肌梗死急性发作者。

4. 吸痰法的分类：①根据气道分类，分为人工气道（气管内吸痰）和自然气道；②根据吸引器分类，分为中心吸痰和电动器吸痰。

5. 护理重点步骤

（1）评估患者：①意识、生命体征、耐受能力、吸氧流量；②患者呼吸道分泌物的量、黏稠度、部位、自主排痰能力，指脉氧；③对清醒患者应进行解释，吸痰前告知患者吸痰的目的，取得配合。

（2）吸痰前后给予足够的氧气：吸氧患者增加氧流量至 6 ~ 10 L/min，有机械通气的患者应给予 100% 纯氧 2 分钟，以增加患者氧储备，减少吸痰过程中可能发生的低氧血症损害，建议采用短暂增加潮气量和呼吸频率、PEEP 或手控呼吸方式增加氧储备。

（3）正确选用吸痰用具：选择粗细合适（小于气管套管内径的1/2）、长短合适（经口鼻吸痰、气管切开的吸痰管长约 30 cm，经气管插管吸痰管长约 55 cm）、柔韧度适宜的吸痰管。普通吸痰管一用一换；建议人工气道者使用密闭式吸痰管，以减轻因开放吸痰引起氧气和 PEEP 泄漏。吸痰时保持患者与呼吸机的连接，以维持患者连续机械通气或给氧。呼吸机在吸痰期间为维持预设的压力或容量会进行漏气补偿，可以降低肺萎缩的发生率。密闭式吸痰管应选用有两个注水孔的吸痰管（一孔为气道内注水口，另一孔为冲洗吸痰管用），当 $FIO_2 > 50\%$，$PEEP > 5\ cmH_2O$ 时，人工气道吸痰管和口鼻腔吸痰管应分开使用，即避免交叉使用。

（4）掌握吸痰指征和时机，遵循最小吸痰频次原则，按需吸痰。

1）除上述适应证外，是否需吸痰视下列情况决定：①患者气道不顺畅、通气功能低下或障碍；患者咳嗽有痰，听诊有痰鸣音。②可直接听见痰鸣音，听诊呼吸音粗糙或肺部有湿啰音。③机械通气患者采用容量控制模式时气道峰压增加或采用压力控制模式时潮气量减少。④患者不能进行完整有效的自主咳嗽。⑤气道压力增高或气道内可见痰液。⑥呼吸机流量或压力曲线呈锯齿状震荡。⑦怀疑误吸。⑧有明显的呼吸费力。⑨血氧饱和度下降。⑩胸片改变与分泌物蓄积一致，需要留取痰标本。

2）翻身、拍背、雾化等促进痰液引流措施后再进行吸痰，效果更佳。

3）吸痰后听诊肺部，判断是否吸净痰液，若有痰，间歇 3~5 分钟，待血氧饱和度回升后再吸。

4）观察痰液的量和性状，根据痰液黏稠度选择相应湿化方式并决定吸痰频次。

5）检测外周血氧饱和度和血流动力学情况，吸痰前、中、后如果出现心动过速、室性异位心律增多和氧饱和度下降，应立即停止吸痰，并给予氧气或连接呼吸机辅助呼吸。

（5）掌握吸痰的顺序和部位：①一般情况下，先吸人工气道内的痰液，将吸痰管不带负压直接进到气管深部，遇到阻力时向外提 1 cm，再加负压吸引。②当口鼻腔分泌物明显增多时，先吸口鼻腔分泌物，再吸人工气道分泌物，两次吸痰应用不同的吸痰管。③需进行声门下吸引者，人工气道吸引前后应清理声门下分泌物。④当外露人工气道或呼吸机螺纹管有分泌物时，应分 3 步，先使吸痰管带负压由浅到深进行吸痰，直到吸痰管送至气管插管 30~35 cm 或送至气管套管 10~15 cm；然后松开负压，送吸痰管到深部，遇到阻力向外提 1 cm，再加负压吸引；最后吸口鼻腔分泌物。⑤当气管切开的皮肤切口有大量分泌物溢出时，先吸切口外的分泌物再按以上顺序吸痰。

（6）控制吸引压力：选择能吸出痰液的最小压力。临床常用吸痰压力：成年人 –400~300 mmHg（–40.0~53.3 kPa），小儿 < –250~300 mmHg（–33~40 kPa）。

（7）控制吸痰的持续时间：吸痰持续时间取决于分泌物的清除情况、患者对吸痰的反应和患者对缺氧的耐受能力。一般每次吸痰时间不超过 15 秒，肺高压每次吸痰不超过

10秒，间歇时间3~5分钟。当评估发现患者呼吸肌支持力度大、缺氧耐受能力差时，在有效吸引情况下，吸痰的持续时间应尽量缩短，延长吸痰间歇时间，以减轻因吸痰引起低氧血症等并发症。

（8）掌握非人工气道的吸痰方法：经口鼻吸痰时，当吸痰管插入至咽部时，嘱患者深吸气或咳嗽，以便吸痰管进入气管内，刺激患者咳嗽，以便痰液排出。必要时插入鼻通气管和调整吸痰管插入角度，以利于吸净痰液。

（9）必要时配合医师进行纤维支气管镜吸痰。

（10）预防感染：①严格遵守标准预防原则。②严格遵守无菌技术操作。③吸痰用物应符合无菌标准，吸痰管应一用一更换，吸痰托盘4小时更换一次。④口鼻腔吸痰后，更换吸痰管，再进行人工气道深部或气管内吸痰。⑤患者吸痰操作前后，均应认真洗手或卫生手消毒，防止致病菌在患者间的交叉感染。⑥条件许可时，采用密闭式吸痰法。

（11）监测吸痰效果：监测患者呼吸音、氧合情况、皮肤情况、脉搏、氧饱和度、呼吸频率和活动度、血流动力学参数、痰液性状、咳嗽能力、颅内压、痰液是否带有痰块、血块；呼吸机气道高压报警，分钟通气量过低报警或窒息报警；患者出现明显呼吸困难、呼吸活动度大、有很强的呼吸音、氧饱和度急剧降低、大汗、心律失常时，均应立即怀疑痰栓形成，可迅速导致患者窒息甚至意外死亡，应迅速证实并采取措施。

（12）吸痰危象的紧急处理：如患者处于濒死状态，立即放松气囊，通过高流量面罩经口给氧；应立即准备手控呼吸球囊经口加压给氧；呼叫医师，由医师决定是否立即拔除人工气道。

（13）必要时留取痰标本送检并进行药敏试验。

（14）必要时教导患者家属和主要照护者学会吸痰方法，为居家护理做准备。

（15）吸痰法的注意事项：①吸痰动作要轻，防止损伤黏膜。②检查电源、电压与吸引器的电压是否相符，检查管道连接是否紧密，遇到阻力时分析原因，不要盲目插入。③吸痰勿插入过深，如吸出血性液体暂停吸引。④吸痰过程中应随时擦净患者口鼻喷出的分泌物；痰液黏稠时，可叩击背部以振动痰液；或进行雾化吸入来湿化气道、稀化痰液；或向气管内（气管插管或气管套管内）滴入生理盐水或化痰药物以利痰液吸出。⑤小儿吸痰时，吸痰管要细，吸引力要小。⑥贮液瓶内液体不得超过瓶的2/3。

（16）并发症及其处理：吸痰与口腔护理一样，若方法不当也会产生一些并发症。如黏膜溃疡、出血，需尽量避免盲吸，采用降低吸痰负压并在可视的情况下吸痰，查看患者凝血功能，遵医嘱适当使用凝血药物局部止血；偶尔吸痰过程会导致患者呕吐，应评估患者咽反射和呕吐反射，吸痰管避免碰触患者咽壁，引起患者呕吐，一旦发生呕吐，应立即停止吸痰，清理口腔呕吐物，避免误吸或者窒息的发生。

（五）排痰法

1.定义：排痰法是通过各种辅助技术结合体位协助患者将气道分泌物从细支气管移至主支气管，以便让患者自行咳出痰液的治疗护理方法，包括人工叩击排痰法、机械振动排痰仪排痰法、高频胸壁振荡排痰法、体位引流排痰法、腹部冲击排痰法、正负压交替引流排痰法。基本的排痰机制是通过施加的外力使气道内分泌物振动，诱发咳嗽的动作，使肺泡内或支气管内的痰液脱落而被咳出。

2.适应证：适用于各种支气管肺疾病且伴有大量痰液的患者，如各种原因的气管切开术后并发肺部感染等。

3.禁忌证：呼吸衰竭，有明显呼吸困难和严重发绀者，近期有大咯血、心内血栓、胸部肿瘤、严重外伤、胸膜下肺大疱、严重的心血管疾病或年老体弱不能耐受者等。

4.排痰方法：常规首先评估患者，评估内容同吸痰法。根据患者的情况选择合适的排痰方法和排痰工具，具体方法如下。

（1）人工叩击排痰法（图4-5-16）：协助患者取坐位，操作者五指并拢，掌指关节微屈曲，掌呈凹式，自然成空杯状，指前部和大小鱼际肌与患者皮肤接触，腕关节均匀用力，自下而上，由边缘向中央，有节奏地叩击患者背部，边叩击边鼓励患者有效咳嗽，频率为40~50次/分，每次15分钟，每一肺叶叩击1~3分钟，背部从第10肋、胸部从第6肋开始，叩击时应避开脊柱、肾脏、肝区和心前区。本方法简单易行，可以随时指导并教会照护者，在住院病房、居家环境下均可使用。

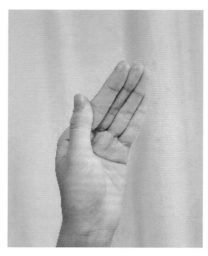

图4-5-16　人工叩击排痰法的手形

（2）机械振动排痰仪排痰法（图 4-5-17）：机械振动排痰仪是根据物理定向叩击原理设计的，可同时提供两种力：一种是垂直于身体表面的垂直力，该力对支气管黏膜表面黏液和代谢物起松弛作用；另一种是平行于身体表面的水平力，该力帮助支气管内液化的黏液按照选择的方向排出体外。由经过专门培训的护士操作，根据患者病情、体重和耐受程度选择合适的叩击头、震动频率和治疗频率。操作者一手紧握叩击手柄，一手按紧叩击头，使叩击头紧贴患者背部皮肤，从外向内、自下而上，缓慢匀速地移动叩击头，对于有湿啰音或者痰鸣音的肺叶重点反复震动叩击，叩击时每次持续 10~15 分钟。本方法操作简单，不受体位限制，不受操作者情绪、疲劳等因素影响，能减轻护理人员的工作强度，提高护理质量，有助于患者肌肉放松，刺激局部的血液循环，使患者感到轻松舒适。

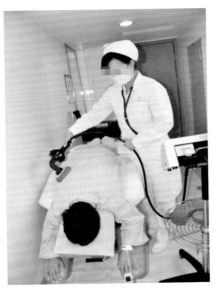

图 4-5-17 机械振动排痰法

（3）高频胸壁振荡排痰法（图 4-5-18）：该系统是为帮助患者有效地进行气道分泌物清除而开发的。此设备包含一个充气背心，它通过空气软管连接到气动脉冲发生器。气动脉冲发生器可以对充气背心进行快速充气和放气，以缓慢压缩和释放胸壁，在肺中产生气流。这个过程与咳嗽类似，它朝着大气道的方向移动黏液，可有效改变呼吸道分泌物物理性状，使黏液得到松解，在大气道中可以通过咳嗽或吸气将黏液清除。

操作者先协助患者取坐位，将充气背心比拟患者体型，确认大小合适，在治疗进行时可让患者穿着单层衣物，外穿背心，使背心更好地贴合患者。协助患者摆好排痰体位，连接主机与气道清除系统之间的管路。打开电源开关，调整至合适压力，10~14 Hz 为常用治疗频率范围，按下加压启动键开始排痰。治疗的持续时间以实际振荡为准，普通患者振

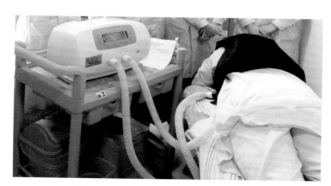
图 4-5-18 高频胸壁震荡排痰法

荡时间以每次 10~30 分钟为宜，2~3 次/日；但危重患者耐受性较差，应减少每次振荡时间而增加使用的次数，以 15 分钟/次、4 次/日为宜。在治疗开始 5~10 分钟后，嘱患者开始咳嗽以排除已松解的分泌物。

该系统操作简便，直接作用于全胸腔，穿透力强，效果确切；能很好地控制治疗的频率和时间，节律恒定；能促进呼吸肌训练，减少呼吸做功；对轻中度黏稠的肺内分泌物具有良好排出效果；更接近人体生理功能，提高了患者的舒适度，更有利于患者配合治疗。

（4）体位引流排痰：按"水往低处流"的原理将病灶肺段（肺叶）置于高位，通过痰液的重力作用、叩击拍打时产生的振动作用等使痰液从病灶处经肺段、肺叶支气管引流到大支气管，再流向大气道，经咳嗽排出体外。体位引流常和其他治疗方法合并使用，如雾化、深呼吸咳嗽、叩背震颤或吸痰。

操作者根据病变部位和患者自身耐受度，协助患者采取适当姿势（可使用枕头适当支托或使用排痰床），抬高患肺位置，使分泌物积聚部位在最高处，使引流支气管开口向下。若有两个以上炎性部位，一般先以痰液较多的部位开始，然后进行另一部位。引流过程中鼓励患者做深呼吸和有效咳嗽，并辅以叩背震颤，每次引流 15 分钟，每天 1~3 次；5 分钟保持重力引流位，5 分钟叩背震颤，5 分钟咳痰，直到将分泌物排出。引流过程中应有护士或家属协助，防坠床；引流中注意观察患者反应，若出现咯血、头昏、发绀、呼吸困难、出汗、脉搏细速、疲劳等情况应立即停止引流。该方法可改善呼吸肌力和效力，产生咳嗽反射，达到最佳的引流效果，提高含氧量。

（5）腹部冲击排痰法（图 4-5-19）：该法原理是冲击腹部，使腹压升高，膈肌抬高，胸腔压力瞬间增高，迫使肺内空气排出，形成人工咳嗽，呼吸道异物或痰液上移、驱出口腔。排痰时操作者两手置于患者的双侧胸壁和 12 肋下。当患者吸气末时，嘱其咳嗽并用双手掌向内和上方同时施压，促进患者肺细小支气管内痰液和咽喉部痰液及时排出体外，以此方法反复多次彻底清除深部痰液。

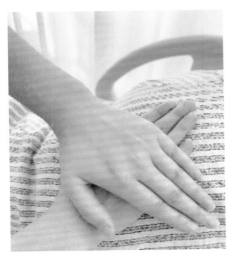

图 4-5-19　腹部冲击排痰法

　　操作者位于患者身旁，身体略前倾。用双手掌根放置于患者的双侧上腹部，手掌和手指置于患者的双侧胸壁，指导患者做有效咳嗽，嘱其深吸一口气后咳嗽，在患者呼气末时，用双手掌和手指部向内、向上轻度加压冲击上腹部，迫使膈肌上升而挤压肺和支气管，这样每次冲击可以为气道提供一定的气量，从而将异物从气管内冲出。重复冲击 5 次为一组，4 组 / 日。此方法多用于气管切开、痰液黏稠不易咳出或咳嗽功能减弱的患者。但对老年人不适用，因其胸腹部组织的弹性和顺应性差，容易导致损伤，如腹部或胸腔内脏的破裂、撕裂和出血与肋骨骨折等。该操作起到了使肋间肌收缩的作用，形成人工咳嗽，促进痰液排出。

　　（6）机械性呼吸技术排痰法（图 4-5-20）：通过 MI-E 技术，利用患者吸气时正压通气与呼气时负压通气形成的压力差，辅助呼气无力、昏迷休克、重症患者排出痰液，起到廓清肺和气道分泌物、逐步锻炼呼吸肌的作用。由经专业培训的护士协助患者取仰卧位，打开开关，通过一个标配的弹性口鼻面罩与无创气道咳痰机相连，接着根据患者耐受力和疗效调节呼入和呼出的压力，初次使用的患者为低压（10 ~ 15 cmH$_2$O），最高可调至60 cmH$_2$O，一个治疗片段有 5 个或 5 个以上的治疗周期，每个治疗周期包括 5 个由正压到负压的循环，紧随其后是一段时间的正常呼吸，从而起到廓清的作用。该技术能消除解剖学死角，保持气道正压。正负压交替作用，可减少呼吸做功，辅助恢复肺功能。目前为脑外科、胸外科、呼吸康复中心、ICU 重症患者廓清分泌物的首选方法。

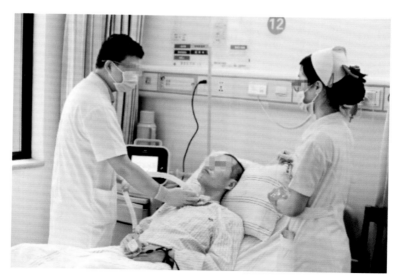

图 4-5-20　机械性辅助呼吸技术排痰法

总之，近年来已有很多人工气道管理相关的指南标准颁布，且我国也有相应的政策文件出台，对于临床护理实践有很好的指导作用，医务人员在人工气道管理方面需提高依从性，进一步开展循证实践研究，加强临床执行力度，提高护理质量，改善临床结局。

（六）拔管前评估

对于重症患者，除明确原发病目前进展情况外，康复团队还应对患者进行综合性的功能评估。

1.营养状况评估：营养状况的评定主要应通过相关量表、查体、实验室检查结果，评价有无营养不良或营养不良风险。明确有无贫血、体重变化情况和白蛋白、血清前白蛋白、微量元素水平。同时还应明确目前患者的营养支持方式（肠内、肠外）、营养摄入量、营养支持的类型（流质、糊状食物、普食）、是否存在反流、胃潴留。

2.运动功能评估：所有患者均需要评估患者的运动功能，能否行走或者能否耐受坐轮椅半小时以上，头颈部能否维持中立位、心肺功能储备等。

3.气道评估：有研究表明，对气管切开患者进行拔管前气道评估可明显提高拔管成功率。拔管前应完善内镜检查，了解气道是否通畅和分泌物情况，有无局部占位、肉芽组织增生、结构异常、瘘口（表 4-5-6）。若无法实施内镜等检查，也可以通过听诊肺部或通过尝试性堵管后听诊发音和颈部来判断气道狭窄情况和分泌物情况。

表 4-5-6　气管切开患者拔管前气道评估重点

观察部位	观察内容
鼻	有无狭窄、分泌物集聚情况
咽腔	有无狭窄、分泌物集聚情况
声带活动	开放、闭合情况、有无震颤、占位病变
声门下与气管切开口之间	有无狭窄、肉芽组织
气管套管内	有无痰痂
气管切开口下方	有无肉芽组织增生
气管、支气管	痰液情况、有无瘘口、黏膜红肿情况

4. 肺部感染评估：气管切开患者往往面临反复多次的肺部感染，或者曾因严重肺部感染而行气管切开。因此，应常规了解此类患者肺部感染史和相关病史，如慢性阻塞性肺疾病、支气管哮喘等。康复团队应明确目前有无肺部感染的症状，如咳嗽、咳痰、发热、精神状态、目前咳痰量、肺部听诊情况。同时通过血常规、C 反应蛋白、降钙素原、红细胞沉降率、血气分析、胸部 X 线、肺部 CT、痰液微生物培养等辅助检查进一步明确目前有无急性感染。此外，还应考虑是否为吸入性肺炎，发生吸入性肺炎的原因是什么。

5. 呼吸和咳嗽功能评估：首先应完成患者呼吸功能评估，包括呼吸模式、频率、深度和力度、咳嗽能力（痰清除所能达到的位置），对于神经重症患者，呼吸功能的中枢驱动能力是非常重要的，明确有无呼吸暂停，必要时完善睡眠监测判断是中枢性呼吸暂停还是阻塞性呼吸暂停。有条件的单位可以行膈肌超声评估、肺功能仪器评估，了解膈肌活动幅度、用力肺活量、用力肺活量百分比、第 1 秒用力呼气容积、第 1 秒用力呼气容积百分比、最大呼气流量、咳嗽峰流速等量化指标，均可以用于预测拔管成功率。

6. 吞咽功能评估：可予以染色测试、吞咽功能临床评估、吞咽造影、FEES 等检查，明确患者食物残留和渗漏误吸情况。

7. 其他情况评估：对于气管切开患者还应了解患者有无气管插管、插管时间；气管切开口周围的评估，包括气管切开套管留置时间、气管切开套管类型、型号、大小，切口周围软组织有无肉芽、有无缝合线、术口分泌物情况；以及近期呼吸状态，即患者目前辅助通气 / 供氧情况、需吸痰的次数、血氧饱和度情况、有无堵管或者拔管经历。

（七）拔管前训练

针对气管切开患者的训练，需要康复团队介入，包括康复医师、护士、物理治疗师、吞咽治疗师、心肺治疗师、营养师等。

1. 康复医师负责总的治疗方案制定与管理，包括药物治疗、使用纤维支气管镜吸痰、必要时换管、风险管理、营养支持治疗、特殊操作等，以达到控制肺部感染、增强患者抵抗力、增加营养摄入、维持内环境、减少气道分泌物的目标，为进一步的康复治疗创造条件。

（1）控制肺部感染：进行微生物培养以明确肺部感染性质、耐药情况，必要时合理使用抗生素、纤维支气管镜定期吸痰。

（2）营养支持治疗：总热量＝体重×30 kcal/d，注意维生素、蛋白质、水的补充。根据患者情况确定给食方式，采取经口、鼻胃管（持续、间歇）、胃造瘘、胃造瘘空肠管等方式进行营养支持治疗。

（3）减少咽腔分泌物：分析分泌物来源，根据可能来源予以药物（肉毒素、阿托品类药物）治疗或采取化痰、抗感染、口腔吸引、抗反流措施等，减少唾液分泌。

（4）困难气道的处理：根据气道评估结果，进行相应的治疗决策和决定，如是否开始进行堵管训练等。气道狭窄，可更换小一号气管切开管；出现肉芽组织增生，可联系呼吸科等相关学科进一步处理等。

（5）呼吸支持治疗：根据评估结果，决定患者是否需要呼吸支持（如吸氧等），必要时使用呼吸机。

2. 康复护士负责健康宣教、管道护理、排痰、口腔护理、监督实施营养计划、进食管理、体位管理。

（1）院感防控：加强手卫生、隔离、环境消毒等，减少院内感染、交叉感染。

（2）防误吸相关护理：定期进行口腔护理、饮食管理与体位管理，合理松放气囊，协助纤维支气管镜定期吸痰。气管切开患者常需将头抬高30°以上作为降低误吸风险的预防策略，而让患者尽可能采取直立坐位和站位是可能获得最大疗效和最经济有效的方法之一。

（3）进行患者家属或陪护的健康教育。

3. 物理治疗师应根据评估结果予以患者体力耐力训练、头颈部肌力训练、关节活动度的保持、物理因子治疗（肺部超短波等）。

4. 呼吸治疗师对患者进行呼吸功能治疗，包括呼吸肌训练、胸廓廓清技术、心肺耐力、咳嗽能力训练等，拔管前应予以抽气囊测试来评估拔管后气道憋喘的可能性、进行治疗性堵管训练、膈肌起搏器治疗。

5. 吞咽治疗师可予以患者口咽部感觉运动综合训练，气道条件良好的患者可使用"吞咽-通气-说话瓣膜"，并逐步进行适应性堵管。吞咽功能尚可的患者应予以治疗性进食，有助于减少咽喉部分泌物。

（八）拔管后管理

1. 拔管时的物品准备：患者经治疗后，如已达到拔管条件，应做好拔管前的准备，包括充分告知患者及其家属病情，签署知情同意书，予以心电监护、备用的气管切开包、备用的气管套管，做好患者的心理疏导，减轻其紧张情绪。一般认为拔管后 24 ~ 48 小时内风险最高。必要时雾化吸入激素以减轻水肿、使用解痉药物等。

2. 拔管后治疗：对于咳痰能力稍差的患者，应加强吸痰，必要时在拔管后复查支气管镜。视患者情况可继续予以吞咽功能训练、运动训练等。

3. 拔管后切口的处理：观察渗出物和分泌物情况，定期换药；局部进行紫外线照射可促进切口愈合，减少渗出和感染机会；必要时需二次缝合。

八、吸入性肺炎的预防管理

（一）吸入性肺炎的预防措施

1. 经口进食或由管饲过渡到经口进食。

（1）经口进食：对于经口进食或由管饲过渡到经口进食的吞咽障碍患者而言，为预防误吸的发生，护士和照护者要严格观察患者每一次经口进食情况，做到如下几点：①不要让患者在无人看护的情况下进食。②如果患者从口进食，需严格遵守吞咽障碍评估后制定的饮食限制。有关食物的浓稠度、一口量和进食速度的限定与要求参照相关指南规定。③建议患者在进食中尽可能取坐位并保持躯干 90°，颈和头前屈有助于防止误吸。④观察患者进食中是否有咳嗽、呛咳、清嗓子或呼吸困难等表现。⑤保持安静的环境，减少干扰，最好没有电视干扰。

（2）管饲过渡到经口进食：必须监控过渡进程，逐步谨慎地调整治疗计划，防止误吸和反流的发生。任何急慢性的肺部炎症均可提示存在误吸的可能性，需要立即向患者的主管医师报告。患者觉得能够重新经口进食是一个巨大成功事件，但患者沉浸于重新经口进食的兴奋中，往往忽略了并发症的预防，要提醒患者及其家属注意预防误吸。

2. 管饲。

（1）确保喂养管位置正确：放置鼻饲管后，每次间断喂养前或持续喂养换喂食物前均需检查鼻饲管的位置，尤其是刚置管时。置管位置错误在临床上并不少见，常误将鼻饲管置入气管支气管树或胸膜腔内。但一些昏迷、咳嗽反射减弱的患者不一定有强烈反应，因此护理人员要注意区别鼻饲管是置入了胃肠道还是呼吸道，可用如下方法确定鼻饲管的位置。

1）传统方法：传统检查鼻饲管位置的方法有听诊、观察水下气泡、回抽胃内容物等。很多研究报道指出，如果鼻饲管较细或较软则不易抽出胃液，所以单独使用回抽胃内容物的方法并不可靠。

2）监测 pH：研究发现，肺内 pH 平均为 7.73，肠内 pH 为 7.3，而胃内 pH 空腹时为

1.3～1.5，餐后可达 3.9。所以，如果测得的 pH ≤ 4，区分胃和呼吸道的位置是可靠的。但临床用 pH 方法确定鼻饲管位置也有其局限性，因为呼吸道和肠道的液体都可能是碱性，所以 pH 方法在区别二者的位置时价值很低。

3）测量鼻外部鼻饲管长度：通过观察鼻饲管穿出鼻孔或皮肤处的标记变化，可以及早发现鼻饲管的移位。一般的教科书中，插管长度为 45～55 cm，相当于患者鼻尖至耳垂再至剑突的长度，在新生儿和性别上也没有规定。有研究表明，为了防止刺激性药液溢出鼻饲管刺激食管，可利用延长鼻饲管的方法，使实际置管长度较传统长度长 10 cm，即 55～65 cm，此时鼻饲管 3 个侧孔全部进入胃内，有效地防止了刺激性药液从鼻饲管头部的侧孔流出。脑卒中、昏迷、认知障碍患者进行鼻饲时常有食物反流现象，为预防食物反流，建议将鼻饲管插入长度达 55～70 cm，即耳垂 – 鼻翼 – 剑突再加上硅胶管最末侧孔距尖端的长度，使食物能全部进入胃内，减少食物反流。

4）确定鼻饲管在食管内的方法：若鼻饲管口在食管内时易发生误吸，尤其是大容量喂养时，但床边方法很难确定管口在食管内的位置。有研究认为，如果鼻饲管在食管内，注入空气后患者会立即打嗝。

Kearns 认为，单独使用听诊方法的准确率为 84%，回抽胃内容物的准确率为 50%，pH 方法的准确率为 56%。Neumann 通过一个 78 人的试验得出单独使用听诊无效，其特异性只有 6.3%；抽吸胃内容物的成功率为 85%；当 pH ≤ 4 时测 pH 的方法则非常准确，当 pH > 4 时准确率为 37%，帮助确定鼻饲管位置的意义不大。拍摄 X 线片是确认鼻饲管位置的最有效方法，传统床边方法简便易行，有助于了解鼻饲管的位置，但需要认真加以鉴别，防止判断错误。

（2）评估胃残余量：胃残余量过多可增加反流和误吸的危险，可通过回抽胃内容物来确定胃残余量。多数研究认为胃内容量不应大于或等于 100 mL 或 150 mL，而临床常用 150～200 mL 来诊断胃肠动力功能是否紊乱。关于多长时间监测 1 次胃残余量和怎样处理，目前存在不同意见，下列方法可供参考。

1）监测胃残余量的频率：有研究建议，持续喂养的患者每 4～8 小时监测 1 次胃残余量，间断喂养时在每次喂养前进行监测。Stephen 在监测过程中发现，注入营养液 8 小时后胃残余量达到高峰，以后虽继续喂养，胃残余量却在下降，所以在这一时期严密监测是比较重要的。

2）对抽吸液的处理：目前关于是将抽吸液体重新注入胃内还是丢弃存在不同意见。抽吸液再注入可致堵管并增加感染的可能；然而丢弃胃残余液体可增加患者电解质失衡的危险，并改变体液和营养平衡。

3）降低胃残余量的方法：有些药物可促进胃排空，减少误吸的发生。西沙比利没有中枢性神经系统的作用，疗效好，可增加胃蠕动，减少误吸的发生。2000 年后，由于西沙比利有导致致死性心律失常的可能而被禁止在美国上市，我国也仅限于在医师指导下使用，因此目前临床上多采用枸橼酸莫沙必利。枸橼酸莫沙必利是选择性 5-HT$_4$ 受体激动药，能促进乙酰胆碱的释放，刺激胃肠道而发挥促动力作用，不会引起椎体外系综合征和心血管不良反应。

（3）合适的体位。

1）坐位或半卧位：食物反流、胃潴留等是重型颅脑损伤患者行鼻饲喂养的常见并发症。抬高床头至少30°以上，或将床头抬高 30～80 cm，并保持该体位 30～60 分钟，可减少误吸的发生。

采用此体位能加速胃的排空，有利于较好地维持胃肠的生理位置，使食物在一定时间内充分消化吸收；避免胃对膈肌和肝脏组织的压迫，利于患者呼吸，对促进脑部血液循环、改善颅内压有一定帮助。

食物反流易发生误吸，有研究发现仰卧位时间越长，误吸的发生率越高，因此鼻饲患者仰卧时间不可太长，抬高床头是减少误吸的最好方法。口腔肿瘤术后的患者，特别是舌肿瘤舌体部分切除的患者，舌肌和会厌部肌肉松弛，易发生舌后坠，鼻饲时如抬高床头30°，可使舌后坠现象得到改善。

2）侧卧位：对于脑出血早期和有明显颅内压增高的患者，插管时将患者头部托起有造成脑疝的危险。采取侧卧位插管法不仅能防止呕吐误吸，还适用于气管插管状态下留置鼻饲管的情况。双侧脑卒中患者取侧卧位可增加鼻饲管通过咽的腔隙。

3）平卧位：一侧脑卒中患者取平卧位，选择健侧的鼻腔置管，可使鼻饲管经健侧咽后壁入食管。

4）俯卧位：昏迷患者置鼻饲管可取俯卧位。此体位使舌后坠减轻，口咽通道不再受阻，口腔分泌物自然流出，使呼吸道通畅，置管顺利。

（4）及时清除口腔内分泌物：误吸进气道的物质包括口咽细菌、微粒物质和酸性胃内容物等。将口腔、咽分泌物中的细菌误吸入气道是老年人罹患吸入性肺炎的重要危险因素，尤其是口腔卫生较差的老年人。Yoneyama 对 417 例老年患者进行观察，随机分为口腔护理组和非口腔护理组，结果显示，口腔护理组的患者比非口腔护理组的患者发生吸入性肺炎的百分比明显降低，因此，护理人员及时清除口腔内的分泌物、做好口腔护理对于预防吸入性肺炎十分必要。

对于管饲患者，防止吸入性肺炎最佳的治疗策略之一是采取侵入性的口腔卫生护理和经口腔吸出过多的咽分泌物，如果气道有大量的分泌物，可以考虑经纤维支气管镜抽吸。

（5）鼻饲期间密切观察病情：鼻饲时常规抽取胃液，检查鼻饲管是否在胃内，判断是否有胃潴留。如果自上一次喂养后 2 小时，胃内容物有 100 mL，或 1 小时后有大约

50%的喂养液残留在胃内，提示患者消化不良，有胃潴留，此时要暂停鼻饲或将胃内潴留物抽干净后，按常规减半进行鼻饲，必要时辅助以消化药物进行治疗。还应仔细观察患者痰液性状和量的变化，判断痰液是否与鼻饲有关，如果确定是胃内容物反流所致误吸，必须明确引起的原因并加以改正，必要时停止鼻饲，以免加重患者的肺部感染，应根据痰液细菌培养，合理使用敏感的抗生素。

3. 胃造瘘。

预防误吸的措施：护理中应掌握食物的量、输注的速度、温度，选择合适的体位，半坐位（床头角度≥30°）符合食物在消化道的正常运动方向，即使对胃排空不良的患者也可减少食物的反流，因此管饲过程中和管饲后1~2小时内给患者采取半坐位，可有效防止胃内容物反流；合理安排吸痰时间，在给患者管饲前应进行较彻底吸痰，管饲后1小时内尽量不吸痰。患者一旦发生误吸，应尽快吸出口腔、咽喉、气管内的食物，情况较严重时可用纤维支气管镜冲洗，配合抗生素治疗。

4. 胃空肠管饲。

创伤后胃和结肠易受影响，而小肠所受影响较小，故可将喂养管置于十二指肠或空肠，以提高肠内营养的耐受性，降低误吸发病率，主要途径包括经鼻空肠置管、空肠造瘘置管等，国外对空肠管饲的研究起步较早，应用已较为普及。研究发现，十二指肠或空肠喂养可明显降低胃食管反流和误吸的发生率。随着肠道营养技术的引入，空肠内管饲的应用在我国也已引起临床的重视，许多医院目前正在积极开展并进行深入研究。目前检索到的国内文献中94%对空肠造瘘的应用效果表示满意。虽然空肠内营养的优越性已得到多数有关专家的支持，但有关空肠喂养的置管方法、最佳置管位置、适用范围、实际疗效等许多问题目前仍在讨论中，有待在临床实践中进一步完善。

5. 人工气道通气。

（1）与气管套管有关的问题：昏迷患者普遍使用带气囊的塑料气管套管，为防止长时间气囊压迫气管造成缺血坏死，定时放松气囊时气管不能完全封闭；吸痰时刺激患者咳嗽，腹压增高而致呕吐；气管切开时位置过低；套管尖端刺激气管隆嵴部位，造成持续剧咳，均可导致食物反流。

（2）与气管导管气囊上滞留物相关的问题：病原体常通过气管切开导管气囊的外壁进入下呼吸道的远端。尽管使用高容低压气囊导管，但含有大量微生物的口咽和气囊上滞留物仍可通过气囊皱褶进入下呼吸道，引起微生物在下呼吸道定植或感染。细菌的毒力、细菌接种量和机体的防御能力是影响医院内获得性肺炎发生的决定因素。气管切开患者的声门下与气管导管气囊之间的间隙常有严重污染的积液存在，构成了细菌储存库，成为医院获得性肺炎病原菌的重要来源。尽管目前普遍使用的是低压高容气囊气管导管，充盈后可封闭气道，无须定时放气，对预防误吸有一定保护作用，但滞留物可通过充盈气囊皱褶处流入呼吸道产生误吸。为了避免此种情况发生，目前有一种市售的气管套管在气囊上增加了一个吸痰管，通过此吸痰管定时抽痰，在一定程度上可防止积聚在气囊上的痰液渗漏到呼吸道。

（二）吸入性肺炎的预防管理流程

吸入性肺炎的预防管理流程见图4-5-21。

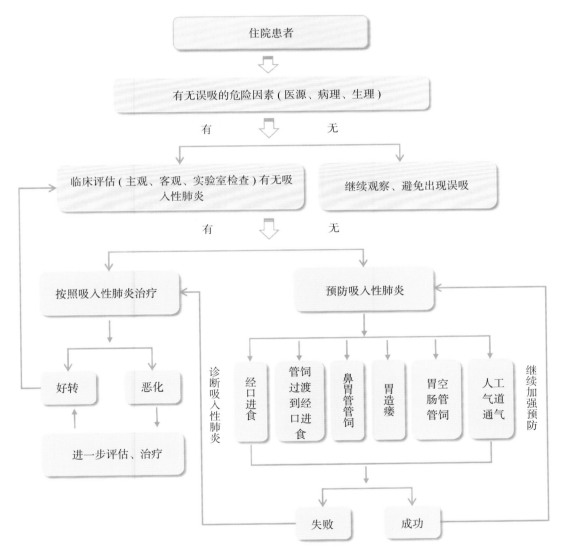

图 4-5-21　吸入性肺炎预防管理流程

第六节　心肺功能

一、重症心肺康复的概述

ICU 是危重患者抢救生命的重要场所。在 ICU 住院期间的重症监护过程也可能给患者带来多种并发症，如院内感染、呼吸机相关性肺损伤、药物不良反应、静脉血栓栓塞等。并且从 ICU 出院后，也有部分患者长期存在运动受限、身体残疾、心理功能障碍、生活质量下降等问题。此外，由于肌肉萎缩和肌肉减少症导致的这些功能障碍与身体机能损害和死亡率有关。危重病早期康复的总体目标是改善或维持心肺功能，心肺康复对于重症监护病房患者的管理至关重要，目前研究已证明了心肺康复在改善各种重大疾病的心血管和呼吸功能方面的有效性。心肺康复可以补偿患者的心肺功能，从而加快急诊期后（通常在 72 小时后）的恢复过程。早期心肺康复训练已被证实能改善 ICU 患者的肌力、住院时间、生活质量和功能活动状态，且应用安全性良好。

虽然急性期脑卒中患者关注的焦点是"脑复苏"，但并发疾病或障碍往往限制了患者的诊断和治疗的选择，需要优化整体心肺功能，以防止继发性损伤，从而促进大脑功能恢复。脑卒中患者不仅存在外周肢体活动减少的运动障碍，而且其呼吸肌无力还伴有胸廓扩张受限，导致心肺储备功能下降。有研究报道，脑卒中早期，患者心肺功能较健康同龄人下降达50% 左右，导致急性卒中后患者的心血管功能水平通常不足以满足躯体活动的代谢要求。早期运动训练可以提高支持其功能恢复所需的有氧能力，作为康复过程整体方法的一部分，患者的心肺康复有必要在重症监护病房尽早开始。《中国脑卒中早期康复治疗指南》也建议关注患者脑卒中后心脏功能和呼吸功能的康复，建议脑卒中卧床患者应该尽早离床，接受常规的运动功能康复训练，以提高患者的心血管能力。重症脑卒中合并呼吸功能下降和肺内感染的患者，建议加强床边的呼吸道管理和呼吸功能康复，以改善呼吸功能、增加肺通气和降低卒中相关性肺炎的发生率和严重程度，改善患者的整体功能。通过心肺康复训练，可改善脑卒中患者的呼吸肌力量，促进咳嗽、排痰等，有利于增强患者呼吸功能，同时可显著提高患者最大吸氧量，有效改善脑卒中急性期患者的心肺功能，减少吸入性肺炎等呼吸系统并发症的发生。

最新全球疾病负担研究显示，我国总体卒中终生发病风险为 39.9%，居全球首位，这意味着每 5 个人一生中大约会有 2 人罹患卒中。20 世纪 90 年代，危重症患者早期活动的理念即被提出，但受传统思想的影响，早期活动的实施在临床中尚未得到较好的践行，一方面源于医护人员担心早期活动会给患者带来生命体征、血流动力学状态的改变，甚至还担心活动过程中不良事件的发生会引发医患、护患纠纷，结合我国国情，7 天之内在神经内科病区对大部分脑卒中患者进行心肺康复的介入困难较大，因此，大部分卒中重症患者很难接受有效的心肺康复管理。所以，普及和推广卒中重症康复理念，借鉴国外成熟的经验，开展适合我国脑卒中患者的心肺康复模式势在必行。

二、重症心肺功能的临床特点

（一）脑卒中重症心功能障碍

急性脑卒中患者极易并发其他器官功能障碍，受神经系统疾病影响的心血管系统的变化被定义为脑 – 心轴，可能的作用机制见图 4-6-1。这可能导致心脏功能的显著变化，并且脑血管病与心血管病有着相似的发病危险因素和病理生理学基础。因此，心、脑两个器官功能损伤的相互关系就更加密切。伴随脑卒中发生的心脏异常，一部分为原有心脏疾病的加重；另一部分为"脑心综合征"。最常见的包括心律失常、应激性心肌病 [也称为 Takotsubo 综合征（TTS）] 和自主神经功能障碍（损伤）。在极少数情况下，可直接引起心脏收缩或舒张功能障碍、心力衰竭、心肌梗死、动脉高压或肺动脉高压。

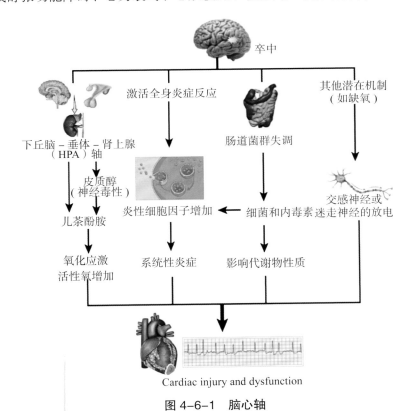

图 4-6-1 脑心轴

图片来源：MANEA M M，COMSA M，MINCA A，et al.Brain-heart axis-review article.J Med Life，2015，8（3）：266-271.

1. 缺血性中风引起的心脏损伤：缺血性卒中患者发生心脏并发症的风险与卒中和神经功能障碍的严重程度成正比，严重急性缺血性卒中后心脏功能受损预示着更差的功能结果和继发并发症。相关心电图结果分析表明，心肌缺血在缺血性卒中的急性期非常常见；在急性缺血性卒中后的前 3 个月，有 2%～6% 的患者死于心脏相关的原因。

2. 脑出血引起的心脏损伤：脑出血是最常见的卒中亚型，占所有卒中的 10%～15%，约 4% 的脑出血患者在发病 2 天内出现急性心肌梗死、心室颤动、急性心力衰竭、心源性死亡等一系列心脏并发症，其中急性心力衰竭是院内最常见的严重心脏并发症。

（二）脑卒中重症肺功能障碍

重症脑卒中在 ICU 肺康复的目的是通过清除气道分泌物、减少呼吸做功、改善呼吸功能和增强肺充气来恢复患者的自主呼吸。早期脑卒中可导致严重的心血管调节失常，还可能引发坠积性肺炎，影响通气和换气功能。脑卒中后，由于中枢神经缺血、缺氧和全身应激反应，会出现脑水肿、肺水肿（神经源性）等病理变化，可能继发呼吸道屏障损伤、通气/血流比例失调，直接出现呼吸、咳嗽、吞咽功能障碍。此外，脑卒中重症患者常并发肺功能衰竭或严重的肺部感染，导致死亡率增高。重症脑卒中患者由于意识障碍、舌肌松弛会引起舌后坠，加上咽喉肌不同程度麻痹，保护性咳嗽和吞咽反射迟钝或消失，易导致误吸或误咽，进而诱发或加重肺部感染。因此，脑卒中重症患者肺功能康复是促进早期脑卒中患者康复的一个重要内容。

三、重症心肺功能的评估

（一）心电图监测

首次描述卒中心电图改变的是 Bodechtel 和 Aschnebrenner，这些卒中的心电图改变可能出现在先前存在心脏病的背景下，但也可能出现在本不存在心脏病的情况下。目前已有文献报道，卒中患者心电图变化的方式存在非常大的异质性，这些心电图谱似乎与卒中的类型及其定位有关。在卒中中常见的心电图异常有：ST 段异常、负 T 波、U 波、电轴左偏、Q-T 延长、心房颤动/心房扑动、窦性心动过速、室性心动过速、心房和室性期前收缩、心动过缓（窦房结功能障碍、心脏传导阻滞）；其中心房颤动是急性卒中最常见的快速性心律失常，并与全身性血栓栓塞风险的增加有关。建议将 24 小时内心电图作为急性卒中后心脏功能障碍监测的合适方法，在高危患者（如老年人、高血压患者等）中，还需要更长时间的监测。

（二）超声检查

1. 急性卒中超声心动图监测：心脏超声或超声心动图是一种无创检查方式，可在患者床边短时间内提供详细的血流动力学信息。它在 1960 年首次被心脏病专家用于诊断目的，后来被急诊医师用作几种即时超声应用之一。研究显示，13%～29%的缺血性卒中患者超声心动图显示收缩功能障碍，这些变化与住院期间的高死亡率相关。超声心动图还可用于识别栓子的心源性来源，并已被推荐为卒中管理的常规检查。

目前常用的方式有：经胸超声心动图（TTE）和经食道超声心动图（TEE）。经胸超声心动图对卒中病因的评估至关重要，它可以确定射血分数的百分比、前壁运动异常的程度、瓣膜疾病或血栓的存在。TEE测试要求患者吞下连接在超声波机器上的探头，可从位于心脏后面的食道内获得心脏图像，并且可以比常规的超声心动图更清晰地观察心脏（图4-6-2）。值得注意的是，在《中国重症经食管超声临床应用专家共识（2019）》中明确指出TEE和TTE评估相辅相成，不互为替代品。在许多关键的临床情况下，需要对TTE和TEE的选择进行综合评估。

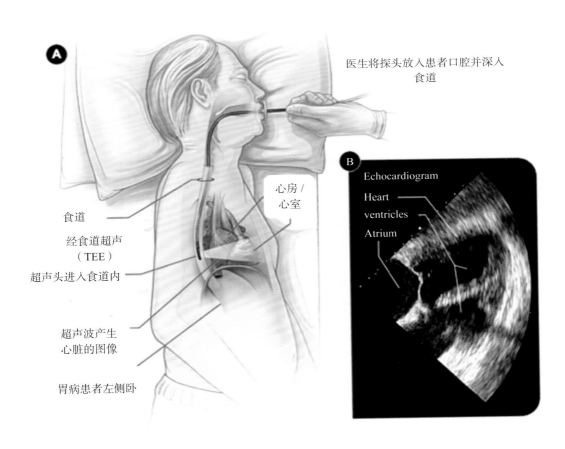

图 4-6-2　经食道超声心动图

图片来源：O'ROURKE M C，GOLDSTEIN S，MENDENHALL B R.Transesophageal echocardiogram.Stat Pearls.Treasure Island（FL）：Stat Pearls Publishing，2021.

2. 膈肌超声：膈肌超声是重症监护室内用于评估危重患者呼吸肌功能障碍的常用技术手段，具有无创安全、可重复、便携的特点，可测量膈肌活动度、膈肌厚度、膈肌对合角、膈肌收缩速度、膈肌加速时间、膈肌加速度，以及计算膈肌增厚率等量化指标。目前常见的两种超声技术手段有：腋中肋间入路和使用肝脏或脾脏作为声学窗口的肋下入路，两种方式分别用来测量膈肌的厚度和移动度，在健康受试者和患者中已经证实了测量方法的可行性和可靠性。膈肌超声评估常见应用于测量膈肌位移和厚度变化率，膈肌厚度变化率公式为膈肌增厚率 DTF（%）=（吸气末膈肌厚度 – 呼气末膈肌厚度）/ 呼气末膈肌厚度 ×100%。在临床上，一般呼吸时膈肌增厚率 ≤ 20% 或膈肌厚度 ≤ 2 mm 可评价为膈肌功能障碍，此外也用于辅助判断脱机失败和急性呼吸衰竭的原因（图 4-6-3、图 4-6-4）。

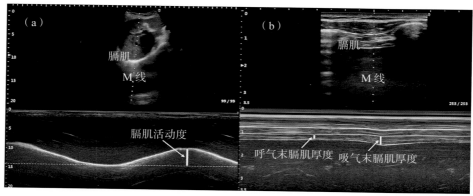

（a）图中高回声曲线为膈肌，受试者呼吸时可测量该曲线的波峰至波谷的距离，即膈肌活动度；
（b）图中标识可见两条平行的高回声线之间的低回声部分为膈肌，受试者呼吸时可测量吸气末、呼气末膈肌厚度。

图 4-6-3　膈肌超声

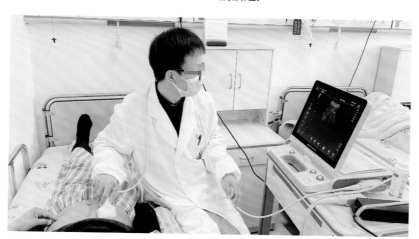

图 4-6-4　床边膈肌超声测量

（三）肺通气功能检查

当前肺量计检查是最普遍且最有用的肺功能检查，可检测患者在最大程度吸气后用力完全呼气期间某些特定时间点的呼出气体量。呼出气体总量称为用力肺活量（forced vital capacity，FVC），在第 1 秒呼出的气体量即为第 1 秒用力呼气容积（forced expiratory volume in one second，FEV_1），两者的比值（FEV_1/FVC）是检查报告中最重要的指标。这一检查过程需要 10 ~ 15 分钟，有极低的风险（如偶有患者发生晕厥）。肺功能检查是判断气流受限的重复性较好的客观指标。根据 FEV_1 占预计值百分比评估气流受限程度。该标准应用于老年人可能会有漏诊现象，因为 FEV_1/FVC 比值会随着年龄的增长而下降，对于使用 0.7 的固定 FEV_1/FVC 比值作为确定老年人气道阻塞的阈值尚存在争议。同时老年患者因为存在身体缺陷和（或）认知能力较差，可能无法配合肺功能检查，因此在临床上老年肺功能障碍可存在漏诊。

（四）血气分析

动脉血气分析是对血液中的 pH、PCO_2 和 PO_2 等相关指标进行测定，常用于判断机体是否存在酸碱平衡失调、缺氧和缺氧程度等的检验手段。在特定患者中，动脉血气分析可用作肺功能检查的辅助手段。对于脉搏血氧饱和度处于正常低值（如 < 92%）的患者，动脉血气分析也能准确地评估气体交换障碍的严重程度。指标正常范围：pH 7.35 ~ 7.5，PCO_2 4.65 ~ 5.98 kPa，PO_2 10.64 ~ 13.3 kPa。临床意义：① pH > 7.45 为代谢性碱中毒、呼吸性碱中毒，pH < 7.35 为呼吸性酸中毒、代谢性酸中毒；② PCO_2 > 45 mmHg 为高碳酸血症、PCO_2 < 35 mmHg 为低碳酸血症；③ PO_2 < 60 mmHg 即有呼吸衰竭，PO_2 < 30 mmHg 可能有生命危险。

（五）重症心肺康复的安全性

虽然在早期开始卒中患者的心肺康复活动可能会改善患者最终结果，带来明显的临床治疗效果。但是，早期活动也有可能造成伤害，尤其是在卒中发作的最初 24 小时内。危害可能包括当头部位置抬高时与脑血流减少相关的缺血半暗带受损，或与活动相关的血压升高，并且离床活动也可能导致更多的跌倒受伤。在脑出血、接受溶栓治疗的缺血性卒中患者中，对早期开始活动的担忧更加明显，在没有任何明确证据的情况下，这些担忧主要是临床医师对出血风险的担忧所致。以上这种临床不确定性的背景促使医疗团队要严密监测急性卒中患者的心肺康复活动，确保治疗的安全性。

最佳实践指南建议，带有心电图监测的症状限制性心肺运动测试应该是心肺康复活动前筛查的一个重要组成部分。然而，卒中患者的身体功能障碍可能会限制其参与，此外，测试本身对评估人员要求较高，对这项测试也是一个障碍。亚极量运动测试是一种安全实用的替代方案，患者在卧式踏步机上进行分级次最大运动测试。在 2 分钟热身后，患者以自选的节奏进行 3 分钟的锻炼阶段。阻力在每个阶段都会增加，直到患者达到停止测试的标准（表 4-6-1）。以前的临床工作表明，许多患者在机器的恒定功率设置下难以保持节奏；因此，主要根据物理治疗师的临床经验判断，在每个阶段逐步增加 1 个或 2 个阻力水平，并对患者进行口头提醒以保持一致的节奏。记录心率，使用 Borg CR10 Scale 的感知运动评分、每分钟记录步速和工作量，并在每 3 分钟阶段结束时记录血压，在整个测试过程中使用心电图监测。

表 4-6-1　1 次最大运动测试终止标准

当满足以下任何一项阈值时，将终止本次最大运动测试：
1. 心率（HR）达到或超过测试的上限 [a]
2. 在 Borg CR10 Scale 上感知劳累程度达到（"重"或"强"）
3. 不能保持节奏，如在 1 次提示后降低至 > 10 步 / 分
4. 随着运动强度的增加，血压或心率没有上升
5. 运动过程中血压过度升高 [b]
6. 患者出现灌注不良的迹象（如头晕、意识模糊、共济失调、苍白、发绀、恶心或皮肤湿冷）
7. 患者出现心绞痛样症状或异常 / 严重的呼吸急促
8. 患者要求停止和（或）严重疲劳的身体表现

注：a：HR 上限是使用年龄预测的最大 HR[定义为 206.9 –（0.67 × 年龄）] 的 70%（如果患者服用 β 受体阻滞剂，则为 60%）；b：需要临床判断，可以使用更保守的血压上限。根据卒中的诊断或病因（如出血性卒中、颈动脉夹层），也可能需要对患者进行特定的血压限制。

四、重症心肺功能的康复

（一）体位管理

体位管理是指将身体姿势作为一种特殊的治疗技术。ICU 中使用的体位策略包括俯卧位、半卧位、直立位和侧卧位。体位管理可以改善通气 / 灌注（V/Q）的不匹配，从而有助于氧代谢。对于单侧肺部疾病患者，将受影响的肺部置于最上方可增加肺段的复张，促进肺段的引流，从而改善肺功能和肺不张。此外，在机械通气的患者中，功能余气量和氧合作用得到改善，而且在大于 30° 的坐姿时肺的工作量减少，因为胸腔位移增加，会对每分通气量、潮气量和吸气流速产生积极影响。俯卧位通气可以通过减少严重低氧血症的程度和持续时间，减少呼吸机引起的肺损伤的倾向，进而减少医院内或呼吸机相关肺炎（VAP）的发生，从而提高患者生存率；俯卧位对急性呼吸窘迫综合征患者使用保护性肺通气策略与降低死亡率相关；俯卧位还可能导致压疮和气管导管阻塞。半卧位，即床头倾斜升高，可能会阻止呼吸机相关肺炎的发生。研究发现，与 0°～10° 的仰卧位相比，半卧位（30°～60°）显著降低了临床呼吸机相关肺炎的风险，尽管这一发现的研究数量和证据质量较低。直立姿势可用于增加肺容积，进而改善气体交换，但需谨慎预防对心肺系统的不良影响。为了安全地改变镇静患者或重症监护患者的体位，可以考虑使用升降机。一般每隔 2～4 小时进行一次，这有助于降低肺部并发症的发生率，如院内获得性肺炎和肺不张。

（二）早期活动

ICU 中的体力活动和锻炼应根据患者的病情采取适当的强度和类型。因此，运动前应准确评估患者的合作程度、肌力、关节活动度、功能状态和心肺储备，并根据该评估确定康复目标。早期活动可提高活动状态和肌力，并可延长长达 6 个月的寿命和缩短出院时间；它还缩短了谵妄的持续时间。早期活动可以降低拔管失败率，与其他胸腔物理治疗一起进行，还可缩短机械通气和 ICU 住院时间。早期活动的主要不良事件是血流动力学改变等。因此，医务人员应根据疗效和不良事件综合评估结果对 ICU 患者进行心肺功能康复训练。

ICU 床旁活动训练一般包括有氧运动和抗阻运动。使用床上循环测力计进行耐力训练是比较常见的，对于因多处骨折（如下肢骨折）导致活动受限的患者，可使用上身测力计。阻力性肌肉训练可增加肌肉质量和力量生成。为了达到锻炼效果，可以进行三组 8～10 次重复，强度为患者耐受范围内最大重复次数的 50%～70%。对于阻力训练，可以使用弹力带和滑轮等工具在床上进行锻炼。当使用如 Borg 劳累评估量表等工具时，可以在运动前、运动中和运动后评估患者的感知疲劳度，以监测患者的运动强度。

（三）呼吸肌训练

呼吸肌和膈肌的无力或疲劳是患者无法从机械通气中脱离的一个重要因素。当由于气道阻力增加和肺顺应性降低而导致吸气肌负荷过度增加时，或者当呼吸肌之间存在不平衡时，就会出现呼吸肌疲劳。此外，长时间的通气本身就促进了隔膜的萎缩，还导致了其功能的减退。吸气肌训练可以同时提高吸气肌和呼气肌的力量，缩短通气和脱机的时间。然而，还需要进一步的研究来证实训练对临床结果的影响，并且还需要针对每种训练方法制定提高患者的力量和耐力的具体方案。阈值负荷法是确定训练强度最常用的方法。阈值可以根据使用呼吸机或呼吸压力计测得的最大吸气压力来确定。阈值负荷可设定在 20%～50%，一般每组 6～10 次呼吸，每天进行 1 次或 2 次。阈值可以随着患者吸气肌肉力量的改善而逐渐增加。

（四）氧气治疗

氧气治疗（简称氧疗）一般包括夜间氧气疗法、动态氧气疗法（以纠正运动引起的去饱和）和短暂的氧气疗法（缓解呼吸困难）。氧气疗法可改善晚期患者的生存率，休息时有低氧血症（$SpO_2 < 89\%$ 或 $PaO_2 < 55$ mmHg）和严重低氧血症的 COPD 患者的生存率（>15 h/d）。对于长期患有低氧血症，伴或不伴高碳酸血症的稳定期 COPD 患者，能够减少呼吸和右心衰竭的并发症，提高生存率。氧疗的适应证有：① $PaO_2 < 55$ mmHg，$SaO_2 < 85\%$，$PvO_2 < 35$ mmHg；② $PaO_2 < 65$ mmHg，但伴有缺氧症状；③ 急性缺氧，呼吸窘迫伴有 $PaCO_2$ 升高或降低；④ 心肺复苏后、休克、心力衰竭、急性脑水肿、中毒、重度贫血等疾病的严重状态。氧疗的优点是在训练中减少通气需求，缓解呼吸困难，同时使训练强度得以提高。在治疗效果方面，比起无氧供应，训练中供氧没有进一步的疗效，但可以提供患者治疗的舒适度。重症监护室内氧疗主要用于纠正低氧血症和改善低氧血症相关的症状（如呼吸困难、胸闷等），以及降低心肺系统做功。常见的氧疗设备有：低流量给氧装备（如鼻塞导管、鼻导管、经气管导管）、储氧式给氧装备（如储氧式鼻塞导管、面罩）和高流量给氧装备。

（五）肺膨胀治疗

肺过度膨胀的目的是通过促进分泌物清除和增加肺功能来恢复和改善气体交换，从而防止肺泡塌陷或再扩张。由于肺过度膨胀所固有的潮气量大和胸膜腔内压增高，治疗前必须确保患者心血管系统的稳定性。每个 ICU 的具体方案各不相同，但基本方法是在充分吸气和 2～3 秒吸气保持后诱导呼气流量。为了降低气压伤的风险，有必要使用连接到电路的压力计。方法包括手动过度充气和呼吸机过度充气，众所周知，这两种方法的排痰效果相似，但手动过度充气的优势在于理疗师可以通过复苏袋来评估肺部的顺应性。

（六）气道廓清技术

气道廓清技术是包括脑卒中在内的重症患者常见的康复干预手段，主要用于帮助重症患者移动和清除分泌物，改善气体交换，以提高运动耐量、减少心肺功能的下降。气道廓清可能适用于急性肺不张、通气血流比异常和有大量分泌物的重症患者，通常当患者痰液量超过 20～30 mL/d 时可进行气道廓清干预。咳嗽是最主要和有效的气道廓清技术之一，但需要患者具有一定的配合度，因此对于脑卒中重症患者不太适用。常见重症患者的气道廓清技术包括以下 4 种。

1. 机械通气排气（mechanical insufflation-exsufflation，MIE）：是一种常用的方法，临床也常称为咳痰机。用于清除神经肌肉异常患者过量的痰，适用于因咳嗽受损而不能有效咳痰的患者。类似于一般的咳嗽原理，肺充气到一个正压的大容量，随后，迅速施加负压以清除痰液。除了清除痰液外，MIE 还具有保持肺顺应性、呼吸肌长度和胸腔胸廓活动性的优点。治疗师可以随着 MIE，应用手法技术如辅助咳嗽或胸腹推挤，以促进痰排出。在需要气管切开术的患者中使用 MIE 可以提高拔管的可能性，缩短拔管后在 ICU 的停留时间。当患者出现以下情况时，不建议使用 MIE：气管插管不排气、气胸、主要心血管不稳定或肺气肿、肺大疱，以及患者头部创伤（可能会影响颅内压和脑灌注压）。

2. 振荡式呼气正压装置：Flatter 和 Acapella 两种设备将呼气正压疗法与气道高频振荡相结合，通过产生具有持续呼气压力的振荡，从而减少了气道的收缩，改善了黏液的排出，增强了肺功能，提高了氧合指数。当使用 Flatter 装置时，先深吸气后屏住呼吸 2 ~ 3 秒，然后通过 Flatter 阀缓慢呼气诱发振荡。根据患者的情况，每天可以执行 3 ~ 4 次。Acapella 设备的特点是使用面罩或吹口作为接口，并与雾化器一起使用。

3. 高频气道正压装置：也称为肺内冲击通气（intrapulmonary percussive ventilation，IPV）。肺内冲击通气可以同时产生正压、高频振荡和气雾剂输送，还可以通过增加排痰和肺扩张来减少呼吸功，因此适用于无法深吸气的患者使用。IPV 在囊性纤维化、支气管扩张、COPD 加重、呼吸衰竭和气管造口的患者中可以安全有效地应用。一般来说治疗时间很短（少于 15 分钟），而且 IPV 可以一天重复几次。与 MIE 一样，胸膜腔内压增高也会引起心输出量减少，并且应考虑气压伤等不良反应。

4. 胸部物理治疗：又称主动呼吸循环技术（active cycle of breathing techniques，ACBT），是一种通过辅助肺通气帮助空气净化并防止感染的呼吸方法。ACBT 包括呼吸控制和强制呼气技术，利用胸部扩张深呼吸和呼气。在常规肺康复治疗的基础上增加 ACBT 对减轻胸部创伤后的疼痛有显著效果。除了 ACBT 外，可以采用体位引流的干预技术，并结合振动、叩击等手法，也可以促进痰液引流。

第七节 二便管理

一、神经源性肠道功能障碍管理

（一）神经源性肠道功能障碍定义

神经源性肠道功能障碍是指由于支配肠道的中枢 / 周围神经结构受损或功能紊乱，使肠道失去相应神经支配，引起感觉、运动功能减退，直、结肠反射缺乏，导致排便功能障碍，是脊髓损伤的重要并发症之一。脑卒中常累及边缘系统和下丘脑，易造成不可逆的神经功能损害，临床常表现为慢性腹胀、便秘、粪便失禁等，严重影响患者自尊，降低患者生活质量。

便秘是神经源性肠道最常见的表现，一项 Meta 分析显示，在急性期，便秘的发生率为 33% ~ 55%；在康复期，便秘的发生率为 27% ~ 79%；重症脑卒中患者便秘发生率为 50% ~ 72%。

脑卒中后神经源性肠道的机制尚不清楚，目前有神经学机制、直肠-肛管压力差机制和脑肠轴机制3种解释。此外，脑卒中后食物排出体外的总时间长于普通人，同时对药物的吸收也比正常人慢，也有可能导致患者腹胀、便秘等。

（二）神经源性肠道功能障碍分类

正常排便过程分三个阶段，前两个阶段为非自主排便，第三阶段为自主排便。第一阶段食物进入胃或十二指肠引发结肠反射性蠕动，该蠕动的作用是将食物残渣向大肠远端推挤，如有残渣进入直肠，直肠壁被牵张，刺激肠壁感受器，使冲动经盆神经、腹下神经传入骶髓（$S_2 \sim S_4$）的低级排便中枢，引发短暂的直肠收缩，同时肛门内括约肌反射性松弛，产生里急后重的感觉，即引发第二阶段的排便反射。这两个阶段的反射在饭后站立时起到叠加作用，会产生强烈的直肠收缩。但要完成真正的排便，需要大脑发出指令，将外括约肌放松，配合深呼吸、憋气、腹部用力，直肠肛门角变直，肛管阻力减小，才能最终将粪便排出体外。

临床根据骶髓排便反射是否存在，分为上运动神经源性肠道和下运动神经源性肠道。

1.上运动神经源性肠道主要表现为便秘。脑卒中时脊髓上传至大脑皮质的通路中断，不产生便意，但第一和第二阶段反射保留完整，故低级排便中枢良好，脊髓的排便反射存在，但不足以完全排空，加上食物残渣在肠道内滞留时间较长，水分吸收多而使粪便太硬，导致乙状结肠处有积粪。上运动神经源性肠道表现为痉挛性肛门张力，局部的刺激能促进排便。

2.下运动神经源性肠道主要表现为大便失禁。由于反射弧被破坏，排便反射的第一和第二阶段反射均明显降低或消失，局部的刺激也不能排便。脑卒中时出现此类情况较少。下运动神经源性肠道肛门张力乏力，内外括约肌均松弛，常见粪便堆积于直肠，甚至可以从松弛的肛门口看到粪便，需要定期使用手指将直肠远端的粪便挖出，再配合未受累的腹肌主动收缩增加腹压以清除粪便。若患者大便稀软，则表现为大便失禁。

（三）肠源性指标与重症脑卒中的预后关系

肠道菌群失调水平反映脑卒中严重程度：在健康成年人的肠道微生物组成中，拟杆菌、放线菌和变形杆菌占主导地位。脑卒中患者急性期肠道内的菌群组成与正常健康成人有差异，且这种变化与原发疾病的严重程度相关。Yin等留取患者48小时的粪便标本进行聚类分析，与正常人相比，卒中组患者的机会致病菌如肠杆菌属等微生物的丰度增加；亚组分析进一步显示，重度脑卒中患者与轻度脑卒中患者相比，肠杆菌、变形菌门等机会致病菌的丰度增加，而拟杆菌、普氏菌和粪杆菌等益生菌则相对减少。故卒中后48小时内肠杆菌、变形菌门水平的升高程度与拟杆菌、普式菌和粪杆菌水平的降低程度可以在一定程度上反映疾病的严重程度和预后。尽管急性脑卒中并不需要从肠道微生物上来进行诊断，但这些肠道共生体的变化会通过脑-肠轴的反馈来影响神经系统，并可能进一步影响卒中的进程和预后，因此关注肠道菌群失调水平有助于判断卒中的严重程度和预后。

（四）神经源性肠道功能障碍评估

1. 病史评估：根据美国残疾退伍军人组织关于神经源性肠道管理的建议，对于神经源性肠道患者的病史评估包括以下几个方面：①发病前的胃肠道功能和医疗状况；②当前的肠道治疗方案，包括患者的满意度；③现有症状，包括腹胀、呼吸窘迫、早饱感、恶心、排便困难、非计划排便、直肠出血、腹泻、便秘和疼痛；④排便或肠道护理频率、持续时间和大便特点；⑤使用的药物和对肠道治疗方案的潜在作用。

2. 量表评估：神经源性肠道功能障碍评分（neurogenic bowel dysfunction score，NBD score）是 Krogh 等在 2006 年开发的基于症状的评分工具，能同时评估便秘与大便失禁症状与严重程度，其总分为 47 分，分数越高，代表患者症状越严重。根据评分可将 NBD 分为 4 个等级：非常轻微（0~6 分）、轻微（7~9 分）、中等（10~13 分）和严重（≥14 分）（表 4-7-1）。

表 4-7-1　神经源性肠道功能障碍评分

每个可能答案的分数在括号中给出
1. 排便次数　□ 每天（0）□ 每周 2~6 次（1）□ 每周少于 1 次（6）
2. 每次排便所用时间　□ 0~30 min（0）□ 31~60 min（3）□ 1 h 以上（7）
3. 排便时不安、头痛或出汗　□ 否（0）□ 是（2）
4. 经常使用片剂药物治疗便秘　□ 否（0）□ 是（2）
5. 经常使用滴剂药物治疗便秘　□ 否（0）□ 是（2）
6. 刺激或疏通肛门的次数　□ 每周少于 1 次（0）□ 每周 1 次或以上（6）
7. 大便失禁的次数　□ 每月少于 1 次（0）□ 每月 1~4 次（6）□ 每周 1~6 次（7）□ 每天（13）
8. 服用药物治疗大便失禁　□ 否（0）□ 是（4）
9. 肛门排气失禁　□ 否（0）□ 是（2）
10. 肛周皮肤问题　□ 否（0）□ 是（3）

3. 体格检查

（1）评估重症卒中患者的意识、精神状态、认知功能等，判断患者是否清醒，评估患者日常生活活动能力与手功能、四肢与躯体感觉功能，判断患者可否自行完成肠道护理或需要他人协助。

（2）腹部检查：通过听诊确定肠鸣音有无异常，触诊腹部有无压痛、强直，有无触及降结肠、乙状结肠部位坚硬的粪块。

（3）评估患者有无肛门处皮肤破损、压力性损伤、失禁性皮炎等。

（4）常规行大便隐血检查。

（5）肛门直肠检查：检查内容包括肛门外括约肌形态、肛门外括约肌收缩功能、肛门周围的皮肤触觉和针刺觉。

（6）神经系统检查：球海绵体反射快速弹击或挤压阴茎龟头或阴蒂可触及直肠收缩。随着挤压阴茎头或压迫阴蒂识别出肛门括约肌张力增加，引起球海绵体反射。该反射在上运动神经元病变中表现活跃，而在下运动神经元病变中和脊髓休克期则消失。

4. 专科评估：包括胃肠传输试验、直肠动力学检查、会阴神经潜伏期或肛门括约肌肌电图检查、排粪造影等。胃肠道传输实验可以判断是否存在结肠慢传输、出口梗阻；直肠动力学检查可以测量肛管直肠内排出和阻止排出的力量，但目前正处于研究阶段；排粪造影可以帮助观察有无并发直肠的结构性改变。

（五）神经源性肠道功能障碍康复治疗与护理技术

1. 便秘：便秘的康复治疗与护理技术包括饮食管理、药物应用、肠道功能训练、电刺激、磁刺激、生物反馈治疗和中医治疗等。

（1）饮食管理：①合理安排饮食，增加水果和蔬菜、粗粮等膳食纤维高的食物摄入，少量多餐，减少高脂肪、高蛋白食物的大量摄入。推荐的膳食纤维摄入量是每天 25～30 g。②推荐液体（不含酒精、咖啡、利尿剂）摄入量以每日 2000～2300 mL 为宜，有助于防止粪便干燥，另外某些水果汁（特别是含籽粒的果实，如猕猴桃等）可刺激肠蠕动，促进排便。③避免刺激性和难以消化的食物，在患者胃肠功能未完全恢复时，不能进食过多纤维素丰富的食物。重症卒中患者通常出现吞咽功能障碍，可以使用间歇管饲技术补充营养。

（2）药物应用：可以使用温和的通便剂，如开塞露、甘油等，软化粪便，润滑肠壁，刺激肠蠕动。如通便药效果不佳时，可用小量不保留灌肠促进粪便的排出。避免长期应用泻药，尤其是刺激性泻药（可加重便秘），积极治疗原发疾病等，对预防便秘有着重要的意义。

（3）促进直、结肠反射的建立：使用手指直肠刺激技术缓解神经肌肉痉挛，诱发直肠 – 肛门反射。

操作方法：协助患者取左侧卧位，操作者食指或中指戴指套，涂润滑油后缓缓插入肛门到直肠，在不损伤直肠黏膜的前提下，用指腹沿直肠壁做顺时针环形运动并缓慢牵伸肛管，诱导排便反射。每次刺激可持续 15～20 秒，间隔 2 分钟后可以再次进行，直到感到肠壁放松、排气、有粪便排出。如发现患者肛门处有粪块阻塞，可选用钩指去除粪便法，将粪块清除，再进行手指直肠刺激。

（4）指导患者进行腹部按摩：在手指直肠刺激前或同时，可进行腹部顺时针按摩。让患者屈膝，放松腹部，指导者用手掌自右向左沿着患者的结肠解剖位置进行按摩。从盲肠部开始，经升结肠、横结肠、降结肠、乙状结肠做环形按摩，每次 5~10 分钟，每日 2 次。或者可以选择在乙状结肠处由近心端向远心端做环形按摩，每次 5~10 分钟，每日 2 次。

（5）肠道功能训练：包括盆底肌训练、腹肌训练、模拟排便训练等。

1）盆底肌训练：患者仰卧位或坐位，双膝盖屈曲稍分开，轻抬臀部，缩肛、提肛 10~20 次，每日练习 4~6 次，可促进盆底肌功能恢复。医护人员可提供指导：指诊法，将食指插入肛门 3~5 cm，叮嘱患者收缩盆底肌肉，手指有被挤压的感觉就表示训练方法正确。

2）模拟排便训练：患者坐于坐厕或卧床患者取斜坡卧位，嘱患者深吸气，往下腹用力，做排便动作。每日定时进行模拟排便训练，有助于养成良好的排便习惯。

3）腹肌训练：通过腹肌训练，可增强腹肌的收缩力，提高排便时的腹内压，从而有助于粪便的排出。腹肌训练的常用方法有仰卧直腿抬高训练、仰卧起坐等。

（6）电刺激：可以把专用的电极插入肛管内，经发生器产生的电流直接刺激括约肌，具有简单、无严重的不良反应和并发症等优点；也可以使用骶神经电刺激。

（7）生物反馈：生物反馈治疗具有非侵入性、易耐受等优点。在患者模拟排便时，腹壁电极和肛直肠压力感受器可感知并向患者显示其腹壁、直肠、肛管肌肉用力的状态，患者可借此自我调节并纠正不协调排便的用力方式，训练患者协调腹部和盆底肌肉，从而恢复正常的排便模式。

（8）中医疗法：包括针灸治疗、穴位贴敷、耳穴埋籽、按摩治疗等。刺激穴位主要为中脘、归来、气海等。耳穴埋籽一般以大肠、三焦、腹、消化系统皮质下为主穴。根据证型加减，辅以脾、交感、肺、乙状结肠等配穴。

（9）病情观察：包括排便次数、排便习惯和排便困难的程度、粪便性状等，同时注意排便时是否伴随腹胀、腹痛、腹部不适、胸闷、胸痛、气急、头晕等症状。

2. 大便失禁（与便秘相似处不再赘述）

（1）饮食管理：指导患者食用蛋白、膳食纤维丰富的食物，刺激肠蠕动，促进排便，并形成排便规律，可增强患者抵抗力，减少感染风险；补充失禁丢失的水分，视患者脱水情况补充，一般患者每日补充 1500~2000 mL；重症卒中患者通常出现吞咽功能障碍，可以使用间歇管饲技术补充营养。注意肠道菌群情况，必要时遵医嘱补充调节肠道菌群的益生菌。

（2）皮肤护理：及时清理粪便，使用温水或清洗液对患者的皮肤进行清洁和擦干，保证皮肤的干燥和整洁，对肛门周围皮肤使用皮肤保护膜，有效的保护患者的皮肤，预防失禁性皮炎；对患者使用一次性吸收型护理用品，预防粪便对皮肤的刺激（如粪便一次性的收集口袋或冲洗装置、负压吸引装置等）。

（3）记录肠道日记：建议患者记录饮食和症状日记，以识别可引发腹泻和失禁的原因。重症卒中患者可从规律排便计划的帮助中获益。

（4）逆行性肠道灌洗：是一种用于预防大便失禁的治疗方法，对直肠和左结肠定期用温水经肛门灌洗，即在向肛门注入 500～1500 mL 温水后，每天或隔天将直肠和左结肠清空，在操作时应严密观察有无肠穿孔症状。

（5）肠道管理系统（bowel management system，BMS）：也称粪便管理系统，是一种完全封闭的系统，设计用于收集大便失禁患者的液体或糊状粪便，重症卒中患者（特别是意识不清醒、昏迷的患者）存在失禁相关性皮炎、压力性损伤的风险，推荐使用 BMS。BMS 由一个留置直肠导管组成，将粪便分流到外部引流袋，防止粪便接触患者的皮肤。BMS 包括插入直肠的直肠导管，用充气气囊（类似气囊导尿管）固定。该导管通常包括一个用于冲洗和给药的侧孔，直肠导管连接到一个收集袋，粪便在其中积聚，直到它可以被排空。BMS 设备只能用于收集液体或糊状粪便，半固态粪便会堵塞导管和收集袋，所以需要定时冲洗引流装置，避免堵管。充气的球囊平均注水 30～45 mL，每周至少测压一次，以确保气囊压力在合适的范围内。定期监测和记录大便的量、性质和颜色。该装置可以在患者体内保留 29 天，根据患者的耐受程度和有无不良反应决定是否需要拔除。

二、神经源性膀胱的管理

（一）神经源性膀胱的定义

神经源性膀胱是神经控制机制出现紊乱而导致的下尿路功能障碍，并以此产生的一系列下尿路症状和并发症的总称，通常需在存有神经病变的前提下才能诊断。脑卒中后有 37%～58% 的患者会并发神经源性膀胱功能障碍。

根据神经病变的程度和部位的不同，神经源性膀胱有不同的临床表现，如尿频、尿急、排尿困难、尿痛等，常伴有膀胱充盈和尿意。此外，神经源性膀胱可引起多种并发症，如膀胱结石，其中最严重的是上尿路损害，如肾衰竭。神经源性膀胱是卒中患者死亡和预后不良的重要预测指标。

（二）神经源性膀胱的分类

2011 年，神经源性膀胱护理指南中建议按 Madersbacher 分类法，将神经源性膀胱分为：A 型，逼尿肌过度活跃伴括约肌过度活跃；B 型，逼尿肌过度活跃伴括约肌活动不足；C 型，逼尿肌活动不足伴括约肌活动不足；D 型，逼尿肌过度活动不足伴括约肌过度活跃。按 Madersbacher 分类法，可将下尿路功能障碍分为以下类型（图 4-7-1）。

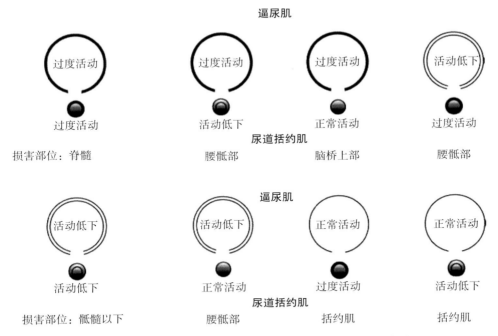

逼尿肌

| 过度活动 | 过度活动 | 过度活动 | 活动低下 |

尿道括约肌

| 过度活动 | 活动低下 | 正常活动 | 过度活动 |

| 损害部位：脊髓 | 腰骶部 | 脑桥上部 | 腰骶部 |

逼尿肌

| 活动低下 | 活动低下 | 正常活动 | 正常活动 |

尿道括约肌

| 活动低下 | 正常活动 | 过度活动 | 活动低下 |

| 损害部位：骶髓以下 | 腰骶部 | 括约肌 | 括约肌 |

图 4-7-1 Madersbacher 分类法下尿路功能障碍类型

图片来源：中国康复医学会康复护理专业委员会 . 神经源性膀胱护理实践指南（2017 年版）. 护理学杂志，2017，32（24）：1-7.

按廖氏分类方法，神经源性膀胱可分为以下类型（表 4-7-2）。

表 4-7-2 神经源性膀胱患者全尿路功能障碍分类方法

下尿路排尿期膀胱功能		
逼尿肌收缩性	正常	
	收缩力低下	
	无收缩	
尿道功能	正常	
	梗阻	过度活动
		机械梗阻
	过度活动	逼尿肌 - 尿道外括约肌协同失调
		逼尿肌膀胱颈协同失调
		括约肌过度活动
		括约肌松弛障碍

下尿路储尿期膀胱功能			上尿路功能			
逼尿肌活动性	正常		无			
	过度活动		有：单、双侧			
膀胱感觉	正常		膀胱输尿管反流	程度分度	Ⅰ：反流至不扩张的输尿管	
	增加或过敏				Ⅱ：反流至不扩张的肾盂肾盏	
	减退或感觉低下				Ⅲ：输尿管、肾盂肾盏轻中度扩张，杯口变钝	
	缺失				Ⅳ：中度输尿管迂曲和肾盂肾盏扩张	
膀胱容量	正常				Ⅴ：输尿管、肾盂肾盏重度扩张，乳头消失，输尿管迂曲	
	增大		肾盂、输尿管积水扩张		无	
	减小				有：单、双侧	
顺应性	正常			程度分度	1：肾盂肾盏轻度扩张、输尿管无扩张	
	增高				2：肾盂肾盏中度扩张、杯口变钝，输尿管轻度扩张	
	降低				3：肾盂肾盏中度扩张和输尿管中度扩张迂曲	
尿道功能	正常				4：肾盂肾盏重度扩张、乳头消失，输尿管重度扩张迂曲	
	功能不全	膀胱颈	膀胱壁段输尿管梗阻		无	
		外括约肌			梗阻	
			肾功能		正常	
					代偿期	
					代偿期	氮质血症
						尿毒症

（三）神经源性膀胱管理的最佳证据总结

根据 2021 年《脑卒中后神经源性膀胱管理的最佳证据总结》，神经源性膀胱管理的最佳证据如下（表 4-7-3）。

表 4-7-3　神经源性膀胱管理最佳证据总结

证据维度	证据内容	证据级别	推荐级别
评估	1. 建议对脑卒中患者的膀胱功能进行结构化评估，包括尿潴留、尿频、尿量、排尿控制能力等	Level 5	A
	2. 建议由具有卒中专业知识的医疗保健专业人员对患者进行临床评估	Level 1	B
	3. 建议采用尿常规、尿细菌培养、泌尿系超声、膀胱尿道造影、肾功能检查等辅助检查	Level 5	B
	4. 尿动力学检查作为神经源性膀胱的分类基础，其中影像尿动力学检查是诊断评估神经源性膀胱尿路功能的金标准，建议作为下尿路功能评估的方法	Level 5	A
	5. 廖氏分类方法提出全尿路（上尿路和下尿路）功能障碍的分类方法，建议作为神经源性膀胱的常用分类方法	Level 5	B
	6. 卒中后神经源性膀胱（PSNB）的临床表现以尿失禁为主，严重影响患者的身心健康，建议在患者出院前使用结构化的抑郁筛查量表	Level 1	B
治疗措施	7. 建议对膀胱功能进行训练，包括行为技巧训练、排尿意识训练、反射性/代偿性排尿训练	Level 1	A
	8. 间歇性导尿作为神经源性膀胱患者排空膀胱最安全的首选措施，是协助膀胱排空的金标准	Level 1	A
	9. 建议避免使用长期留置导尿管，若需使用，建议尽快移除，以免引起尿路感染	Level 5	A
	10. 盆底肌肉锻炼可抑制逼尿肌过度活动、改善盆底功能或尿失禁状态	Level 1	B
	11. 盆底生物反馈可以加强盆底肌张力和控制能力，巩固盆底肌训练效果	Level 2	B
	12. 目前尚无针对 PSNB 的特效药物，常用药物主要为抗胆碱药物、肾上腺素受体激动剂、雌激素等	Level 4	B
并发症防治	13. 泌尿系统感染反复发作可导致肾功能损害、生活质量下降、预期寿命缩短，建议根据药敏试验选择抗生素积极控制	Level 1	B
	14. 留置导尿会增加尿路感染的风险，建议患者必要时行膀胱冲洗	Level 5	D
	15. 建议采用膀胱扫描仪或导尿管插入术评估患者尿潴留情况	Level 5	B

证据维度	证据内容	证据级别	推荐级别
健康教育	16. 建议加强患者和陪护者对膀胱功能的训练、间歇性导尿的宣教，使其掌握并长期坚持	Level 2	A
	17. 实施间歇性导尿应配合饮水计划和排尿日记进行，建议制定合理的饮水计划，每日饮水量为 1500 ~ 2000 mL	Level 5	B
	18. 排尿日记作为评估患者下尿路功能障碍的工具，建议患者排尿日记连续记录时间为 7 天	Level 5	B
	19. 建议将尿常规检查 2 个月 1 次、泌尿系超声和残余尿量测定 6 个月 1 次、肾功能和尿流动力学检查 1 年 1 次作为基础随访检查项目	Level 5	B
	20. 建议每年至少随访 1 次，若随访期发现危险因素或处于危险进展期，患者必须接受影像尿流动力学检查	Level 5	A

（四）神经源性膀胱评估

1. 病史与症状评估：①卒中情况与严重程度；②当前的治疗方案，包括患者的满意度；③现有症状，包括尿失禁、尿潴留、尿频、尿急、尿痛等；④排尿或膀胱护理频率、持续时间和小便特点；⑤使用的药物；⑥神经系统症状：如肢体感觉、运动功能、自主神经过反射等；⑦其他症状，如尿液的颜色、性状改变，腰痛、盆底疼痛等，性功能方面改变（如性欲下降、男性勃起困难、女性性交感觉异常）等。

2. 量表评估：神经源性膀胱症状评分表（表 4-7-4）是从尿失禁、储尿和排尿、结局三个维度评价神经源性膀胱患者症状的量表，是一个有效且全面评估神经源性膀胱症状的工具。

表 4-7-4　神经源性膀胱症状评分表

尿失禁（8 个条目）、储尿和排尿（7 个条目）、结局（7 个条目）3 个维度，共 24 个条目	
1. 管理膀胱的方法 (不计分)	□ 持续使用导尿管或造瘘袋　□ 使用集尿器 / 尿垫　□ 间歇导尿 □ 叩击 / 腹压 / 挤压排尿　□ 自主排尿
2. 日间漏尿频率	□ 每天不止一次（4）　□ 大概每天一次（3）　□ 一周少量几次（2） □ 偶尔（1）　□ 从未（0）
3. 白天尿垫用量	□ 需要 3 个尿垫及以上（4）　□ 需要 2 个尿垫（3）　□ 需要 1 个尿垫（2） □ 很少或不需要尿垫（1）　□ 没有漏尿（0）
4. 白天尿垫浸透程度	□ 衣服 / 尿垫浸透（4）　□ 衣服 / 尿垫浸湿（3）　□ 衣服 / 尿垫潮湿（2） □ 未达潮湿但有漏尿（1）　□ 没有漏尿（0）

续表

尿失禁（8个条目）、储尿和排尿（7个条目）、结局（7个条目）3个维度，共24个条目

条目	选项
5. 夜间漏尿的程度	□浸透衣物（4）　□浸湿衣物（3）　□衣物潮湿（2）　□极少（1）　□没有漏尿（0）
6. 漏尿对饮水量的影响	□我一直有意识地减少液体摄入量（3）□我偶尔会减少液体摄入量（2）□漏尿未改变我的液体摄入量（1）□没有漏尿（0）
7. 漏尿引起的皮肤问题	□需要去皮肤科就诊（3）　□自行处理皮肤问题（2）□有漏尿但没有皮肤问题（1）　□没有漏尿（0）
8. 漏尿导致活动受限	□限制了我的所有活动（3）□限制我的部分活动（2）□未限制我的活动（1）□没有漏尿（0）
9. 突然出现强烈的尿意（或膀胱痉挛）	□一天很多次（3）　□一天几次（2）　□很少（1）　□从不（0）
10. 排尿或间歇导尿时有强烈尿意	□我必须立即执行此操作，否则我可能会漏尿（3）□我只能延迟几分钟，否则我可能会漏尿（2）□我可以在方便的时候做到这一点而不会漏尿（1）□我不考虑排尿，我有导尿管/造瘘袋/尿垫/集尿器（0）
11. 晚上睡觉期间，通常需要因排尿起夜	□3次以上（4）　□2次（3）　□1次（2）　□很少（1）　□从不（0）
12. 白天排尿/清洁间歇导尿最长间隔时间	□不到1小时（3）□1~2小时（2）□2~3小时（1）□3小时以上（0）
13. 白天通常能保持不漏尿的最长时间	□不到1小时（4）　□1~2小时（3）　□2~3小时（2）□3小时以上（1）　□没有漏尿（0）
14. 排尿或使用尿管使我疼痛或不舒服	□大部分时间（3）　□有时（2）　□很少（1）　□从不（0）
15. 当排完尿或间歇导尿后，膀胱仍然感觉是充盈的	□大部分时间都会发生（3）　□有时会发生（2）　□没有出现过（1）□我没有这种感觉，我感觉不到膀胱，或者我用留置导尿管/造瘘袋（0）
16. 排尿时尿流强度	□滴落（3）□尿流成线但不畅通（2）顺畅且尿线正常（1）□我使用导尿管/造瘘袋（0）
17. 排尿时，必须用力或挤压才能排空膀胱	□大部分时间都需要（3）□有时会需要（2）□我不会这样做（1）□我使用导尿管/造瘘袋（0）
18. 有症状的尿路感染（如疼痛、恶臭味的尿液、发热）发生频率	□每月1次或更多（4）□数月1次（3）□一年几次（2）□一年一次或更久（1）□从未（0）
19. 尿路感染的严重程度	□经常需要住院处理（4）□需要一直使用抗生素（3）□必要时自行使用抗生素治疗（2）□无须抗生素就能好（1）□从未发生（0）

续表

尿失禁（8个条目）、储尿和排尿（7个条目）、结局（7个条目）3个维度，共24个条目	
20. 发生肾脏结石的频次	□从未发生过（0）　□很久以前有过（1）　□一年发生少于一次（2） □一年发生不止一次（3）
21. 发生膀胱结石的频次	□从未发生过（0）　□很久以前有过（1）　□一年发生少于一次（2） □一年发生不止一次（3）
22. 对促进排尿或缓解膀胱痉挛的药物的需求	□我需要服用但我没有服用（3）　□我服用了但有严重的不良反应（2） □我服用了且没有明显不良反应（1）　□我不需要服用这类药物（0）
23. 使用促进排尿或缓解膀胱痉挛的药物的疗效	□感觉有效（0）□部分有效（1）□效果不佳（2）□没有用过这类药物（3）
24. 综合所有因素，对现阶段的膀胱管理的满意度（不计分）	□非常不满意—迫切地想换方式 □大多不满意—想换方式但不迫切 □还行—换不换方式都行 □大部分满意—有更好的方式也想去尝试 □非常满意—不想再换其他方式

每个条目计 0~3 分或 0~4 分。量表总分为 74 分，得分越高表示神经源性膀胱症状越明显。

3. 体格检查：一般状态、全身检查、神经系统检查和专科检查。

（1）评估重症卒中患者的意识、精神状态、认知功能等，判断患者是否清醒，评估患者日常生活活动能力与手功能、四肢与躯体感觉功能，判断患者可否自行完成膀胱护理或需要他人协助。

（2）了解外生殖器有无盆腔器官脱垂及其程度；外阴部有无长期感染引起的异味、皮疹；皮肤有无破损与压力性损伤等。

（3）评估膀胱充盈期和排尿后生命体征的变化，特别是患者血压。

（4）神经系统检查：包括会阴部的感觉和运动功能，球海绵体反射、肛门括约肌和盆底肌自主收缩功能等。

4. 专科评估：重症卒中患者通常留置导尿管或间歇导尿，应进行专科检查与评估，帮助明确膀胱或尿道功能障碍的类型。

（1）结构化评估：建议对重症脑卒中患者的膀胱功能进行结构化评估，包括尿潴留、尿频、尿量、排尿控制能力等。

（2）辅助检查：建议采用尿常规、尿细菌培养、泌尿系超声、膀胱尿道造影、肾功能检查、上尿路泌尿系 MRI 或 CT 三维重建成像等辅助检查。

（3）排尿日记：排尿日记可以反映每次排尿量、排尿间隔时间、患者的感觉、每日排尿总次数和总尿量，能客观反映患者的症状，推荐常规使用排尿日记作为评估方法，连续记录时间为 7 天。

（4）影像尿流动力学检查：是诊断评估神经源性膀胱尿路功能障碍的金标准，能客观地反映逼尿肌、尿道内外括约肌各自的功能状态及其在储尿、排尿过程中的相互作用，建议重症脑卒中患者尽可能行影像尿流动力学检查。卒中后的尿流动力学主要表现为逼尿肌过度活动伴急迫性尿失禁，很少发生逼尿肌 – 括约肌协同失调。还可以做尿道压力测定、尿道括约肌肌电图检查，用以评估尿道括约肌的收缩舒张功能是否存在逼尿肌 – 括约肌协同失调。

（五）神经源性膀胱的康复治疗与护理技术

神经源性膀胱的首要目标是保护上尿路（肾脏）功能，防止膀胱 – 输尿管逆流发生，使患者可以长期生存。膀胱内压小于 40 cmH$_2$O 是关键，可以使用放松尿道压的 α 受体阻断剂和降低膀胱内压的抗胆碱能药物。次要目标是恢复（或部分恢复）下尿路功能，可采用经尿道留置尿管和间歇清洁导尿，更推荐间歇导尿技术，可以减少尿路感染的发生概率。同时，也要注重提高患者生活质量。

康复干预与护理方面，建议根据尿动力学特点进行选择，包括生活方式干预、药物治疗、手法辅助排尿、间歇导尿和膀胱再训练（包括行为技巧、反射性排尿训练、代偿性排尿训练和盆底肌训练等）等方法，护理人员需注意患者的皮肤情况与心理状态。

对于脑卒中引起的尿失禁应注意：①观察其排尿情况，建立排尿日记了解尿失禁规律。②制订饮水计划，规律饮水，每天饮水量为 1500～2000 mL，减少茶、咖啡等利尿饮料摄入。③制定合理的膳食结构，多食用富含维生素的食物；控制体重，增加运动量，防止因肥胖、便秘引起的腹腔压力增加而造成尿失禁。④心理干预，激发患者对康复的信心，尊重患者，注意保护其隐私，并做好家属的沟通工作，取得家属的支持和帮助，以更好地协助患者积极应对尿失禁。通过改善排尿环境、保护隐私、加强生活护理等解除患者的自卑心理，缓解其焦虑等不良情绪。⑤行为干预，包括定时排尿、如厕提醒、减轻体重、避免便秘、适当活动等。⑥根据尿流动力学确定安全膀胱容量，留置导尿或间歇导尿，重新建立储尿排尿规律。⑦遵医嘱进行盆底肌训练、物理治疗等，包括凯格尔训练。⑧保持会阴部皮肤清洁，及时更换尿湿的衣裤和被褥；用温水清洗、擦拭会阴部，防止失禁性皮炎的发生。

对于脑卒中引起的尿潴留应注意：①制订饮水计划、排尿日记，遵医嘱实施间歇导尿；②行为训练，在规定的时间间隔内排尿，养成定时排尿的习惯，一般情况下，日间每 2 小时排尿 1 次，夜间每 4 小时排尿 1 次，每次尿量在 300～500 mL；③辅助排尿，在导尿前进行排尿训练，如听流水声、温水冲洗会阴部、利用条件反射诱导排尿或热敷耻骨上膀胱区和会阴部以放松肌肉促进排尿。

在对神经源性膀胱进行系统康复治疗的基础上，可适当增加中医传统治疗技术，在改善小便功能障碍方面有积极影响。对于脑卒中引起的神经源性膀胱，可针刺百会、双足运感区、八髎、关元、中极、三阴交等穴位，每日 1 次，每周 5 次；艾灸神阙穴，每日 1 次，每周 5 次。

第八节　疼痛管理

一、概述

重症脑卒中患者神经功能重度受损，可出现呼吸、循环等多系统功能严重障碍。重症脑卒中患者治疗难度大，预后较差，并发症多。超过一半的脑卒中患者有慢性疼痛。国际疼痛研究协会（IASP）将疼痛定义为一种与实际或潜在组织损伤相关，或类似的令人不快的感觉和情感体验。导致卒中后疼痛的因素有多种，包括中枢、外周机制和心理因素。老年卒中后疼痛（post-stroke pain，PSP）中最常见亚型为：卒中后中枢性疼痛（central post-stroke pain，CPSP）、痉挛相关性疼痛、卒中后肩痛、复杂区域性疼痛综合征（complex regional pain syndrome，CRPS）、卒中后头痛。其他卒中后疼痛亚型还有关节粘连相关性疼痛、下肢膝关节或踝关节疼痛、肢体循环不良产生的疼痛、胸痛等。许多患者同时存在不止一种亚型的疼痛，如卒中后中枢性疼痛合并痉挛，或卒中后中枢性疼痛合并偏瘫性肩痛。

（一）卒中后中枢性疼痛

卒中后中枢性疼痛的发病率为 7% ~ 8%，一般在卒中后几天内开始出现，大多数患者在第一个月内出现症状。卒中后中枢性疼痛的诊断标准为发生于中风后的疼痛，位于与中枢神经系统损伤相对应的身体部位，而不属于伤害性疼痛或外周神经性疼痛。中枢性疼痛通常被描述为灼烧痛、隐痛还有与触摸、寒冷或运动相关的异常疼痛。主要症状是疼痛和感觉丧失，通常出现在面部、手臂或腿部。轻轻触摸或甚至在没有刺激的情况下，都可能感到疼痛或不适。高温、寒冷、情绪困扰可能会加剧疼痛。

CPSP 主要表现为患侧肢体神经性疼痛、感觉功能障碍。疼痛部位常位于卒中患侧肢体或感觉功能障碍区域。疼痛范围可累及整个患侧和部分健侧，也可仅累及患侧部分区域，其中以肢体远端部位（如手、足）多见。并非所有 CPSP 患者均伴有感觉功能障碍，部分卒中患者即使没有感觉功能障碍也可出现 CPSP。

（二）痉挛引起的疼痛

痉挛是一种牵张反射高兴奋所致的，以速度依赖的紧张性牵张反射增强伴腱反射亢进的运动障碍。痉挛有时会引起疼痛，可减缓功能恢复的进程。如果处理不当，患者失去关节主动活动能力，可能会导致挛缩。

痉挛与疼痛间的关系尚未完全阐明，可能是介导疼痛的神经元网络与中枢神经系统的痉挛发生机制相重叠，导致在痉挛发生时常伴有疼痛。伤害性疼痛可由痉挛所导致的肌肉和韧带的持续牵拉，同时又缺乏反射性肌肉活动而引发。痉挛可引起患者的肌肉纤维化和萎缩，所表现出的疼痛可能与长期异常的肌肉收缩有关。

（三）偏瘫性肩痛

肩痛在卒中后很常见。卒中后肩关节疼痛可分为肩关节半脱位（盂肱关节半脱位）、肩袖撕裂、肩峰撞击综合征、异位骨化和挛缩。疼痛与肩组织损伤、关节力学异常和中枢伤害性超敏反应有关。卒中后，肩周肌群无力、肌张力低下、前锯肌和斜方肌上部纤维不能维持肩胛骨于正常位置，肩胛骨下沉、下旋可导致肩关节半脱位、肩袖撕裂；肩峰下间隙中组织发生病变，上肢上举时肩袖与肩峰发生撞击可引起肩峰撞击综合征；肩关节长期制动、血液循环缓慢、组织水肿内中有浆液纤维性渗出物、关节囊和肌腱产生粘连、肌肉挛缩等，可引起二头肌腱炎、挛缩、异位骨化等。痉挛也认为是导致一些患者肩膀疼痛的原因之一，但两者之间的因果关系还没有被证实。

患者在运动肩关节时均可产生疼痛，上举或外展患侧上肢时痛感较显著。肩痛的早期，患者可准确定位疼痛，可通过体位转变和制动缓解疼痛；随着病程加重，患者无法准确定位疼痛。患者多于昼夜出现肩痛。疼痛呈弥漫分布，有时可累及整个患侧上肢，包括远端肢体。

（四）复杂区域性疼痛综合征（CRPS）

复杂区域性疼痛综合征是指脑梗死或脑出血后患侧上肢肩胛带和手的关节疼痛、关节活动受限、血管运动性改变，晚期出现皮肤和肌肉明显萎缩等表现的临床综合征。多见于年龄大于60岁的患者，且女性较男性多见。其发病率各文献报道结果不一，在1.5%~70.0%。

脑卒中后CRPS可存在多种诱发因素：如恢复阶段软瘫期、肌肉张力下降、偏瘫侧肩关节半脱位、痉挛、受累肢体存在相对缺氧状态等。患者个体间的差异也影响临床表现的异质性。交感神经系统的兴奋性活跃、外周或中枢系统的病变、混杂的心理因素可能是其发病机制。

CRPS常见的症状包括疼痛、血运障碍、汗液分泌异常、皮肤变化、肢体肿胀、营养性改变、运动功能障碍、感觉功能障碍和精神心理障碍等。引起CRPS的疼痛主要发生于肩前屈、外展和外旋位，腕背屈位，掌指关节和近指间关节屈曲位时，而肘关节和前臂位于旋前、旋后位时无痛感。其中，掌指关节压痛具有重要的预测和诊断价值。

（五）挛缩

卒中后偏瘫的患者在患病一年内有60%会发生患侧关节挛缩，腕部挛缩最常见于不能恢复手的功能性的患者。卒中后第一年内发生肘关节挛缩与前 4 个月内出现痉挛有关。关节挛缩会引起患者疼痛，并使自我护理（包括更换敷料和卫生清洁）变得困难。

（六）卒中后头痛

卒中后头痛由多种因素共同引起，主要为：①血管性头痛：由于头部血管舒缩功能障碍或继发于脑血管疾病，可导致血管扩张性头痛。并且，脑卒中后可引起大脑组织水肿、颅内压升高，造成颅内血管位移或被牵拉，因而引发头痛。②血管内的活性物质刺激颅内小血管，引起血管收缩而引发头痛。③脑膜、神经受刺激而引发头痛。④其他：由抑郁、焦虑所引发的心因性头痛，此类头痛以患者主观感受为主，而无真正的疼痛病灶。

卒中相关头痛可以是突然发生，也可以是渐进式发生；头痛可以是全范围的，也可以是局部的；头痛的性质可以是钝痛、刺痛、压迫性、搏动性、火烧样的疼痛。缺血性卒中头痛以紧张性头痛多见。出血性卒中头痛通常来说是弥漫性的，其中偏头痛性的占 40%，紧张性的头痛占 25%。与缺血性卒中头痛相比而言，出血性卒中在发病初 1~2 天常伴有恶心、呕吐等症状。蛛网膜下隙出血所致的头痛缺乏敏感性和特异性，患者往往会描述这是他一生中经历的最严重的头痛。

二、疼痛预防

（一）良肢位摆放

良肢位又称抗痉挛体位，能够在早期有效预防脑卒中患者痉挛、肩关节半脱位、复杂区域性疼痛综合征的发生。重症脑卒中患者自身活动能力较差，应教育患者及其家属注重患者在床上肢体的正确摆放，减少因肌张力低下和痉挛所致的疼痛，早期进行诱发分离动作训练，以利于患者功能的恢复。

（二）关节活动训练

关节活动训练是指在关节活动范围内的被动、助力和主动活动训练。关节活动训练能够预防重症脑卒中患者发生痉挛、挛缩、下肢深静脉血栓等。对于痉挛患者，疼痛会延长功能恢复的进程。如果处理不当，患者可失去关节主动活动能力，可能会导致挛缩。关节活动训练和被动伸展训练可预防或治疗痉挛，减缓疼痛。CRPS 患者在早期的治疗中预防肢体萎缩和挛缩非常重要，可在患者可耐受范围内进行关节活动训练，适度抬高患肢并配合被动活动，联合应用神经肌肉电刺激，防止肢体萎缩和挛缩进一步加重。

（三）保持良好的皮肤状态

重症脑卒中患者长期卧床，应尽量减少或消除皮肤的摩擦，减轻皮肤压力，提供适当的支撑面，避免过多的水分堆积，保持足够的营养，防止皮肤破裂。护理人员或家属定期给患者进行翻身，保持良好的皮肤卫生，并使用专门的床垫、轮椅垫和座椅，直到患者恢复自主活动能力。

三、疼痛评估

评估是康复治疗的前提，老年重症脑卒中患者疼痛的评估和管理复杂并具有挑战性。当老年重症脑卒中患者出现疼痛时，需考虑出现并发症、病情变化、治疗强度是否过大等可能性。疼痛的评估有：①采集有关病史（疼痛发生的时间、部位、性质、强度、频率、诱发因素、加重或缓解因素、伴随症状、已接受的治疗、是否存在其他疾病等）；②体格检查（一般检查、神经系统和骨关节系统检查等）；③疼痛的强度（主要通过使用疼痛评估量表或疼痛行为测试进行评定）；④患者的精神心理状态；⑤疼痛治疗后的评估。

（一）疼痛评估量表

疼痛评估量表可分为单维疼痛评估工具、多维疼痛评估工具和神经病理性筛查疼痛工具。单维疼痛评估工具仅测量疼痛的强度。而多维疼痛评估工具则从疼痛的强度、性质、部位，以及疼痛对躯体和心理上的影响等多方面评估，能较全面地反映患者的疼痛状况。神经病理性疼痛筛查工具，是目前临床中常用于神经病理性疼痛的早期诊断。

1. 单维疼痛评估工具

（1）语言描述评估量表：用无痛、轻度痛、中度痛、重度痛、剧痛 5 个词语来表示不同水平的疼痛强度，让患者在这些词语中选择最能代表其疼痛强度的词语。有研究称，从量表的失效性、一致性、信度、结构效度、敏感性和年龄偏好表明，语言描述评估量表是评估老年人疼痛强度的推荐量表。

（2）修订版面部表情疼痛量表：将数字或程度形容词转变为不同的面部表情，使受试者更容易理解与配合，这些面部表情代表伤害所造成疼痛的严重程度。最左边的表情代表无痛，从左至右的表情表示疼痛越来越严重，最右边的表情代表最剧烈的疼痛，该量表也适用于评估老年人疼痛强度。

（3）视觉模拟评分（visual analogue scale，VAS）：在一条 10 cm 长的直线上，一端标记为 0，另一端标记为 10，分别代表正常状态没有任何疼痛（0）和受试者可以想象的最剧烈最严重的疼痛（10），受试者根据自己目前所感受到的疼痛程度，在直线 0～10 的某一点做出记号，该点代表受试者目前所感受到的疼痛强度。对于疼痛程度的量化可记录为从起点至记号处的距离。VAS 需要抽象思维，用笔标记线时需要必要的感觉、运动和知觉能力。由于老年患者脑功能下降，髋部手术后易出现精神错乱、焦虑等认知功能障碍，使 VAS 准确率较低，尤其对于受教育程度低的老年患者准确率更低。

（4）口述描绘评分法：此方法采用不同程度的形容词来描述自身的疼痛强度。目前文献报道有不同的口述描绘评分法，根据评分等级的不同可分为：4 级评分法、5 级评分法、6 级评分法、12 级评分法和 15 级评分法，其中 5 级评分法 [无痛 0 分、轻度痛 1 分、中度痛 2 分、重度痛 3 分、极重度痛（不可忍受的痛）4 分] 在临床中应用最普遍。患者的总体疼痛程度就是最接近疼痛水平的形容词所代表的数字。

（5）数字评价量表（numerical rating scale，NRS）：将疼痛程度用 0~10 个数字依次表示，0 表示无疼痛，10 表示可以想象到的最剧烈的疼痛，交由患者自己选择一个最能代表自身疼痛程度的数字。NRS 和 VAS 有相关性。NRS 常用于评估疼痛严重程度的主观指标，适用于无意识障碍且语言表达正常的患者。其优点是操作简单，缺点是不适用于数字概念不清楚的老年患者。

2. 多维疼痛评估工具

（1）简化的 McGill 疼痛问卷（short-form McGill pain questionnaire，SF-MPQ）：由 11 个感觉类（跳痛、反射痛、刺痛、锐痛、夹痛、咬痛、烧灼痛、创伤痛、剧烈痛、触痛、割裂痛）和 4 个情感类（疲劳、不适感、恐怖感、折磨感）的对疼痛的描述词，以及现时疼痛强度（可分为 6 级：无痛、微痛、疼痛不适、痛苦、可怕、极度痛）和 VAS 组成。对描述词"无""轻""中"和"重"分别赋予 0~3 分，以表示不同的程度等级。SF-MPQ 不仅可以求出不同分类的疼痛评级指数（pain rating index，PRI），还可以求出总的 PRI，所以适用于检测时间有限且又希望获得较多疼痛强度信息时。同经典 MPQ 一样，SF-MPQ 也同样是一种敏感、可靠的疼痛评价方法。

（2）简明疼痛量表：最初是为了评估癌症疼痛而设计的，现在也被用作其他类型的慢性疼痛的评估手段。量表包括当天是否存在疼痛，标记疼痛部位，四项关于 24 小时感受到的疼痛强度（最重疼痛、最轻疼痛、平均疼痛、现在的疼痛），镇痛治疗后疼痛缓解程度和上一周生活中（日常活动、情绪、行走能力、日常工作、与他人的关系、睡眠和生活乐趣）受到疼痛影响的程度。

3. 神经病理性疼痛筛查工具

卒中后中枢性疼痛属于神经病理性疼痛，可选用以下量表进行评估。

（1）DN4 神经病理性疼痛量表：该量表列出了在神经病理性疼痛与非神经性疼痛症状的描述中具有鉴别性的问题，包括症状和体格检查两部分，共由 9 个问题组成，每个问题回答"是"时赋值 1 分，回答为"否"时为 0 分，总分累计 9 个问题得分。量表简单易懂，对文化水平无要求，其在实际临床或科研、流行病学调查中的应用价值有待在实际应用中进一步证实和完善。

（2）利兹神经病理性症状和体征评分量表：包含疼痛问卷和感觉检查两部分，共 7 个条目，总分 24 分。总分 ≥ 12 分，表明患者的疼痛有可能是神经系统损伤或功能障碍导致的。中文版利兹神经病理性症状和体征评分量表在中国人群中的信效度较好。神经病理性疼痛的发病机制复杂多样，比较难治愈，该量表为急慢性神经病理性疼痛患者的疼痛评估与治疗提供了量化工具，但该量表内容冗长，临床推广受到一定限制，在使用前需要接受专业的训练。

（3）神经病理性疼痛症状量表：是一种患者自测量表，用于收集神经病理性疼痛患者各种症状体征的数据，并以此划分患者个体的疼痛亚型。神经病理性疼痛症状量表包含12项条目，从 Q1 到 Q12 依次分别为：烧灼感、绞榨感、受压感、自发性疼痛持续时间、电击样疼痛、刀刺样疼痛、一过性疼痛发作次数、触摸诱发痛、压力诱发痛、冷诱发痛、针刺感、麻刺感。然后又将其划分为表面自发性持续性疼痛（Q1）、深部自发性持续性疼痛（Q2、Q3）、一过性发作性疼痛（Q5~Q7）、诱发痛（Q8~Q10）、感觉异常/迟钝（Q11、Q12）五个分项。

（二）疼痛行为测试

当老年重症脑卒中患者处于昏迷或认知障碍时往往无法完成疼痛评估量表，此时可考虑使用疼痛行为测试来了解患者的疼痛状况。对疼痛行为的认识，如面部表情、发声、身体姿势或语言的变化、生命体征的波动，是老年重症脑卒中患者疼痛评估的重要组成部分，尤其是对痴呆和无法交流的老年人。需注意的是，这些行为是非特异性的，通常是急性疼痛的典型表现。

随着科技水平的不断创新，结合生理学反应和行为表现的自动化疼痛评估技术也逐渐发展。其中，生理学反应包括血压、心率、呼吸频率、颅内压等生理参数的变化。行为表现是重症脑卒中患者表达疼痛的主要方式，一般有面部表情变化和肢体挣扎，甚至哭泣等行为。目前，疼痛测量和评估的重要指标是哭声和疼痛表情，但成年患者一般很少在治疗过程中哭闹，因此仅靠哭声也不能准确评估疼痛的程度。在受到疼痛刺激时，患者的面部表情会出现一系列典型变化，具体表现为闭眼、眉头紧锁、鼻唇沟加深、嘴巴大张、舌头紧绷等现象，这些表情会保持较长的时间，因此面部表情可以作为疼痛评估的一项可靠指标。自动化疼痛评估技术设计算法网络模型整体框架可将评估时从视频帧中截取出来的疼痛分类图像，分为安静、轻度疼痛、中度疼痛、重度疼痛四类图像。对图像进行预处理时，在对图像进行一层掩膜运算后，截取出我们需要的关键人脸信息，并且采用关键点检测提取其中的面部特征，而后将面部特征进行通道注意力机制与原图特征进行融合。该技术不仅能给医护人员提供便利，也使评估结果更加客观、准确，能够早期、及时地识别出患者是否出现疼痛，也为患者在康复过程中的疼痛管理、治疗提供坚实的保障，以及对后期康复治疗计划的调整具有重要意义。

四、疼痛治疗

康复治疗手段有物理因子治疗、康复新技术和康复辅助支具等。根据患者的病因和疼痛情况制定个性化的治疗方案。在使用物理因子治疗时，应仔细查看老年重症脑卒中患者的病史，如是否戴心脏起搏器或患有严重心衰、有无感觉障碍，感觉障碍患者在治疗中要避免灼伤。老年重症脑卒中患者并发症多，病情更为复杂，因此在治疗前需仔细评估，保证其安全性。

（一）物理因子治疗

1. 经皮神经电刺激（transcutaneous electrical nerve stimulation，TENS）：TENS 是一种通过在完整的皮肤表面传递特定的低频脉冲电流来刺激低阈值神经以减轻疼痛的治疗方法。TENS 操作安全、使用方便、成本低廉，而且与长期用药相比具有良好的安全性，因而易被患者接受。

2. 神经肌肉电刺激：神经肌肉电刺激通过低频电流刺激下运动神经元而引起肌肉收缩。在肩关节周围的肌肉上应用神经肌肉电刺激促进肌肉收缩，提高肩关节的稳定性，是减少卒中后肩关节疼痛的有效策略。神经肌肉电刺激可增强老年卒中患者的运动控制能力，能够协助缓解痉挛，促进患者的运动表现（图 4-8-1）。

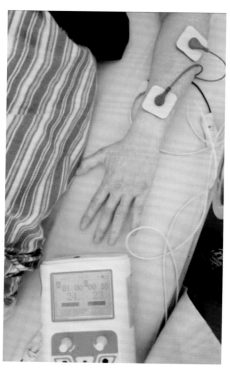

图 4-8-1　神经肌肉电刺激

（二）康复新技术

1. 重复经颅磁刺激（repetitive transcranial magnetic stimulation，rTMS）：rTMS 是基于电磁感应与电磁转换原理，用刺激线圈瞬变电流产生的磁场穿透颅骨，产生感应电流刺激神经元引发一系列生理、生化反应。可根据治疗目的选定 rTMS 强度、频率和数目。应严格限制在安全序列范围内，避免诱发癫痫。有研究发现重复经颅磁刺激对于缓解 CPSP 有一定效果，且没有明显的不良反应，但是其作用机制、治疗剂量和治疗时间等还有待进一步研究论证。有中度的证据表明重复经颅磁刺激对于减少头痛的频率、持续时间、疼痛强度非常有前景。治疗时多使用高频刺激（＞5 Hz 低于阈下刺激），刺激部位多位于左侧运动皮层区和左侧前额叶背外侧。

2. 超声引导下星状神经节阻滞术：目前对于脑卒中后肩手综合征的发病机制尚无明确定义，不同的研究学者对此看法不同，较公认的机制为中枢系统损伤后引起交感神经兴奋性增高，从而导致患肢出现疼痛、水肿、痛觉过敏和皮肤温度改变等症状。星状神经节又称颈胸交感神经节，星状神经节阻滞（stellate ganglion block，SGB）疗法于 1883 年被 Liverpool 意外发现，自 1920 年起，该方法在临床上得到广泛应用，具有良好的镇痛效果。可通过降低交感神经兴奋性达到治疗肩手综合征的目的，同时还有助于维持机体内环境的稳定性，改善自主神经失调性疾病的症状。超声引导下的星状神经节阻滞治疗可避免损伤重要血管和器官，安全性高。

（三）康复辅助支具

辅助支具可通过维持身体的正常对位、对线来缓解疼痛。对于肩部半脱位的患者，应合理考虑支撑装置和吊带的使用（图 4-8-2）。除了软瘫期之外，吊带的使用仍然存在争议，因为其弊大于利（如增强屈肌协同作用、减少手臂的使用、抑制手臂摆动、导致挛缩形成）。不建议使用夹板预防手腕和手指痉挛，如应用时需个体化考虑。

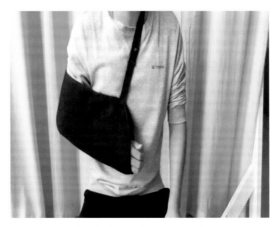

图 4-8-2　肩关节吊带

第九节　精神障碍康复

脑卒中后精神障碍发生率差异很大，在重症监护阶段，常见有谵妄、创伤后应激障碍（post-traumatic stress disorder，PTSD）、悲伤、恐惧等异常情绪。其中，谵妄在脑卒中ICU阶段发生率极高，会导致多种不良预后，需予以高度重视。

一、脑卒中重症谵妄患者的评估与管理

（一）脑卒中ICU谵妄的发病率与影响因素

谵妄也称为急性混乱状态，是一种急性的、可逆性的、广泛性的认知障碍精神紊乱综合征，其特征是急性或波动性意识障碍、注意力不集中、思维混乱或意识水平下降，可持续发作数小时到数天。谵妄可分为躁动型、抑郁型和混合型，躁动型常表现为兴奋不安、情绪不稳、喊叫、拔管；抑郁型则表现为淡漠、昏睡、反应较低等，常易被忽略；混合型则为躁动型与抑郁型的表现交替出现。

脑卒中是谵妄发生的一大诱因，重症脑卒中患者的谵妄发病率为30.0%～67.3%，在ICU中非机械通气患者的谵妄发病率为20%～50%，机械通气患者的谵妄发病率为70%～87%。谵妄与言语障碍、白质脑病、COPD和早期身体约束有关，是住院时间增加的独立预测因素，并与多种不良后果有关，如功能恢复差、发生各种并发症、认知功能障碍、创伤性精神病、抑郁、焦虑、睡眠障碍、在ICU停留时间延长、费用增加等。

对于因脑卒中而进入ICU病房的患者，其谵妄发生、发展的预测因素包括老年、脑室内出血、插管、认知功能障碍、失语症、单侧忽视和急性肾损伤等，在入院筛查时应重点关注存在以上因素的患者，旨在早发现、早治疗。不适的护理可能对谵妄产生因果效应，如约束、禁止自我转移、非口服喂养、留置导尿管和频繁夜间护理，减少不适的护理可预防急性脑卒中患者谵妄的发生。其他影响因素见表4-9-1。

表4-9-1　脑卒中ICU谵妄影响因素

患者因素	促发因素	
	危险疾病因素	医源性因素
年龄（老年）	酸中毒	制动（导管、约束带）
男性	贫血	机械通气
酒精中毒	发热、感染、脓毒症	睡眠剥夺
使用违禁药品	代谢紊乱（Na、Ca、BUN）	镇静药
抑郁	甲亢、甲减	镇痛药

患者因素	促发因素	
	危险疾病因素	医源性因素
高血压	高血糖、低血糖	抗胆碱药
吸烟	严重疾病、外科手术	抗组胺药
视力、听力障碍	血流动力学不稳	利尿药
载脂蛋白 E4 显性	营养不良（白蛋白＜ 30 g/L）	类固醇

（二）重症谵妄评估与诊断

ICU 谵妄评估工具包括 ICU 意识紊乱评估方法（confusion assessment method for the ICU，CAM-ICU）和重症监护谵妄筛查表（intensive care delirium screening checklist，ICDSC）。

CAM-ICU 评估有专门手册指导，包括两个步骤：第一步先评估镇静状态 [Richmond 躁动镇静量表（Richmond agitation sedation scale，RASS）]，如果 RASS 评分≥ –3 分，继续 CAM-ICU 评估，如果 RASS 评分为 –4 或 –5 分，则停止评估（患者无意识），过一会儿再评估。CAM-ICU 评估包括 4 个特征：特征 1 为意识状态急性改变或波动；特征 2 为注意力障碍；特征 3 为意识水平改变；特征 4 为思维混乱。诊断标准为特征 1 和特征 2 同时为阳性，加上特征 3 或特征 4 其中之一为阳性时，即为发生了谵妄，诊断流程见表 4-9-2 和图 4-9-1。CAM-ICU 对脑卒中重症患者的谵妄评估敏感性为 76%、特异性为 98%、总体准确率为 94%。

表 4-9-2 第一步，评估镇静状态（Richmond 躁动镇静量表）

得分	术语	描述
+4	攻击行为	明显的好战暴力行为，对工作人员构成直接危险
+3	非常躁动不安	抓或拔除各种引流管或导管，具有攻击性
+2	躁动不安	频繁的无目的动作，与呼吸机抵抗
+1	烦躁不安	焦虑不安，但动作不是猛烈的攻击
0	清醒且平静	清醒自然状态
–1	昏昏欲睡	不能完全清醒，但声音刺激能够叫醒并维持觉醒状态（睁眼，眼神接触≥ 10 秒）
–2	轻度镇静状态	声音能够叫醒并有短暂眼神接触（≤ 10 秒）
–3	中度镇静状态	声音刺激后有反应或睁眼（无眼神接触）
–4	深度镇静状态	对声音刺激无反应，但对身体刺激有反应或睁眼
–5	不可唤醒	对身体刺激无反应

注：若 RASS 得分在 –3 ~ 4，需进行下一步评估。

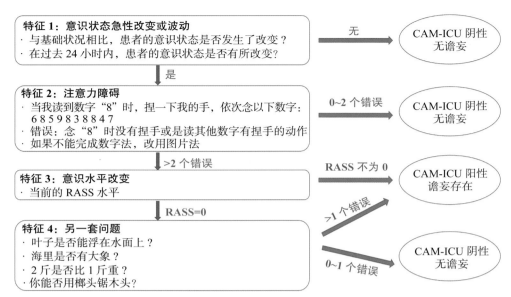

图 4-9-1 第二步，评估意识内容

ICDSC 共 8 个条目，每项条目 1 分，总分 ≥ 4 分即存在谵妄，是基于 DSM- Ⅳ 标准编制的一种有效的床旁评估工具，可连续记录谵妄状态和谵妄发生程度。ICDSC 对脑卒中重症谵妄患者评估的敏感性为 69.9%、特异性为 93.9%（表 4-9-3）。

表 4-9-3 ICU 谵妄筛查量表（ICDSC）

项目和评判标准	
1. 意识变化水平（如果为 A 或 B，该期间暂时终止评价）	
A. 无反应	评分：0 分
B. 对于加强的和重复的刺激有反应	评分：0 分
C. 对于轻度或中度刺激有反应	评分：1 分
D. 正常清醒	评分：0 分
E. 对正常刺激产生夸大的反应	评分：1 分
2. 注意力不集中	评分：0 或 1 分
3. 定向力障碍	评分：0 或 1 分
4. 幻觉 - 幻想性精神病状态	评分：0 或 1 分
5. 精神运动型激越或阻滞	评分：0 或 1 分
6. 不恰当的言语和情绪	评分：0 或 1 分
7. 睡眠 - 觉醒周期失调	评分：0 或 1 分
8. 症状波动	评分：0 或 1 分
ICDSC 的总分（1 ~ 8 项相加）为 _____ 分，ICDSC 的总分 ≥ 4 分，诊断为谵妄的敏感性可高达 99%。	

（三）重症谵妄的预防干预与治疗

1. 药物治疗：应用氟哌啶醇或非典型的抗精神病药物对谵妄进行预防性治疗尚缺乏充足证据，必要时可给予镇静药物处理，常用药物包括右美托咪啶和丙泊酚。

2. 非药物治疗：老年脑卒中患者谵妄预防指南推荐了 9 个维度的谵妄预防非药物治疗方法，包括危险因素评估、定向障碍预防、睡眠模式维持、感觉干预、便秘、脱水、缺氧和感染预防、疼痛管理和适当的营养维持，共 28 项干预措施，但需要结合 ICU 环境综合考虑应用（表 4-9-4）。

表 4-9-4　老年脑卒中患者谵妄预防干预措施

项目	干预措施
危险因素评估	●入院时评估危险因素 ●检查患者服用过的药物 ●在重要的时间节点使用谵妄观察筛查量表进行筛查（早上 8 点、下午 4 点和半夜 2 点）
定向障碍预防	●床边提供大号数字的时钟和挂历 ●每隔 4 小时给患者提示当前的时间、地点和状态 ●与患者进行简短的对话，对话声音平稳不拔高 ●家属探访时间保持在 1 小时以上
保持睡眠卫生	●鼓励患者白天不要睡觉 ●晚上睡觉时戴眼罩，将噪音降至最低，应患者要求提供耳塞 ●避免在夜间睡眠时间进行医护活动 ●调整夜间给药时间，避免打扰患者睡眠 ●在睡眠时间减少走廊的噪音
感觉干预	●必要时鼓励患者佩戴眼镜或助听器 ●解决可逆的听觉和视觉障碍 ●病房的窗户和窗帘打开 ●提供适当的夜间照明
预防便秘和脱水	●每 8 个小时（上午 6 点、下午 2 点、晚上 10 点）检查饮水与排尿/脱水情况，记录脱水症状（尿液颜色、舌头和皮肤状况），如果一次排尿/脱水超过 500 mL，通知管床医师并予以治疗 ●按照医嘱保持 > 1 L 饮水 ●实验室检查结果提示血尿素氮/肌酐比值为 > 18 或钠/钾值异常需通知管床医师 ●如果 6 小时内没有排尿，则诱导排尿，护理干预后如无排尿，通知管床医师并进行导尿 ●如果超过 3 天没有排便，诱导排便并通知管床医师
防止缺氧	●提供 24 小时血氧饱和度监测 ●若血氧饱和度低于 90%，通知管床医师进行干预，保持血氧饱和度 ≥ 90%
预防感染	●每 4 个小时测量一次体温，如果患者体温达到 38 ℃，通知管床医师干预 ●避免不必要的插管 ●接触患者前后应洗手，严格执行院内感染控制措施

续表

项目	干预措施
疼痛管理	●上午 6 点、下午 2 点、晚上 10 点定期使用数字等级量表评估疼痛程度 ●如果患者疼痛评分＞ 3 分，通知管床医师并主动控制疼痛
保持适当的营养	●根据患者的 BMI 优化膳食热量 ●根据患者入院时的语言障碍筛查检查结果，确保膳食与患者吞咽能力相匹配 ●提供符合患者口腔健康的膳食
步行	●鼓励患者早期下床活动 ●尽早康复介入

（四）智能化康复在脑卒中重症谵妄患者中的应用

智能化的脑卒中重症康复单元目前仍处于概念化阶段。随着人工智能的发展，未来脑电评估、近红外评估、脑机接口、外骨骼机器人、多感觉刺激康复训练系统、虚拟现实康复训练系统、全程康复信息监测系统等都可以与谵妄监测、评估、非药物预防干预等结合应用于 ICU 谵妄患者的康复中。

二、脑卒中重症创伤后应激障碍患者的评估与治疗

（一）ICU 脑卒中患者的 PTSD 的临床表现与发病率

PTSD 的特征是对创伤事件持续强烈的情感反应，应避免创伤提醒和过度警惕，通常由战争、灾难性事件等非医疗事件引起。但一些研究也表明，脑卒中后也可出现类似的 PTSD 症状，如对卒中复发的夸张恐惧反应等，发生率约为 25%，一些队列研究记录的发病率具有较大差异性，范围为 4%～37%，其中脑出血患者的 PTSD 发生率约为 6.5%。患有 PTSD 脑卒中患者的药物治疗依从性较差，这可能是恐惧和倾向于避免创伤提醒的一种表现，PTSD 的发生与年龄、卒中后的功能预后有关，但相关机制尚不清晰。

（二）ICU 脑卒中患者的 PTSD 临床评估

PTSD 量表（the PTSD checklist，PCL）常用于 PTSD 评估，是由美国 PTSD 国家中心的 FrankWeathers 和他的同事于 1993 年开发设计，包括对应于 DSM-Ⅳ的 17 个问题，要求受试者对前 1 个月干扰自身的每一个症状进行 5 点式（1～5 分）严重程度评分。PCL 有多个版本，包括平民版（the PTSD checklist，civilian version，PCL-C）、特殊应激源事件版（PCL-S）、军人版（PCL-M）、家长评估自己孩子版（PCL-C/PR）。大量研究证实 PCL 具有良好的信效度。临床上常用 PTSD 特殊应激源事件检查表（PTSD checklist specific for a stressor，PCL-S）评估卒中后的 PTSD，诊断临界值为 45 分，敏感性为 94.4%、特异性为 86.4%（表 4-9-5）。

表 4-9-5 PTSD 特殊应激源事件检查表（PCL-S）

	完全没有	少许	中度	相当大	极度	分级
1. 有关那压力的经历的重复和困扰的回忆、思想或影像？						I
2. 有关那压力的经历的重复和困扰的梦境？						I
3. 突然会在行为或感觉上如那压力的经历重复再现（如你再体验那压力的经历）？						I
4. 当有事物提起有关那压力的经历便会感到十分不安？						I
5. 当有事物提起有关那压力的经历，便会有生理的反应（如心跳加速、呼吸困难、出汗）？						I
6. 避免想起或谈及那压力的经历或有关的感觉？						A
7. 避免参加活动或进入陌生场合，因为他们会提起我那压力的经历？						A
8. 有困难记起那压力的经历的重要环节？						A
9. 对从前喜欢的活动失去兴趣？						A
10. 感到与其他人有距离或隔膜？						A
11. 觉得感情麻木或不能对有亲密关系的人有爱的感觉？						A
12. 感到未来总是短暂的？						A
13. 难以入睡或保持安睡？						H
14. 感到焦躁或会脾气暴发？						H
15. 注意力难以集中？						H
16. 过度警觉、提防或戒备？						H
17. 感到神经过敏或容易有吃惊的反应？						H

注：I=_____；A=_____；H=_____；I+A+H=_____，诊断临界值为 50 分。

（三）ICU 脑卒中患者 PTSD 的治疗

建议脑卒中患者在精神心理专科的医师和心理治疗师的指导下接受药物治疗与心理治疗。

三、脑卒中重症患者和照护者的抑郁、焦虑等困扰情绪的评估与治疗

在 ICU 病房中，约有 50.6% 的脑卒中患者和 42.4% 的照护者有严重的情绪困扰，如痛苦、焦虑、抑郁、愤怒等。

（一）脑卒中重症患者和照护者情绪困扰的评估

脑卒中重症患者和照护者的情绪困扰包括多个维度，可通过认知和情感正念量表（cognitive and affective mindfulness scale revised，CAMS-R）、应对状态测量（measure of coping status-A，MOCS-A）、一般自我效能量表（general self-efficacy scale，GSE）、情绪温度计（emotion thermometers，ET）、照护者自我效能量表（CSES-R）、修订版护理者自我效能量表等量表了解患者及其家属的心理状况。

1.CAMS-R 被用来评估患者当前时刻的想法和感受的程度，共 12 个条目，采用 Likert 评分 1~4 分，总分范围在 12~48 分，分数越高，说明正念越强，焦虑程度越低，具有良好信效度。

2.MOCS-A 被用来评估患者所能感知的应对能力，如放松、压力意识、争论、不适应的想法等，共 13 个条目，采用 Likert 评分 0~4 分。应对能力即总分在 0~52 分，得分越高，说明应对压力的感知能力越强。

3.GSE 被用于评估患者对挑战应变能力的认知，共 10 个条目，采用 Likert 评分 1~4 分，总分范围在 10~40 分，得分越高表明感知应变能力的程度越高。

4.ET_4 被用来评估患者的痛苦、焦虑、抑郁和愤怒的情绪，使用视觉模拟量表进行评估，0 分代表无，10 分代表极度，分数越高表明情绪越强烈。通过对 4 种情绪的反应可以计算出总体情绪困扰综合评分，当得分 ≥ 15 分时，临床症状显著。

5.CSES-R 用来评估照护者对自己向家人和朋友寻求支持的能力、对患者需求的反应、对照顾过程中自己不安想法的管理能力，共 15 个条目，每个条目按 0~100 评分，0 分表示"完全不能做"，100 分表示"一定可以做"。总分为所有条目得分的平均值，分数越高，表明照护者的自我效能感知能力越强。

（二）脑卒中重症患者情绪困扰的治疗

在 ICU 阶段的脑卒中患者，其情绪困扰可能已经持续了一段时间，其治疗应在精神心理专科医师的指导下进行，包括药物治疗，如抗抑郁药、抗焦虑药的使用，并定期开展心理疏导，同时需要对患者进一步的评估与持续随访。

第十节　并发症防治

一、肺部感染

（一）概述

肺部感染是脑卒中患者最常见的并发症。我国缺血性脑卒中和出血性脑卒中患者合并肺炎／肺部感染的比例分别为 10.1% 和 31.4%，是所有脑卒中相关并发症的首位。

脑卒中后相关肺部感染主要包括脑卒中相关肺炎、吸入性肺炎和机械通气并发呼吸机相关肺炎等。其中吸入性肺炎较为常见，吸入性肺炎是指患者口咽分泌物、胃内容物、食物反流等液体、外源性颗粒物或内源性分泌物异常进入下气道所造成的肺部病症。大多数肺炎都发生在从口腔或鼻咽部"误吸"微生物之后。脑卒中后发生吸入性肺炎的原因往往是脑卒中相关吞咽困难（吞咽相关运动和感觉机制受损），或者是意识水平降低引起咳嗽反射受损和声门闭合障碍。脑卒中后肺部感染的危险因素可分为不可调控危险因素和可调控危险因素（表 4-10-1）。

表 4-10-1　脑卒中患者肺部感染高危因素

因素	高危人群
不可控因素	
年龄	≥ 65 岁
意识障碍	不能遵医嘱完成动作
脑卒中分型	TACI/ 大血管 / 心源性
基础疾病	心功能不全 /COPD/OSA 病史
吸烟史	发病前 1 年内吸烟
可控因素	
吞咽障碍	吞咽筛查阳性
医源性操作	气管插管 / 气管切开 / 管饲饮食
长期卧床	床上大小便

注：① TACI：完全前循环梗死；② OSA：阻塞性睡眠呼吸暂停综合征。

（二）预防与治疗

针对上述卒中后肺部感染的危险因素，需要进行有针对性的预防措施。除常规临床检测外，肺部感染的预防需要进行吞咽筛查、神经功能和活动能力的评估，从而制定有效的治疗方案（图 4-10-1）。

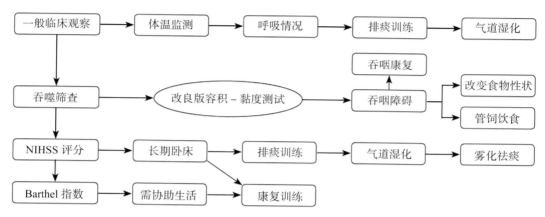

图 4-10-1　脑卒中患者预防肺部感染的筛查、评估和处理流程

1. 预防

（1）吞咽筛查：早期识别、处理吞咽困难和误吸。急性脑卒中患者预防肺部感染的重要措施是入院时首先筛查有无吞咽困难。如患者存在吞咽困难，此类患者预防吸入性肺炎的措施包括最初禁食、禁饮，调整随后持续存在吞咽困难的患者的饮食。

（2）功能评估：使用美国国立卫生研究院脑卒中量表（National Institutes of Health Stroke Scale，NIHSS）神经功能评分和 Barthel 指数评估，根据患者评估情况制订合理的活动和肺部护理计划。气管插管患者的风险降低措施包括每日评估拔管的可能性、尽量减少镇静、抽吸分泌物、可能时抬高床头和维护呼吸机管路。

2. 治疗

（1）一般治疗：积极治疗原发病，化痰和痰液引流，口腔管理，氧疗与呼吸支持，对症治疗。脑卒中后患者的一般护理需关注患者的体位摆放、体温监测、口腔清洁等方面。

（2）吞咽与营养管理：结合患者吞咽障碍评估的结果，选择安全的进食途径。据研究报道，管饲相关并发症的发生率为 9.4%，死亡率为 0.53%，同时管饲并没有减少脑卒中后患者的误吸风险。因此，应首先考虑改变食物性状和黏稠度，帮助吞咽障碍患者安全进食。对于不能经口进食的患者，管饲喂养应保证给予足够热量的肠内营养支持。

（3）康复训练：早期肢体的康复训练能帮助卒中患者尽早站立，扩大活动范围，避免长期卧床。除此以外，电刺激、口肌训练等物理刺激康复锻炼也能显著改善卒中患者的吞咽障碍，可用于早期吞咽功能治疗，帮助预防肺部感染。若患者能配合，也可通过吸气和吐气康复训练增加体内气体交换，提升肺功能，帮助痰液排出。

（4）气道湿化：气道湿化有助于重症卒中患者排痰，减少肺部并发症。对高危肺部感染患者行常规雾化吸入，能降低痰液黏稠度，使口腔黏膜湿化，也便于医护人员进行口腔护理和吸痰操作。

（5）排痰训练：临床最常规的排痰方法是翻身拍背法，抑或使用机械排痰仪。另外，餐前进行体位引流、胸部叩击与震颤，也有助于痰液的被动排出。若患者能配合，也应对脑卒中患者进行主动咳嗽训练法培训，以促进主动排痰。

（6）其他：如患者出现严重的肺部感染征象，建议及时请感染科医师会诊，进行抗感染处理，并及时进行痰培养和药敏鉴定，根据药敏结果进一步调整用药。

二、深静脉血栓

（一）概述

脑卒中后 1～3 个月内静脉血栓栓塞症（venous thromboembolism，VTE）的风险升高，部分原因是脑卒中相关的活动受限。VTE 包括 DVT 和肺栓塞。出现腿部肿胀、疼痛、皮温升高和发红患者应怀疑 DVT。一项大型观察性研究评估了 5632 例活动受限的急性脑卒中患者，10 日内检出存在 DVT 的患者比例为 11%，30 日内检出存在 DVT 的比例为 15%。PE 有多种表现特征，轻则无症状，重则休克或猝死。最常见的症状是呼吸困难，然后是胸痛和咳嗽。

（二）预防和治疗

康复病房中脑卒中患者 VTE 的发病率不低，尤其是老年男性。需对既往有血栓形成史、严重卒中、肢体瘫痪较重的患者应高度警惕，早期 D- 二聚体检测和下肢血管超声的筛查是必要的。可使用间歇性充气加压进行预防和干预，一旦确诊 VTE，在无禁忌证的情况下，应早期开始抗凝治疗，降低 VTE 的死亡率和复发率。对于脑卒中并发 PE 的患者，在抗凝治疗有效时，应早期开展个体化的康复训练，尤其加强呼吸肌和心肺功能训练，可以显著改善功能预后，提高日常生活能力。

三、继发性癫痫发作

（一）概述

脑卒中后早期癫痫发作相对少见，但与结局不良有关。一项研究显示，脑卒中后癫痫发作的总发生率为 5.9%。在报道了癫痫发作时间的研究中，脑卒中后早发（7 日内）癫痫发作率为 3.2%，而脑卒中后迟发（7 日后）癫痫发作率为 6.7%。危险因素包括脑卒中较严重和皮质受累。早发型癫痫发作的发病机制可能与缺血性损伤区域的局部离子转移和高水平兴奋毒性神经递质的释放有关。相比之下，导致神经元兴奋性持续改变的潜在永久病灶似乎是脑卒中或其他脑损伤后出现迟发型癫痫发作的原因。大多数脑卒中后的癫痫发作都为局灶性起病，但继发的全面性癫痫发作，常见于迟发型癫痫发作患者中。

（二）预防和治疗

鉴于脑卒中后癫痫发作复发率相对较低，并且尚无脑卒中后癫痫的绝对预测因子，因此难以决定何时对脑卒中后癫痫发作患者进行治疗。尽管如此，对于之前 2～3 年内有脑卒中病史且出现迟发型癫痫发作的患者，大多数医师都会进行经验性治疗。尚无对照试验对特定抗癫痫药物治疗脑卒中后癫痫发作的效果进行严格评估，但大多数癫痫发作都可经单药治疗控制。

四、泌尿系统感染

（一）概述

在脑卒中后患者最长达 3 个月的随访发现，泌尿道感染发生率为 11%～15%，是卒中后常见的并发症之一。对于脑卒中患者，由于其不能活动、尿失禁、尿潴留或出于方便的目的，常常会行留置导尿管。然而，留置导尿管是感染的重要危险因素，置管时长与泌尿道感染的风险直接相关。此外，女性、年龄较大、日常生活活动能力评分下降和排尿后残余尿量＞100 mL 等也是泌尿道感染的危险因素。

（二）预防和治疗

应尽量避免使用留置导尿管。替代方法有使用外置导尿管系统（如对男性使用阴茎套式导尿管、对女性使用粘合式尿袋）或间歇性导尿术，与留置导尿管相比，这些方法发生泌尿道感染的风险可能更低。

若患者有感染征象（如发热、白细胞增多）、不明原因的神志改变或提示性症状时，需筛查泌尿道感染。泌尿道感染的典型表现包括排尿困难、尿频、尿急、耻骨上疼痛或腰痛，往往伴有发热、寒战和（或）外周血白细胞计数升高。尿培养对诊断导尿管相关泌尿道感染十分重要。绝大多数有症状的细菌尿（泌尿道感染）患者经尿培养可见细菌生长或真菌生长。大多数导尿管相关泌尿道感染患者都无症状，外周白细胞计数也未升高。治疗无症状细菌尿不会改善结局，还会增加出现耐药菌的可能性。因此，除极少数例外情况，留置导尿管的患者无须筛查和治疗无症状细菌尿。做出诊断后，应根据尿培养结果和地区的微生物敏感性选择治疗方案。

五、压疮

（一）概述

压疮是脑卒中后的并发症之一，压疮指身体局部由于长期受压，导致组织持续缺血、缺氧、营养缺乏，使皮肤失去正常功能，最终引起组织破损和坏死的一种病变，是多因素共同参与的病理生理过程。从全球范围来看，压疮的发生率较以往并没有明显下降，至今仍是医疗、护理领域的难题。严重卒中患者往往集中在 ICU（是医院危重患者集中的地方，大部分患者无法自主活动），同时，由于患者频繁暴露于各种危险因素中，也极易发生压疮。

（二）预防和治疗

在压疮防治中，护理人员应充分认识到性别、慢性病史、机体代谢和组织灌注状况、疾病严重程度等因素在导致患者发生压疮中的危害，尤其是在 ICU 的患者，将存在潜在危险因素的患者作为压疮的重点防护对象。

压疮的一般处理方法应有：适当摆放体位、提供支撑面，以重新分配压力，从而减少或消除促发因素。提供适合溃疡特点的局部伤口护理，包括坏死组织清创。考虑辅助疗法，如伤口负压治疗。监测并记录患者的伤情变化。提供适当的心理社会支持。此外应充分控制疼痛。尤其要注意换药和清创时的疼痛管理。应评估患者的营养状况，发现营养缺乏时应予以纠正。

六、消化道出血

（一）概述

急性脑卒中患者消化道出血的发生率为 1.5% ~ 3.0%。在合并消化道出血时，急性脑卒中患者的结局较差，发生生活不能自理的概率和死亡率较高。显性消化道出血可能较严重，甚至危及生命，表现为呕血、黑便或便血。隐性消化道出血（没有明显出血证据）通常不太严重，存在缺铁性贫血或粪便潜血试验阳性时应考虑到这种情况。消化道出血的危险因素包括年龄较大、重度脑卒中、后循环脑卒中、感染、高血压病史、肝硬化、脑卒中前生活不能自理、新发脑卒中前存在消化性溃疡病史或癌症史。

（二）预防和治疗

使用质子泵抑制剂或 H_2 受体拮抗剂预防消化道应激性溃疡可有效减少显性消化道出血，但也可能增加医院内肺炎的风险。因此，对急性脑卒中患者并不常规预防应激性溃疡，预防措施仅用于需要 ICU 管理或有其他因素导致消化道出血风险较高的特定患者。对有下述危险因素的患者可预防应激性溃疡，包括入住 ICU 超过 1 周、机械通气超过 48 小时、脓毒症、遗传性或获得性凝血病（包括治疗性抗凝）、过去1年内有消化道溃疡或出血史、隐性消化道出血持续至少6日，或者使用大剂量糖皮质激素治疗。此外，若存在临床显性消化道出血时，关于停用抗血小板或抗凝治疗的决策应根据患者情况进行调整。

七、肩手综合征

（一）概述

肩手综合征又称反射性交感神经营养不良，是脑卒中偏瘫患者常见的并发症之一，表现为患侧上肢肩和手的关节出现水肿、疼痛和肩关节脱位，肩部运动功能障碍，后期可出现肌肉萎缩、肩关节挛缩、活动困难，严重影响患者的日常生活功能康复。其发病机制目前尚未明确，可能与反射性交感神经受损、产生一系列炎症和自身免疫反应、生成异常的细胞因子等有关；也有学者通过躯体感觉诱发电位检查结果推测，肩手综合征的发生可能是脑卒中患者自身高位中枢的躯体感觉损害，继而引起相应外周感觉神经的继发性受损，影响其轴突与髓鞘的功能引起的。

（二）预防和治疗

目前国内外对肩手综合征仍无有效的治疗方案，一般包括药物治疗、物理治疗、局部麻醉和神经调节等。临床治疗的目的主要是减轻疼痛、消除肿胀、缓解肌肉痉挛、改善关节活动度，从而促进患侧上肢的功能恢复。

一般理疗和技能训练方法都已用于治疗：增力训练、功能活动、步态再训练、经皮神经电刺激、姿势控制、活动的速度、优先顺序和制定活动内容、目标设定、放松技巧、应对技能、水疗法、睡眠卫生、水肿控制策略、职业支持、促进对疾病的自我管理、夹板固定法。

进阶理疗和技能训练：分级运动想象疗法；疼痛暴露和实景逐步暴露疗法，旨在减少疼痛回避行为；自主进行的触觉脱敏法和热脱敏法，目的是恢复正常的触觉感知；镜像视觉反馈和沉浸式虚拟现实；功能性运动技术，以改善运动控制和对患肢位置的感知；应力载荷的原则；抵触性诱发痛再教育，以减少患者和社区中其他人身体接触的恐惧。

对于需要治疗疼痛的早期肩手综合征患者，可以从使用以下一种或多种药物开始：布洛芬400～800 mg、一日3次，或者萘普生250～500 mg、一日2次；治疗神经病理性疼痛的辅助药物，如加巴喷丁、阿米替林或去甲替林；存在疼痛且骨扫描显示代谢异常的早期患者适合短疗程双膦酸盐治疗；局部用利多卡因乳膏（2%～5%）或0.075%的局部用辣椒碱乳膏。

对于症状和体征逐渐进展且经上述措施治疗后疗效不满意的患者，首选干预可为触发

点 / 压痛点注射、区域交感神经阻滞、脊髓刺激或硬膜外使用可乐定。

八、跌倒和骨折

（一）概述

跌倒是急性脑卒中最常见的并发症之一。早期的一项前瞻性多中心研究纳入 311 例脑卒中患者并在脑卒中后随访 30 个月，结果显示 25% 的患者出现跌倒，5% 的患者跌倒导致严重损伤。45% 的脑卒中后骨折为髋部骨折，脑卒中患者人群的髋部骨折是年龄匹配参照人群的 2 ~ 4 倍。一项回顾性病例对照研究发现，急性缺血性脑卒中住院患者的跌倒发生率仅为 2.3%。住院的脑卒中患者不仅有卧床引起骨骼"减负"的问题，还要面临偏瘫肢体废用的问题，这些因素易致骨质再吸收。在脑卒中后能早期离床活动的患者似乎仅在偏瘫侧肢体有骨密度丢失（单侧骨质疏松），而不能离床活动的患者两侧肢体都存在骨密度丢失。与一直使用轮椅的患者相比，2 个月内重新学习走路的患者骨密度丢失较少。

（二）预防和治疗

认知损害、忽略、病觉缺失和（或）多药治疗的患者发生跌倒的风险可能特别高。大多数脑卒中后骨折发生于偏瘫一侧，是由意外跌倒导致。脑卒中后患者往往会向偏瘫侧跌倒，并缺乏足够的保护性反应（如伸出上肢），因此发生骨折的风险较高。所有急性脑卒中患者都应预防跌倒，具体方法包括采取措施降低谵妄风险、使用床和椅警报器、尽量减少机械约束、使用吊顶式升降装置辅助转移患者。

第十一节　老年危重脑卒中患者常见危急值和处理

一、实验室危急值

（一）电解质紊乱

由于大部分老年危重脑卒中患者都陷入不同程度的意识障碍或吞咽障碍，不能经口进食。又因合并感染、消化道应激反应等，更容易出现电解质平衡紊乱。同时，中枢神经系统病变可使肾脏的神经调节受到损害，使钠的排泄发生紊乱，而更多的学者认为是中枢神经系统释放促尿钠排泄化合物的增加，导致尿钠排泄增多。另外，由于脑卒中引起下丘脑分泌抗利尿激素异常，也可发生稀释性低钠血症。脑缺血时大量兴奋性氨基酸的释放激活了 N- 甲基 -D- 天冬氨酸受体，引起细胞内外离子平衡失调，使 Na^+ 向细胞内转运的同时，K^+ 向细胞外转运，导致细胞外液 K^+ 升高。但由于部分危重脑卒中患者需使用脱水剂，血清 K^+ 反而容易降低，发生低钾血症。因此，老年危重脑卒中患者可合并多种电解质紊乱，甚至达到危急值标准，随着电解质紊乱的加重，住院期间的全因死亡风险也随之增加。

临床实验室大多采用的电解质危急值标准为：① K^+：低于 2.8 mmol/L 或高于 6.5 mmol/L；② Na^+：低于 120 mmol/L 或高于 160 mmol/L；③ Cl^-：低于 80 mmol/L 或高于 115 mmol/L；④ Ca^{2+}：低于 1.6 mmol/L 或高于 3.5 mmol/L。由于患者的脑灌注压和脑供血供氧受到血清电解质水平的影响，所以纠正电解质紊乱一方面可以促进脑细胞代谢、调节脑细胞电活动；另一方面还可以减缓患者的脑损伤意识障碍程度、促进肢体功能的恢复。因此，临床医师应早期及时予以治疗和干预，积极消除引起电解质紊乱的诱发因素，并根据实际情况予以对症治疗。对于低于下限的患者通过口服或静脉补液的方式补足离子水平，具体补充方案依据患者所缺离子种类、缺失量和日需要量等个体化而定。对于高于上限的患者，通过限制入量、加速排除等手段恢复电解质平衡。

（二）凝血功能异常

老年危重脑卒中患者出现凝血功能异常多由于抗凝药物的过量使用，或者由全身炎症反应综合征、脓毒症等并发症诱发，需警惕弥散性血管内凝血（disseminated intravascular coagulation，DIC）的发生。临床实验室大多采用的凝血指标危急值标准为：① PT > 30 s；② APTT > 70 s；③ Fg < 1.8 g/L 或 Fg > 8 g/L。纠正凝血功能异常最重要的是找到诱发因素，积极治疗原发病。如香豆素类抗凝药、肝素等使用过量，应及时调整剂量，必要时使用拮抗剂以免增加出血风险。若患者病情向 DIC 方向进展，根本措施是治疗原发病，去除诱因是 DIC 治疗的首要原则。同时，根据不同的 DIC 阶段，给予改善微循环、抗凝抗板、补充凝血因子和血小板、抗纤溶等治疗。

（三）血气异常

老年危重脑卒中患者可因肺部感染、吞咽障碍或胃内容物反流致吸入性肺炎、舌根后坠堵塞呼吸道、呼吸中枢抑制、坠积性肺炎、急性肺栓塞等原因导致血气分析结果异常。临床实验室大多采用的血气指标危急值标准为：① pH < 7.25 或 pH > 7.55；② PCO_2 < 20 mmHg 或 PCO_2 > 70 mmHg；③ PO_2 < 40 mmHg；④ SpO_2 < 75%。脑卒中患者存在的酸碱失衡和气体代谢紊乱以低氧血症、代谢性酸中毒、代谢性酸中毒合并呼吸性酸中毒、呼吸性碱中毒最为常见。酸碱失衡在脑卒中患者病程中起着重要的作用，有时因加重患者的脑缺氧、脑水肿而形成恶性循环，进而促使病情恶化，加速重症患者的死亡，因此，需予以及时、正确的处理。其治疗原则以治疗原发疾病为主，对于双重性酸碱失衡，应正确

判断何者为原发、何者为继发，着重纠正原发性失衡，并注意纠正水、电解质紊乱。对于代谢性酸中毒患者，以纠正缺氧、控制感染、保证能量供给、恢复有效循环血量和肾功能为主。对于严重酸中毒者（pH < 7.1）可考虑给予一定量的碱性药物，如 $NaHCO_3$、乳酸钠等。对于呼吸性酸中毒患者要注意保持呼吸道通畅、积极控制肺部感染、进行氧疗，适当应用中枢性呼吸兴奋剂，及时使用人工辅助呼吸，原则上不用碱性药物，但是如果 pH 为 7.15～7.20 致严重心律失常甚至休克时，可考虑予以 $NaHCO_3$。至于呼吸性碱中毒患者，由于呼吸性碱中毒本身可以使脑血流量降低从而使颅内压下降，因此，若无特殊情况，不必过于积极处理，必要时可用纸袋罩住口鼻回吸呼出的气体或吸入含 5% CO_2 的氧气。

（四）微生物感染

老年危重脑卒中患者易合并肺部感染、泌尿系统感染、压疮等，而出现这些症状的微生物感染指标的危急值有：①细菌培养和药敏：培养出耐甲氧西林金黄色葡萄球菌、产超广谱 β - 内酰胺酶菌株、耐万古霉素肠球菌、多重耐药的鲍曼不动杆菌等。②无菌部位标本细菌培养：血液、骨髓、脑脊液培养阳性。抗感染治疗的基本原则可概括为"安全、有效、经济"，其中关键因素是"有效"。这主要取决于合适的抗菌药物选择、正确的时机、剂量和给药途径。需根据培养出的病原微生物、药敏试验结果、拟选药物的临床药理学特点、感染部位、患者的基础疾病和免疫状态、拟选药物的临床试验和既往的应用经验等综合考虑。预防和避免抗微生物药物的不良反应和相互作用，以及二重感染的发生，预防和延迟细菌耐药性的产生。

二、影像科危急值

（一）脑疝

脑卒中造成颅脑水肿、脑积水，引起颅内压力增高，使大脑与基底核下移，中线结构受损，影响间脑与脑干功能，导致脑疝形成，危及生命，是脑卒中患者死亡的主要原因。而且，脑疝还会损害邻近的神经系统结构和血管，阻碍并破坏脑脊液循环、脑血液循环的生理调节，使颅内压增加，形成恶性循环。老年脑卒中患者由于不同程度的脑萎缩，颅腔内空间相对较大，相较于年轻患者发生脑疝的风险降低，但严重的大面积的水肿或出血仍可导致脑疝的发生。

脑疝的处理重在预防和早期发现，积极治疗原发病，防止颅压持续升高。一旦发生脑疝，在行除去骨瓣减压术、引流术等外科治疗外，脑疝的内科救治也非常重要。脑疝最有效易行的处理原则是快速静脉输入脱水剂，解除脑水肿，降低颅内压。脑疝早期，程度轻，昏迷轻，静脉高渗脱水效果好。中颅凹底病变、颞叶出血、距小脑幕切迹较近的病变等，颅内压力不是很高，可形成小脑幕切迹疝。而额枕叶病变，距小脑幕切迹远，颅内压要相当高时才造成脑移位，这种脑疝往往是难复性的，用药很难挽回，常常因颅压持续升高导致。值得注意的是，大剂量反复应用脱水剂脱水的同时将会丢失大量的电解质，易导致电解质紊乱而加重病情。所以，及时补充电解质是不可忽视的。

（二）急性脑出血

缺血性脑卒中发生后的出血转化是脑梗死自然病程的一部分，也是动静脉溶栓、扩容、抗血小板、抗凝等再灌注疗法或抗纤疗法中常见的并发症。出血性卒中再次发生急性脑出血主要与血压控制不佳、动脉瘤再次破裂或出血灶破入脑室相对增大了局部压力梯度而难以止血有关。复查 CT 或 MRI，若患者出现蛛网膜下隙出血的急性期、严重的颅内血肿或术后出血（幕上出血 > 30 mL 或幕下出血 > 10 mL 或中线结构移位 > 10 mm），或者与近期 X 线片对比超过 15% 以上，需要临床医师紧急处理。康复科临床医师应迅速找到出血原因，并采取监测生命体征、维持呼吸循环稳定、严格卧床、脱水降颅压、调整血压、预防癫痫等对症处理。请神经内科或神经外科急会诊，必要时行外科手术治疗。

（三）大面积急性肺栓塞

急性肺栓塞是脑卒中后的主要并发症，是导致患者临床症状突然恶化或死亡的原因之一。严重瘫痪、高龄、肺部感染、充血性心力衰竭、肿瘤患病史和吸烟都是脑卒中患者并发肺栓塞（PE）的危险因素。深静脉血栓形成（DVT）是并发急性肺栓塞的常见原因，DVT 未及时处理或处理不当可导致急性肺栓塞。脑梗死形成的高危因素同样是 DVT 和 PE 的高危因素，如糖尿病患者肢体的外周血管（动静脉）多有血栓形成。另外，大面积脑梗死水肿高峰期常应用大量利尿剂、脱水剂，限制液体摄入或液体摄入量不足导致血容量下降，造成血液高凝，也是脑卒中并发急性肺栓塞的危险因素之一。根据临床症状结合危险因素、体格检查、血浆 D- 二聚体、血气分析和心电图，特别 CT 肺动脉造影（CTPA），可确诊 PE。CTPA 可清楚地显示肺动脉内血栓的部位和血管堵塞程度，因其无创且便捷，现已成为首选检查方法。

老年危重脑卒中患者卧床期间，可采取一般预防措施，如 2 小时帮助翻身 1 次、下肢可间歇性抬高，如不能主动活动应注重患肢的被动活动，也可采用机械预防如梯度弹力袜，必要时可采取药物预防如低分子肝素。一旦出现大面积急性肺栓塞，应及时监测呼吸、心率、血压、心电图、血气变化，进行对症支持治疗，根据是否合并血流动力学异常或休克进行危险分层，选择抗凝治疗或溶栓治疗等，但治疗的同时应对患者进行详细的讲解，包括治疗目的、注意事项等，同时对出血等不良反应进行观察。对于血流动力学不稳定的患者，可以应用血管活性药物，如去甲肾上腺素的应用，可以增大右侧冠状动脉的灌注，增加体循环的血压，从而更好地改善右心功能。对于肺动脉主干或主要分支的高危肺栓塞的患者，如果出现下列情况可以进行介入治疗：①有溶栓禁忌证的；②溶栓不成功或内科积极治疗无效的；③溶栓起效前很可能会发生致死性休克的。介入治疗方法包括经导管碎解和抽吸血栓，或者同时进行局部小剂量溶栓。外科 PE 切除术可作为高危 PE 患者的最后选择。

（四）急性深静脉血栓形成

严重卒中、下肢瘫痪、长期卧床和高龄是急性脑卒中患者发生 DVT 的独立危险因素。既往有静脉血栓栓塞史、置管史和脑室内出血史也被认为是 VTE 发生的独立预测因子，VTE 的发生严重影响脑卒中的预后。DVT 通常发生于脑卒中后 2~4 天，而致命性 PE 通常发生于卒中后 3~4 周。血管造影为诊断下肢深静脉血栓形成的金标准，但作为有创性检查，患者接受度不高。彩色多普勒超声检查为无创性检查，可以对下肢静脉系统进行直观的评估。

VTE 的预防措施同急性肺栓塞。目前，对 VTE 患者急性期推荐严格卧床休息的问题仍然存在争议，但国外学者普遍认为卧床休息可使静脉淤滞，增强血栓传播性，也可能增加 PE 的风险，特别是老年患者。长时间不活动还会导致许多其他不良后果，如肌肉萎缩、压疮等。2016 年美国胸科医师学会指南建议 DVT 患者在有效抗凝的基础上应尽早下床活动。综合文献中现有的证据，在抗凝的 DVT 患者中卧床休息并不能降低 DVT 急性期患者 PE 和深静脉血栓后综合征发生的风险。但并不意味着早期下床活动是卧床休息的替代治疗，需要进行利益和风险之间的平衡，考虑证据的确定性，临床医师必须考虑活动可能导致 PE 的风险，定期全面评估 DVT 患者的具体情况，决定何时可以开始下床活动。抗凝治疗对于 VTE 患者来说是基础性治疗。抗凝治疗可以降低血栓的蔓延程度，使 PE 的风险度降低，激活体内的纤溶系统。目前，华法林、普通肝素、低分子肝素仍然作为经典用药被普遍使用。新型口服抗凝药如利伐沙班具有选择性高、出血风险小的优点，也已被广泛应用。血栓的消除包括溶栓、吸栓、切栓、碎栓、外科手术取栓等方式。3 天以内（特别是 24 小时以内）的新鲜血栓和非闭塞性血栓是溶栓的最佳适应证。必要时可选择下腔静脉滤器的置入，但下腔静脉滤器的置入也存在争议。下腔静脉滤器置入术适用于具有绝对抗凝禁忌证的患者，对于可接受抗凝治疗的近端 DVT 患者不建议使用。而滤器本身作为一个异物，也可能诱发局部下腔静脉血栓的形成，同时存在移位、断裂、下腔静脉穿通等并发症，因此要严格按照指征使用。

（五）心脏射血分数＜ 40%

心脏并发症是缺血性脑卒中后最初几天内常见的问题，主要发生在卒中发生后的前 3 天，大约 20% 的脑卒中患者出现了严重的不良心脏事件，包括急性冠状动脉综合征、心力衰竭和心律失常。脑心综合征是一个临床综合征，指各种急性颅内病变如急性脑血管病、颅脑外伤等引起的继发性心脏损伤。关于脑心综合征的发病机制，目前学说颇多，包括脑对心脏的直接调控紊乱、神经 – 体液调节紊乱、某些细胞因子或炎性介质如（神经肽 Y、血浆内皮素等）的释放、迷走神经功能障碍等。部分脑心综合征患者可能出现左心室功能轻度受损（射血分数＜ 55%），少部分患者会出现左心室功能严重受损（射血分数＜ 40%），据报道，0.5%～1.2%的急性脑卒中患者会出现急性心力衰竭综合征，即Takotsubo综合征，脑卒中后的心功能异常与脑卒中的严重程度密切相关。

短暂性心肌损伤通常发生在脑卒中发作后10小时内，但随着时间的推移，左心室功能障碍可显著恢复，3周内完全或部分恢复。脑心综合征要以预防为主，早发现、早诊治。治疗上积极治疗原发病，即急性脑血管病的治疗，这是治疗脑心综合征的关键，其中主要环节是脑水肿的防治，应采取适当方法控制颅内高压以减轻对心脏的影响。注意保护和改善心功能，避免使用损害心脏功能的药物，严格控制输液速度和输液量，防止诱发或加重心力衰竭。在排除心动过缓、Ⅱ度以上房室传导阻滞和支气管哮喘外，应早期应用β受体阻滞剂（如美托洛尔）等药物治疗，预防和治疗心律失常。对有心肌损害、缺血、心功能不全或有相关心脏不适症状的患者，给予吸氧增加心肌供氧量，加强护理，积极预防和处理并发症。感染是诱发心力衰竭的最主要因素，应积极预防和治疗感染。有痰者给予化痰、雾化吸入等措施促进排痰。呼吸道不畅者，必要时给予吸痰、口或鼻咽通气道或气管插管处理。机体内环境紊乱亦可加重心肌和心血管病变，应积极纠正内环境。

三、心电图危急值

（一）疑似急性冠状动脉综合征

老年危重脑卒中患者出现心电图（electrocardiograph，ECG）异常可能不是特异性的，很可能与患者卒中发病前存在的冠状动脉疾病（包括无症状性）有关。当然，也可能是脑卒中引起的脑心综合征，除了左心室功能恶化，脑心综合征还可表现为急性冠状动脉综合征，心电图特征性表现为ST段抬高或下降＜2 mm，T波高大，在Ⅱ、Ⅲ、aVF导联常出现T波倒置，明显的U波或T波、U波融合，一般无病理性Q波，持续时间不确定，一般在7天内出现，发病72小时以内最为明显。但是心电图也可表现为复极改变，包括Q-T间期延长、ST段降低、低平或倒置T波，出现U波、T波高尖、有凹口的T波、ST段抬高、高尖P波、Q波、QRS波振幅加大。ST-T改变最常出现在前外侧壁和下侧壁导联，易被认为是心内膜下心肌梗死或前外侧壁心肌缺血。显著的Q-T间期延长可导致尖端扭转型室性心动过速，还可延长心动周期中发生心律失常和猝死的时段。这些改变通常在发病后几天形成而在两周内消失，而Q-T间期延长和U波出现可能是永久的。

鉴别脑卒中后的心电图异常是由卒中直接引起还是因为同时伴有心脏疾病非常重要，若误认为由心肌缺血所致的ECG异常为由脑卒中引起，可能导致不必要的甚至有危险的干预，如甘露醇脱水治疗加重心脏负担；而由脑部病变所致的ECG缺血样改变被误认为是心肌缺血所致，则可能影响对脑卒中的治疗，包括运动康复的延迟。若患者为脑心综合征引起的心电图缺血改变，随着患者机体应激状态的缓解，临床症状好转，异常心电图也可完全或部分恢复正常。脑卒中后的脑心综合征至今仍无理想的治疗措施。积极治疗原发脑部病变是纠正心脏损害的根本措施。一些研究发现 β 受体阻滞剂，如普萘洛尔和阿替洛尔等可降低心脏对儿茶酚胺毒性损害的敏感性，其他如钙离子拮抗剂维拉帕米等，ACEI 制剂如培哚普利等可能改善交感 – 副交感活动的平衡，但其对脑卒中后神经源性心脏损害的确切疗效尚有待深入研究。

（二）致命性心律失常

所有类型的脑卒中患者中都有心律失常的报道。各种心律失常均可出现在既往无心脏疾病的脑卒中患者，包括心动过缓、室上性心动过速、房扑、房颤、异位心室搏动、复合室性心动过速、尖端扭转型室性心动过速、室扑、室颤等。严重程度与年龄存在一定的关系，年龄越大，病情越复杂，心电图改变越明显，故老年危重脑卒中患者发生恶性心律失常的可能性较大。此外还有研究表明，存在脑干、基底节区和小脑病变时，相对于周边部位，脑叶心电图的异常率明显增高，其机制可能为支配心脏活动的高级自主神经中枢位于下丘脑、脑干和边缘系统，越靠近此调节中枢，越不能正常控制心脏活动。如果患者有脑心综合征的危险或证据，应延长心律失常和心功能的监测时间。为预防脑心综合征的发生，应及时纠正电解质紊乱，避免使用已知 QTc 延长的药物（如某些抗生素、抗抑郁药、抗精神病药）。脑心综合征患者发生心律失常时，大多数抗心律失常药物无效。对部分程度较轻的心律异常不需特殊治疗，可随原发病的好转而恢复。对个别顽固、严重心律失常者可适当选用药物治疗，治疗如前所述。在积极治疗原发病的基础上，尤其需注意水、电解质和酸碱平衡。

·第十二节　脑卒中重症康复方案临床路径·

一、适用对象

（一）临床表现

1. 年龄 ≥ 60 岁。

2. 发病 72 小时内的重症脑血管病患者（缺血性脑卒中和自发性脑出血均可；若不确定确切的发病时间，则取最后一次知道尚未发病的时间；颅内出血同时服用抗血小板或抗凝药物的患者允许入组；首次或多次脑卒中的患者均可入组）。

3. 入院时 GCS 评分 ≤ 12 分或 NIHSS 评分 ≥ 11 分。

（二）头颅 CT 或 MRI

头颅 CT 或 MRI 证实脑出血或脑梗死。

二、路径标准

脑卒中康复临床路径标准住院周期为 22～28 日。

三、进入路径标准

（1）第一诊断必须符合 ICD-10：I61.9 脑出血疾病和 ICD-10：I63.9 缺血性脑卒中／脑梗死疾病。

（2）当患者同时具有其他疾病诊断，但在住院期间不需要特殊处理也不影响第一诊断的临床路径流程实施时，可以进入路径。

四、脑卒中康复治疗流程

（一）疾病预警

快速识别工具"中风 1-2-0"，即 1 看 1 张脸不对称，口角歪斜；2 查 2 条手臂，平行举起，单侧无力；0 聆听语言，言语不清，表达困难。如果有以上任何突发症状，立刻拨打急救电话 120。该策略简单明了、通俗易记，有助于帮助公众迅速识别脑卒中，即刻行动（就医）。

（二）急性期评估与治疗

目前卒中急救流程概括为 8D 生存链，包括 detection（发现）、dispatch（派遣）、delivery（转运）、door（到院）、data（检查资料）、decision（临床决策）、drug（药物治疗）、disposition（安置），8D 生存链环环紧扣，任何环节发生延误，都可能导致患者错过最佳治疗时间，其中处于院前阶段的 detection（发现）、dispatch（派遣）、delivery（转运）更是影响患者治疗与预后的重要独立因素。

（三）急救响应

1. 呼叫受理。

2. 急救派车：急救车除配备常规的快速血糖监测、心电监护仪、心肺复苏器材、氧气、急救药品以外，有条件的地区可以配备快速血生化检测、车载脑卒中宣教视频等。在急救车到达现场前，可以通过电话指导患者（家属或看护人员）进行简单的自救，如停止活动、注意放松休息、如何避免误吸等。除做好急救车药品设备的准备，还应做好急救出诊人员的人力配备。

3. 快速抵达。

4. 现场评估：①现场环境评估。②生命体征评估：急救人员先迅速评估患者意识、呼吸节律和深浅、心率和心律情况，明确是否有呼吸、心搏骤停。如果发现有呼吸、心搏骤停的，应立即进行心肺复苏；如果不存在呼吸、心搏骤停者，则迅速完成生命体征的测量，包括血压、脉搏、呼吸、血氧饱和度和血糖等。③脑卒中评估：a. 脑卒中的危险因素、医学并发症和并发症的评价；b. 昏迷程度评价：格拉斯哥昏迷评分量表；c. 脑卒中严重程度评价：NIHSS。抢救团队对患者进行心电监护，观察血压、心率、脉搏、血氧饱和度（SpO_2），保持患者呼吸道畅通，给予吸氧，将 SpO_2 维持在 94% 以上。建立静脉通路，采集血标本检查血糖水平，遵照医嘱给予降压药和脱水剂，陪同患者进行心电图、血常规、血生化、凝血功能、血气分析等检查，时间控制在 15 分钟以内。

5. 现场处置：①紧急处置：a. 保持呼吸道通畅；b. 血糖评估；c. 心电图和心电监护；d. 血压；e. 颅内压。②一般处置：a. 输液和静脉通路；b. 辅助供氧；c. 检验和相关检查。

6. 转运：①卒中急救地图建设；②就近转运；③优先转运。

（四）院内康复

应重视重症脑血管病患者的早期康复治疗。早期康复治疗应该在康复医师的指导下或根据预先制定的流程，在专业化的卒中单元或神经重症监护病房（neurological intensive care unit，NICU）里进行。病情稳定和生命体征平稳的患者，主动或被动运动应尽早启动。对不能主动运动或肌肉功能障碍的高危患者，若条件允许，应行神经肌肉电刺激治疗。

1. 脑卒中的康复管理：①三级康复服务；②早期康复；③训练强度。

2. 功能障碍与康复评估：①运动功能障碍；②二便功能康复；③感觉障碍康复；④言语功能康复；⑤肺功能障碍康复；⑥吞咽功能康复；⑦认知功能障碍康复；⑧精神心理康复；⑨心功能康复；⑩日常生活活动能力康复。

3. 脑卒中并发症防治：①肌肉挛缩；②骨质疏松；③中枢性疼痛；④肩关节半脱位；⑤肩痛；⑥复合性区域疼痛综合征；⑦大小便功能障碍；⑧深静脉血栓；⑨压疮；⑩跌倒；⑪癫痫；⑫脑卒中后疲劳；⑬睡眠障碍。

4. 康复治疗内容：①运动和平衡障碍的康复：床上良肢位保持训练、体位转移训练、关节活动度训练、日常动作训练、步行训练等；②感觉功能障碍的康复；③认知和情绪障碍的康复；④言语功能障碍的康复；⑤吞咽障碍的康复；⑥二便功能障碍的康复；⑦心肺功能障碍的康复；⑧继发障碍的康复；⑨ ADL 和生活质量的康复。

（五）出院前康复评价

1. 患者病情稳定。

2. 没有需要住院治疗的并发症。

（六）院后管理和二级预防

脑血管健康管理是指通过健康管理来维护脑血管健康的过程。脑血管健康管理的主要内容是在以中老年人群为主的目标人群中，进行生活方式干预、危险因素的治疗与控制，同时针对有危险因素的个体进行脑卒中风险评估，筛查出脑卒中高危人群，并进行治疗性干预和持续的脑血管健康管理。

1. 生活方式干预

生活方式干预的主要内容包括合理膳食、戒烟限酒、适量运动、控制体重、心理平衡5个方面。通过公共卫生政策和生活方式干预，改变不良的生活习惯，养成健康的生活方式，以降低高血压、糖尿病、血脂异常、心血管病、肥胖等可增加脑卒中发病风险的慢性病的患病率，维护脑血管健康，从而降低脑卒中发病风险。

2. 随访与复查

（1）干预措施和随访：随访过程中观察干预措施的实施情况。通过健康管理医患互动网络平台，对在档管理的对象进行随访。在档管理的对象至少每个季度要上传1次干预措施自我实施记录，健康管理中心每6～12个月要进行1次随访。随访的方式包括面访、电话、微信、互联网或移动互联网监测云健康平台物联网监测。随访内容包括干预措施的实施、危险因素的治疗与控制及其效果的观察，重点是干预药物的依从性、效果和不良反应的观察。

（2）脑卒中风险动态评估：在健康管理的过程中，动态评估脑卒中发病风险，风险评估的周期一般为每6～12个月1次。根据动态风险评估和定期体检复查的结果，对干预方案进行调整，并根据需要对进一步的诊治提出建议。

（3）随访监测脑卒中发病风险：在随访和动态评估脑卒中风险的过程中，应对所有建档管理的脑卒中高危人群进行脑卒中发病监测，以便评价健康管理方案实施的效果。

第五章

重症患者作业治疗

第一节　重症患者作业治疗概述

随着临床抢救手段的发展，神经危重症患者的抢救成功率提高，但脑卒中仍具有较高的致残率，脑卒中后的功能障碍给患者、家庭和社会带来了沉重的负担，越来越多的国内外学者认为早期康复介入能够缩短住院时间、降低致残率、减少并发症，因此重症康复逐渐成为临床关注的热点。神经重症康复是指在充分评估患者病情、有效控制原发病和并发症、保证医疗安全的情况下，尽早选用适宜的综合康复技术进行康复治疗，从而达到减少并发症、激发康复潜能、促进功能障碍康复的目的。

作业治疗（occupational therapy，OT）是康复医学中的重要部分，通过协助患者选择、参与、应用有目的性和有意义的活动，以达到最大限度地恢复躯体、心理和社会方面的适应性和功能，增进健康，预防能力的丧失和残疾的发生，以发展为目的，鼓励患者参与和贡献社会。作业治疗是重症患者综合康复干预中的重要组成部分，但目前国内临床和科研对于重症康复作业治疗介入的关注很少，国外有研究总结认为 OT 在重症患者早期介入中具有积极作用，不仅能够提高重症患者的躯体功能，还能改善重症患者的认知、心理状态，促进患者日常生活活动自理。具体介入措施包括感觉促醒、躯体功能介入、日常生活活动介入、环境介入等。除了这些干预措施，作业任务态训练结合康复新技术在重症患者早期康复中的应用也逐渐受到关注。

第二节　基于康复理论架构的重症患者作业治疗介入

一、康复理论架构的简介

（一）国际功能、残疾和健康分类

国际功能、残疾和健康分类（International classification of function， disability and health，ICF）是 WHO 于 2001 年颁布的用于描述健康及其相关状况的理论框架和分类系统。ICF 从躯体、个人与社会三个方面构建健康、功能和残疾新模式，提供了统一且标准的方式来描述健康状况和与健康有关的状况。ICF 描述健康状况下对象的功能及其受限情况，

可概念化为一个组织信息的通用框架结构，框架主要分为两个部分，每个部分含两种成分，第一部分为功能和残疾，包括身体功能和结构、活动和参与两个成分；第二部分为背景性因素，包括环境因素、个人因素两个成分（图 5-2-1）。框架中的不同成分间相互作用和动态影响，一种成分的变化会对其他成分产生促进或阻碍作用。

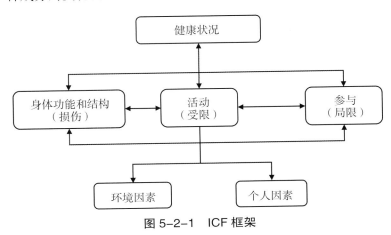

图 5-2-1 ICF 框架

（二）人 - 环境 - 作业模式

人 - 环境 - 作业模式（person-environment-occupation model，PEO）是由加拿大人Law 等于 1994 年提出，是作业治疗师在临床中常使用的工具，可协助治疗师掌握患者基本情况、评估患者作业表现并制订计划介入方案。PEO 模式主要成分为：人（P）的定义包括心灵、情感、身体结构和认知能力等；环境（E）定义包括物理环境、文化环境和社会环境等；作业（O）定义为日常生活中做的一切事情，包括自我照顾、工作和休闲等。三个成分相交的部分即为作业表现，PEO 模式认为作业表现是人、环境、作业相互作用的结果（图 5-2-2），良好的作业表现离不开三个成分中的任何一个。同时，P、E、O 三个成分间的互动过程是动态且相互影响的，当作业治疗师提供合适的作业环境，患者可以通过参与作业活动（如 ADL 训练），帮助恢复肢体功能。

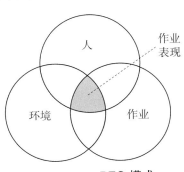

图 5-2-2 PEO 模式

ICF 与 PEO 是临床康复常用理论架构，涵盖个人、社会和心理多方面。对于重症患者，治疗师使用康复架构从多角度分析其作业活动表现不良的可能原因：患者个人能力受限，包括躯体功能受损、认知功能受损等；个人因素受限，包括缺乏康复目标等；缺少作业活动参与机会；环境因素限制，包括病房环境不支持、无适配辅具等。基于康复架构的分析，治疗师开展针对性评估并制定个性化治疗方案。本节主要从躯体功能、作业活动结合新技术两方面的作业治疗介入展开介绍。

二、躯体功能方面的作业治疗介入

（一）概述

从脑卒中重症患者个体角度出发，在众多个人因素中，患者的躯体功能是临床首先关注的部分，大约 80% 的卒中后偏瘫患者会出现上肢功能障碍，其中只有不到一半的患者在卒中后 6 个月能够恢复正常上肢功能，有少部分患者甚至可能完全丧失手功能。从作业治疗的角度看，日常生活自理往往是患者最迫切的目标，而手功能恢复是进行日常生活活动的重要基础，手功能障碍会严重影响患者功能的独立性和生活质量。因此，在患者生命体征稳定的情况下，尽早进行上肢和手功能的康复治疗介入具有重要意义，本节躯体功能方面的作业治疗介入主要于聚焦上肢和手功能的评估和治疗。

（二）手功能相关作业治疗评估

手功能评估工具可分为客观和主观两种，客观评估工具是由医务人员对患者手部的活动、肌力、感觉等进行测量然后通过转换和计算，客观地反映其功能状况，但其一般较少考虑患者的精神心理因素对评定结果的影响，因此并不完全适用于临床患者的社会化康复。主观评估工具也称患者自评工具，是由患者对其功能状态进行主观量化的评价，以此来反映其手功能状态，主观评估工具更注重从患者的角度出发，具备个体化的特征，除了评估患者的生理功能，同时更偏向于患者的整体社会功能，更符合现代康复医学的发展趋势。

1. 客观评估工具：包括上肢和手的运动功能评估和感觉功能评估。

（1）总主动活动度测定法（total active movement，TAM）：TAM 是美国手外科学会推荐的一种运动功能测定法，将掌指关节、近指间关节、远指间关节主动屈曲度之和，减去各关节主动伸直受限程度之和，即为该手指总的主动活动度。活动范围正常为优，TAM >健侧的 75% 为良，> 50% 为可，< 50% 为差，一般用于肌腱损伤患者的手功能评估。

（2）上肢动作研究量表（action research arm test，ARAT）：ARAT 是 1981 年 Lyle 基于 Caroll 上肢功能测试（upper extremity function test，UEFT）发展而来的，是专门评估脑卒中后患者上肢功能障碍的标准化等级量表。该量表主要评估患者对不同大小、重量、形状物体的操作能力（图 5-2-3），具有很高的可靠性和有效性，它的主要优点是能够评估卒中后患者广泛的上肢功能。它的主要局限性是：①灵巧性（操作任务）没有得到解决；②需要标准化的设备来完成评价；③采用 0、1、2、3 半定量式计分；④具有天花板和地板效应。

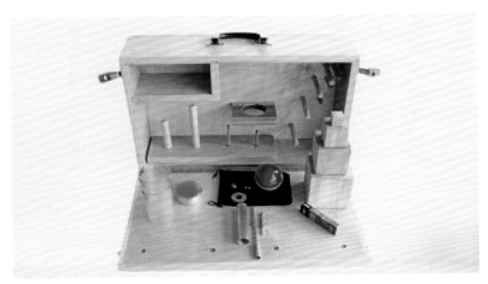

图 5-2-3　上肢动作研究测试评估箱

ARAT 一共 19 个测试项目，分为四组子量表项目，通过 4 个基本动作：抓、握、捏和粗大运动。其中，"抓"有 6 项测试，"握"有 4 项测试，"捏"有 6 项测试，"粗大动作"有 3 项测试。每项任务的完成质量采用 4 级法（0~3 分），0 分表示无法完成动作；1 分表示能够部分完成；2 分为能够完成，但动作不流畅或有时间延迟；3 分表示可正常完成动作。一侧上肢的评分范围为 0~57 分，分数越高，表示功能越好。每个受试者所需的评测时间约 10 分钟。

（3）组块测试 / 箱块试验（box and block test，BBT）：BBT 是一个简单、快速且成本低的测试，其使用单个数字评分来量化临床手灵巧度，但测试本身并没有描述动作的质量，也没有具体说明患者有困难的特定动作成分。BBT 可以用于广泛的人群，除了脑卒中患者，组块测试还可用于诊断为一系列神经系统疾病的患者的评估，如多发性硬化症、创伤性脑损伤、神经肌肉疾病、老年病、脊髓性肌肉萎缩、脊髓损伤、纤维肌痛等。尽管 BBT 测试简单，但不能用于有严重上肢障碍或严重认知障碍的患者。利用 BBT 测量，可以使治疗师明确患者存在的特定的受损运动成分，因此，这有助于将康复重点直接放在受损最严重的特定运动部分。测试时要求受试者在 1 分钟内尽可能多地将小木块从这个木箱的一个隔间移动到另一个相同大小的隔间，且一次只能移动一个木块，健侧和患侧手均要计分，分数越高表示手的灵活性越好（图 5-2-4）。

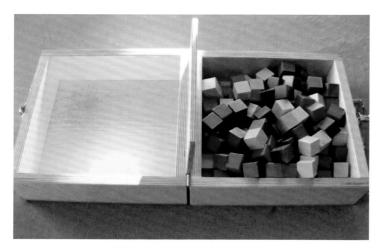

图 5-2-4　组块测试评估箱

（4）其他评价工具：包括各种肌力测试，如徒手肌力测试（manual muscle testing，MMT）、简单机械肌力测试、握力 / 捏力测试、等速肌力测试、神经电生理检测等。手部灵活度测试：包括九孔插板评定、明尼苏达敏捷测试、普度钉板测验等，可评估和改善手部、手指、手臂精细和粗大运动的灵巧性和协调能力。

（5）感觉功能测量包括多种形式，如触觉、温度觉和本体感觉等的测定。感觉恢复分级系统用于评价患者神经恢复的情况，将感觉分为 S_0 ～ S_4 共 5 个等级，通过评估患者的痛觉、触觉和两点辨距觉来了解患者的感觉功能，S_0 表示感觉功能丧失，S_4 表示感觉功能正常。温斯坦增强感觉测试由赛姆斯 – 温斯坦单丝测试发展而来，用于测量患者的触觉阈。两点辨距觉用于测量患者的复合感觉功能，两点辨别觉在 5 ～ 7 cmi 表示患者两点辨距觉的能力正常，超过 10～11 cm 为两点辨距觉缺失。冷应激试验用来测量患者的冷敏感性，是将患者的一只手放入 10 ℃的水中 10 分钟并在特定的时间内测量患者的皮温和（或）温度恢复率，从而判断其感觉功能。

2. 主观评估工具

（1）运动功能状态量表（motor status scale，MSS）：MSS 是近年来被广泛应用于脑卒中和脑外伤后机器人辅助康复训练上肢运动功能疗效的临床研究。MSS 是 Asien 等基于 Fugl-Meyer（FM）评估表上肢运动部分（FMA-UE）设计的上肢运动功能评估方法，因此，可以说该量表是建立在 FM 量表的有效性和可靠性的基础上，是卒中后运动功能结果评估的基础。除此以外，MSS 在评估的项目和单项的评估标准方面均更为细化，如肩肘部分的评估标准由原来的三个级别（0 分为不能完成，1 分为部分完成，2 分为充分完成）改为六个级别。运动功能状态量表更适用于观察上肢远端功能，特别是手指运动功能表现。该量表对指定动作的评价标准亦受主观因素的影响。此量表分为肩、肘前臂、腕、手等部分，分别包括肩部、肘、前臂、腕部、手部活动（图5-2-5）和基于手部功能的上肢活动5大项，共29个小项，总分82分。分数越高，患者上肢运动功能越好。

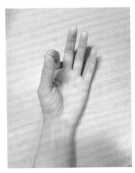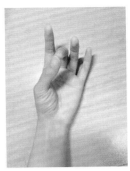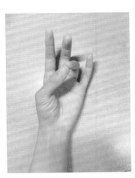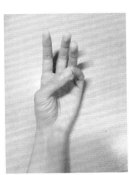

图5-2-5　运动功能状态评估部分（手部评定）

（2）上肢功能评估表：上肢功能评估表是1996年由美国矫形外科学会、肌肉骨骼疾病协会理事会和加拿大劳动健康研究所联合研制，经严格检测和筛选，最终选出最能反映患者上肢功能的30个指标，用于测量患者整体的活动能力和症状的严重程度。研究表明上肢功能评估表具有非常高的信效度、敏感性和内部一致性。该表的应用范围非常广，在单一的上肢骨骼、肌腱、神经等损伤或复合型损伤患者中均具有良好的适用性。

（3）美国密歇根州手功能评估问卷：该问卷是应用最为广泛的手功能评估工具之一，适用于评价手外伤患者整体健康和功能状态，该问卷分为6个维度37个条目，包括整体手功能、日常生活活动、疼痛、作业能力、外观、患者对手功能的满意度。研究显示该问卷被广泛应用于各种原因导致的上肢失能评估中，其心理测量学特征在大量临床实验中通过了检验，是公认的质量较高的一则问卷。

（4）Fugl-Meyer评估表（Fugl-Meyer motor function assessment，FMA）：Fugl-Meyer运动功能评分量表包含上肢运动和下肢运动，其中上肢运动（图5-2-6）包含33个评估项目，下肢运动包含17个评估项目。该量表适用于中等运动功能水平的患者（Brunnstrom分期Ⅲ~Ⅴ期），而对于其他功能水平的患者则容易出现地板效应和天花板效应，此外，对指定动作的完成程度方面的评价还存在主观因素的影响。FMA各单项评分全部完成为2分，部分完成为1分，不能完成为0分。其中上肢运动评分总分为66分，下肢运动评分总分为34分，上下肢合计100分。测试者可以根据受试者最后的评分对其运动障碍严重程度进行评定，分数越低表明患者运动功能障碍越严重。

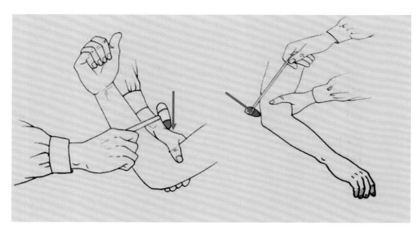

图 5-2-6　肱二头肌和肱三头肌反射评定：坐位检查法

（5）上肢功能指数：该量表是 2001 年由 Stratford 等编制，是对患者身体活动和社会功能的自我评定工具，共 20 个条目，其中前 2 项评估社会功能，后 18 项评估上肢活动能力，每个条目按照患者完成的困难程度分为 0~4 分，分数越高代表能力越好，0 分表示完全不能完成，4 分表示完成无困难。

（三）手功能相关作业治疗干预

在 ICU 中开展作业治疗是可行且必要的，有研究指出与标准护理相比，包括在危重病患者早期中断镇静、物理和职业治疗在内的全身康复策略是安全且耐受性良好的，并能在出院时产生更好的功能结果、更短的谵妄持续时间和更多的无呼吸机天数。其中作业治疗应该包括下列几个方面：功能性作业疗法，日常生活活动作业训练，自助具、矫形器的应用作业训练。

对于反应良好或可以主动配合的患者，在生命体征平稳的情况下，可以安排自觉疲劳程度为 Borg 11~13 的运动治疗。在坐位运动控制和平衡功能良好之后，鼓励增加功能性任务独立性的练习，可以进行 ADL 相关练习、生活活动能力前期训练等。

功能性作业疗法包括关节活动度训练、肌力训练、肌肉耐力训练、精细运动训练等。在 ICU 这个环境中，可利用简单的道具完成训练。如在床旁配置的桌子上进行擦拭桌面的作业活动，来完成肩肘的屈伸作业训练；还可以进行捏橡皮泥的作业活动，完成手指关节活动的和肌力的训练。日常生活活动作业训练包括修饰、进食、用厕、穿衣、大小便控制训练等。先让患者进行床上坐起训练，根据患者情况提供支撑和辅助，再给患者进行进食、擦手、洗漱等自理活动的训练。自助具、矫形器的应用作业训练也是可行的，佩戴支具可有效缓解或预防肌痉挛，使用功能性夹板可帮助维持腕、手的线性关系。需要注意的是，在进行作业活动的训练过程中应密切观察患者的心率、血压、呼吸频率、血氧饱和度等节律变化，防止不良事件的发生。

三、其他重症相关作业治疗介入

（一）多模态感觉刺激

多模态感觉刺激是应用一种或多种感觉刺激来促进昏迷患者苏醒和改善感觉运动功能的治疗方法，包括运用听觉刺激、视觉刺激、嗅觉刺激、味觉刺激、触觉刺激和本体感觉刺激等。在昏迷患者生命体征平稳，且不能进行主动运动时可采用被动治疗，如应尽快进行康复促醒治疗。感觉刺激可解除环境剥夺导致的觉醒和觉知通路抑制，有助于提高上行网状激活系统和大脑皮质神经元的活动水平，利于患者觉醒。

可进行以下一个或多个感觉刺激：①听觉刺激：根据患者的爱好播放音乐或其他录制声音，音量以 40～50 dB 为宜。让患者亲近的人进行呼唤，可以叫名字或说一些鼓励性话语。②视觉刺激：白天利用自然光线，给予患者彩色的物品进行刺激。③嗅觉刺激：清理患者鼻腔后，交替让患者嗅各种熟悉的、令人愉悦的气味。避免使用能造成患者三叉神经兴奋的强刺激性气味，如醋、稀氨溶液等。④味觉刺激：在患者能控制唾液的情况下，使用沾有甜、咸、酸的溶液的棉签刺激舌头的前面部分。⑤触觉刺激：通过物体触摸、手掌拍打的方式来刺激患者的脸面部、四肢末端和躯干部。可对肢体进行冷热水交替刺激，或者在运动治疗过程中穿插轻拍、毛刷轻擦等方法加强感觉传入，引起肌肉收缩。⑥本体感觉刺激：可通过挤压关节和转换体位来促进本体感觉输入，加强感觉运动功能恢复。

（二）基于 VR 技术的 ADL 训练

虚拟现实（virtual reality training，VR）：VR 是一种可以创建和体验虚拟世界的计算机仿真系统，可使患者沉浸在虚拟环境中，并有身临其境的感觉，从而增加康复训练的动力。VR 技术不仅在诊断和教学中得到了有效的应用，而且在康复训练中也得到了有效的应用，并越来越多地应用于脑卒中康复、需要重复的干预活动，以及改善脑卒中后肢体功能恢复的具体任务中。VR 技术的优势在于能够提供一些患者在医院环境中无法实现的虚拟情景，如模拟 ADL、煮饭、做家务、购物等。在重症康复中，治疗师可以使用 VR 设备"改变临床环境"，创造更安全的培训环境，为有意识的重症患者提供更好的康复支持和床边护理，提高患者参与康复的积极性。此外，VR 可以为参与者提供更丰富的体验，使康复过程具有娱乐性和参与性。由于卒中后患者存在功能和认知障碍，使功能任务和日常活动受限，这可能导致与健康相关的生活质量下降。近年来，基于 VR 的认知训练和 ADL 训练逐渐应用于脑卒中后认知障碍康复领域，它可根据患者认知障碍的类别和程度相应地调整任务的难度、反馈特征和模式等，更具有灵活性与趣味性。近期的许多研究中显示，虚拟现实训练能显著提高脑卒中患者的日常生活功能，此外，在整体认知功能、注意力等方面也有极大的改善。也有研究表明，虚拟现实训练对患者的日常生活功能和自我护理有明显的改善，这可能是虚拟现实训练提高了患者肌力的结果。随着日常生活功能的改善，脑卒中患者的主观幸福感也会逐渐提高。从长期角度看，日常生活功能的改善不仅可以降低再住院率，而且还是住院时间和死亡率的一个重要预测指标。

（三）神经肌肉电刺激

神经肌肉电刺激（NMES）在没有中枢神经系统输入的情况下，也能够引起肌肉收缩，甚至对无法进行主动运动的重症患者也能有积极影响。

1.大多数研究以身体结构和功能作为 NMES 干预的评价指标：①死亡率：在研究中，NMES 对患者死亡率显示了相互矛盾的影响。②通气：对 COPD 患者的研究显示 NMES 对机械通气持续时间有积极影响。③关节活动范围：研究显示 NMES 能够改善踝关节主动背屈。④肌肉萎缩：研究显示 NMES 能够显著增加股四头肌的厚度，增加大腿横截面积，降低下肢股四头肌的萎缩率。⑤肌力：研究显示 NMES 干预组的股四头肌最大自主收缩能力提高，NMES 能够提高股四头肌的肌力。

2.NMES 对活动的疗效指标有限，且暂时没有研究探索 NMES 参与的影响：①有两项关于 COPD 患者的研究证据表明，NMES 对改善活动受限有积极作用。②一项研究表明，NMES 能够改善患者 6 分钟步行测试的表现，且 NMES 干预组患者从床上转移到椅子所需的平均天数为 10.75 天，对照组为 14.33 天，意味着患者能够比平时坐得更早，从而提高患者的整体功能和生活质量。③一项包含 67 例患者的随机对照实验结果显示，接受股四头肌 NMES 联合常规康复能提高患者出 ICU 时的功能独立水平，且 ICU 的各项功能状态（如床上转移、卧坐转移、床边坐起、无帮助下坐、步行）也均有提升。

（四）经颅磁刺激

重复经颅磁刺激技术（rTMS）作为一种新型的脑刺激治疗技术，具有非侵入性、安全无痛的特点，临床显示几乎无不良影响，可广泛应用于脑血管疾病、精神障碍、帕金森病等多种疾病的治疗。不同频率的 rTMS 会对神经细胞的兴奋性产生不同的影响效果，rTMS 在低频率时能使局部神经元活动被抑制，从而降低神经元的兴奋性，而 rTMS 在高频率时能够使局部神经元活动被易化，提高神经元的兴奋性。导航经颅磁刺激（nTMS）是一种无创性皮质定位的方式，无论受试者的合作度或意识如何，nTMS 都能提供定量诊断信息。

①一项关于老年重症脑卒中患者肢体功能障碍的研究表明，重复经颅磁刺激会降低诺丁汉健康调查表（NHP）的评分，提高患者的生活质量。②一项研究显示，在 ICU 中使用 rTMS 治疗有助于降低癫痫的发作频率。③研究显示，低频重复经颅磁刺激可应用于重症颅脑外伤行去骨瓣血肿清除术后的患者，可有效提高大脑皮层的兴奋性，提高患者的 Barthel 指数评分（如厕、吃饭、穿衣、转移、行走方面），从而提高其日常生活活动能力。④一项研究用 5 Hz 重复经颅磁刺激联合经皮电刺激（TES）对重度卒中患者在受影响的

M_1 区和腕伸肌上进行刺激，结果显示患者的 FMA 评分有改善、运动功能有改善，从而能够更好地参与日常生活活动。⑤研究证明，经颅磁刺激（TMS）能够提高患者的自我报告率和临床医师管理评估中的应答率和缓解率，从而提高患者的生活质量，也是治疗重度抑郁症（MDD）的有效方法。

（五）经颅直流电刺激

经颅直流电刺激（transcranial direct current stimulation，tDCS）作为一种适用于非侵入性脑刺激技术，其主要作用机制是对神经元膜电位进行阈下调节，从而根据流经靶神经元的电流方向改变皮层的兴奋性和活性。①一项关于经颅直流电应用于严重上肢瘫痪的脑卒中患者的研究显示，经颅直流电刺激与上肢功能锻炼相结合，能够有效改善重度上肢瘫痪患者手部的功能，提高手在日常生活中的使用频率。②一项研究探索阳极 tDCS 对重度偏瘫脑卒中患者脑机接口训练的辅助作用，结果显示进行联合干预后患者的上肢功能评分提高且效果维持更久，表明经颅直流电刺激能够作为重度偏瘫脑卒中患者脑机接口训练的辅助工具，由此可见经颅直流电刺激在作业治疗方面也具有一定的应用潜能。③与新型冠状病毒（COVID-19）相关的严重呼吸窘迫综合征，包括难以忍受的呼吸困难症状，会导致 ICU 中患者预后不良。研究表明在初级皮质运动区域应用 tDCS 可以调节呼吸神经通路的兴奋性，可以缓解 ICU 中机械通气下 COVID-19 患者的呼吸困难，从而提高患者的生活质量，改善预后。④经颅直流电刺激在临床中也用于抑郁症的治疗，研究显示经颅直流电刺激联合常规疗法治疗后，患者抑郁程度评分均随着时间的延长不断显著下降，表明经颅直流电刺激对重度抑郁症患者效果理想，可减轻抑郁程度，且能够改善视觉工作记忆，提高患者的生活质量。

第六章

脑卒中重症康复智能化
评估训练的应用

第一节　多维度智能化监测与监护

一、概述

重症脑卒中常见于大面积脑梗死、存在脑疝征象的重症脑出血、蛛网膜下腔出血、引起明显颅内压升高的颅内静脉窦血栓等神经系统疾病，患者常于发病初期出现意识障碍，是一类可迅速导致神经功能受损，出现呼吸、循环等多脏器衰竭的疾病。此类重症患者往往病情危重、变化快，且多不能耐受常规大型检查，因此，早期进行多维度的床旁脑功能监测尤为重要，主要监测涉及包括颅内压、脑血流动力学、脑组织氧饱和度和神经电生理在内的多个方面。这些监测手段能够及时反映患者神经系统损伤后的病理生理变化，有利于临床医师对患者进行全面评估和及时干预，预测并改善预后。

二、颅内压监测

重症脑血管病，如大面积脑梗死或血肿体积较大的脑出血常引起周围脑组织水肿，引起颅内压升高，进而导致脑疝、颅内灌注压下降，加重患者意识障碍和不可逆的脑组织损伤，影响患者功能恢复和远期预后，且脑卒中患者的颅内压升高常早于其他症状出现，因此对患者进行颅内压监测有助于及时发现和干预、降低患者死亡率。

颅内压监测包括有创和无创两种方式，有创的侵入性颅内压监测是颅内压评估的"金标准"（图6-1-1）。脑室外引流是常用的有创测量方法之一，能同时起到监测和引流脑脊液、减轻颅内压升高的作用，但对于脑室受压的患者而言置管较为困难，且容易出现感染、脑实质出血等不良反应，临床应用具有一定局限性，常用抗生素、银涂层导管降低并发症的发生率，不适合长期监测。有创测量方法还包括置入硬膜下或蛛网膜下腔螺钉监测，以及植入式微传感器（包括应变仪传感器、气动传感器和光纤传感器等）。相较于脑室外引流，微传感器和蛛网膜下腔螺钉不能引流脑脊液，但微传感器的感染风险大大降低。由于并发症的风险较高，有创颅内压监测能否达到临床获益尚未达成共识，在颅脑损伤的患者中进行有创颅内压监测的随机对照试验中，进行有创监测的实验组相较于仅通过神经系统检查和连续CT监测的对照组没有观察到生存获益的证据。

无创颅内压监测方法主要有经颅多普勒（transcranial doppler，TCD）超声、超声检测视神经鞘宽度（optic nerve sheath diameter，ONSD）等。TCD对大脑中动脉流速、动脉血压和搏动指数等数据进行测量，基于上述数据进行建模和机器学习，多种模型组合得到的颅内压计算方法优于单一模型，为智能化颅内压监测提供了思路。但该技术部分依赖于检查医师的技术水平，故存在观察者内部和观察者之间差异，有一定的局限性。ONSD 的观察者差异较 TCD 更小，前瞻性研究表明该方法的敏感性和特异性均较高，并建议将 5.6 mm 作为诊断颅内压升高的最佳截断值，但当颅内压波动较为剧烈时该方法的特异性减弱。

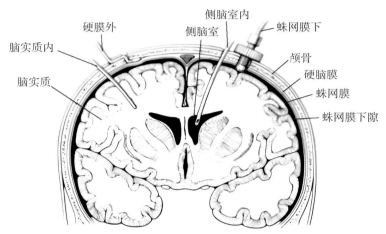

图 6-1-1　有创颅内压监测方法

　　除了对颅内压的监测，还应注重对脑顺应性和平均颅内压波形的综合分析，颅内压随呼吸和血管搏动实时变化，对平均颅内压波形的有效分析能够更好地进行预后分析。多种计算机软件等智能化方法可应用于 ICU，对平均颅内压波形和脑顺应性进行集成、可视化分析，为预后分析提供更多证据。

三、脑血流动力学监测

　　重症脑血管病患者血流动力学监测主要使用 TCD，TCD 具有简单、无创、能连续进行床旁监测等优势，TCD 监测可用于蛛网膜下隙出血（subarachnoid hemorrhage，SAH）患者血管舒张功能的评价和缺血性脑卒中后脑血流动力学的评估。症状性血管痉挛是动脉瘤性 SAH 的常见并发症，发生率高达 70%，30% 患者会出现临床缺血症状，脑血管痉挛一般出现于 SAH 第 3 天，第 6 ~ 10 天达到高峰，可延续至发病后 3 周，严重者可出现迟发性脑缺血。TCD 可通过平均血流速度（mean flow velocity，MFV）监测颅内主要动脉血管痉挛的情况（图 6-1-2），其对于大脑中动脉和基底动脉的血管痉挛也具有良好的敏感性和特异性，但相较而言对大脑前动脉和大脑后动脉诊断效果欠佳。系统性回顾分析显示，大脑中动脉 MFV 高于 120 cm/s 时，诊断症状性血管痉挛的敏感性为 67%，特异性为 99%。除此之外，还可通过 TCD 监测数据计算 Lindegard 指数和改良血管痉挛指数，并分别评估前、后循环的血管痉挛程度。

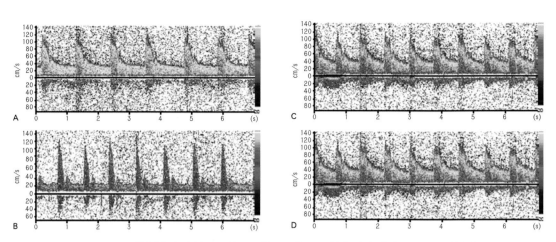

A、B、C、D 分别为发病第 3、第 5、第 7、第 9 天的大脑中动脉 TCD 监测结果。

图 6-1-2　蛛网膜下隙出血患者 TCD 监测血管痉挛变化情况

对于缺血性卒中患者，TCD 能够对脑血管自动调节功能、远端血管阻力、脑血流方向、脑血流速度进行监测，评估缺血性卒中的严重程度。基于以上指标可评估脑缺血溶栓血流（thrombolysis in brain ischemia，TIBI）分级，判断溶栓后脑血流再通状态，TIBI 分级与脑卒中的严重程度、死亡率和改良 Rankins 评分高度相关。对于缺血性脑卒中急性期血管再通治疗的患者，TCD 能够动态监测其血管再通情况、是否发生再狭窄或闭塞、血管再通后高灌注综合征的发生。

四、脑组织氧饱和度监测

卒中后脑微循环障碍可导致代谢失调、氧供给不足、线粒体功能障碍等，脑组织缺氧是其中重要的一环，与患者预后直接相关。因此，对患者脑组织氧饱和度进行监测可早期识别组织代谢异常，改善预后。脑组织氧饱和度取决于脑动静脉氧分压差、脑血流量和组织摄氧量，受脑灌注压、血红蛋白浓度、氧饱和度和脑血管痉挛等多种因素影响，可通过脑实质内氧传感器、颈静脉球血氧饱和度和近红外光谱（near-infrared spectroscopy，NIRS）等方法进行监测。

脑实质内氧传感器是一种有创的脑组织氧饱和度监测方法，需将探头置入脑组织内，可直接检测脑组织氧分压，间接评估脑组织代谢情况。脑组织氧分压正常值为 15～40 mmHg，氧分压低于 15 mmHg 提示存在脑组织缺氧，死亡率显著提高。此方法具有出血、感染等风险，其监测结果受探头置入位置、癫痫状态、脑组织温度等因素影响，需对结果进行综合解读，更适用于评估 SAH 患者迟发性脑缺血。颈静脉血氧饱和度监测是通过在颈静脉壶腹部插入导管进行持续的血氧饱和度监测，常用于外科手术过程中，近年来逐渐应用于重症脑卒中患者中，建议对颈静脉球部血氧饱和度进行监测，保持颈静脉血氧饱和度高于 50% 可改善临床预后，但该技术在卒中患者中的应用仍需进一步探索和证实。NIRS 是一种无创的床旁监测手段，易穿透组织，通过不同含氧量的脑组织对近红外波段光的透射强度不同，间接检测脑组织氧饱和度。NIRS 在脑卒中、颅内静脉窦血栓形成、癫痫的监测中均起到重要作用。缺血性卒中患者脑氧饱和度与脑血流量高度相关，可间接监测脑灌注情况，NIRS 还可快速识别颅内血肿。对于 SAH 患者，通过测量局部脑氧饱和度和平均动脉压之间的相关性，可以预测脑血管痉挛和迟发性脑缺血的发生。多项研究均推荐，对病情不稳定且不能耐受影像学检查的卒中患者进行 NIRS 监测是必要的。

五、脑电图监测

近年来，脑电图用于监测重症脑血管病病情变化和判断预后受到广泛关注，因其简便、无创、可进行连续床旁监测的特点，更适用于神经重症监护室的患者。长时程脑电图监测常用于蛛网膜下腔出血和脑出血患者癫痫发作的预判和用药指导。对于蛛网膜下腔出血的患者，治疗上不常规预防性应用抗癫痫药物，对于 Glasgow 评分较低的 SAH 患者，监测脑电活动能够及时发现癫痫发作和非发作性痫性放电，进行针对性干预可改善临床预后。对于脑出血患者，尤其是皮层出血患者，癫痫发作也是常见的神经系统并发症，既往研究表明，约 19% 重症脑出血患者可监测到异常脑电活动，其中 95% 会继发癫痫。如能有效监测到癫痫波的发放和异常脑电图，如周期性单侧、双侧癫痫样放电、异常慢波等，及时进行干预，可降低继发性癫痫的发生率。因此，尽早进行长时程床旁脑电图监测能够有效地识别患者脑电活动的异常，并及时给予抗癫痫药物干预以获得更好的临床结局。但脑电监测成本相对较高，需要专业技术人员对脑电图进行准确诊断，且连续记录脑电信号信息量大，也为人工诊断带来挑战，因此，智能化脑电记录和诊断设备更适用于长时程脑电监测。

目前尚有研究监测康复训练过程中患者定量脑电信号的变化，结果表明康复训练后患者脑电信号明显活跃，双侧大脑半球不对称性降低，提示脑电信号可作为康复效果的潜在预测标志物。另有研究者开发了结合机器人、虚拟现实应用程序和同步监测皮质活动的高分辨率脑电智能化上肢运动康复系统，能够同步采集运动学数据和脑电信号，还可对数据进行自动处理和分析，这证实了智能化脑电监测康复设备的可行性，但目前尚未在患者中应用（图 6-1-3）。

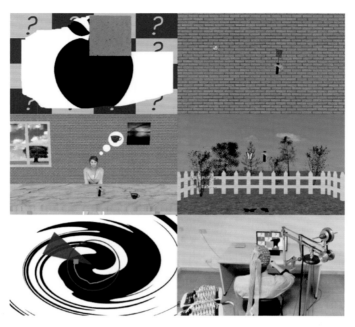

图 6-1-3　虚拟现实联合脑电监测康复训练系统

六、重症脑血管病早期康复智能化监测

　　康复治疗是降低患者致残率、提高患者生活质量最有效的方法，近年来，早期康复的重要性得到了广泛的认识，但在重症患者中开展的康复训练的方法较为局限，在实际临床中开展得也较少。康复过程中的监测和监护对重症卒中患者尤为重要，既往智能化康复监测主要有：对康复训练过程中的患者心电、脉搏、血压等生命体征的监测以确保康复训练强度在合理、适度的范围；通过摄像、传感器等方式，对患者康复训练过程中的影像、肢体运动轨迹、相关运动参数和电生理信号进行采集，用于智能化分析和诊断；对患者康复训练前后的效果进行评估和记录；为患者整体康复训练提供智能化指导；应用便携式设备和网络，对数据进行同步和传输，实现远程康复指导等方面。

　　未来，利用智能化设备采集重症脑卒中患者相关参数指标，基于动态图像处理或活动监测器分析得到肢体运动参数，再通过特征集合、数据筛选、特征选择、数据推演等环节，建立脑卒中重症病例康复数据库，依托机器学习和人工智能算法模型，得到脑卒中患者在康复过程中的量化评价数据，以指导康复训练方案的制定和调整。

第二节　基于脑电图的智能化评估

一、概述

脑卒中现已成为我国成人致死致残的首要病因，给社会和家庭带来了巨大的负担。其中重症脑卒中患者多因严重的神经系统局灶体征而生活不能自理，甚至处于昏迷或植物状态。在脑卒中急性期，有效监测重症脑卒中患者的功能状态，及早识别重症脑卒中患者是否出现卒中后并发症对降低患者死亡率、改善预后有积极的意义。在脑卒中慢性期，合理评估康复训练效果以指导个体化调整康复训练计划，将有利于患者功能的恢复。

目前，在神经科重症监护室用于脑部检查和监测的主要技术有 EEG、诱发电位、经颅多普勒、CT、MRI、颅内压监测等。其中，EEG 是一项安全、方便、经济且没有禁忌证的脑功能检测技术，与大脑神经细胞新陈代谢密切相关，可以反映大脑的功能性电活动，对脑血管病引起的大脑损害敏感，能先于影像学检查发现大脑的可逆性神经功能损害和神经功能恢复，在重症卒中患者的诊断、监测和康复中扮演着重要的角色。

二、重症脑卒中的 EEG 特点

既往研究发现，脑血流低于 35 mL/（min·100 g）时，EEG 上先表现出快 β 节律的缺失，随着脑血流的进一步减少，可以观测到背景节律变慢和 θ 节律出现，当脑血流降至 18 mL/（min·100 g）时，出现 δ 节律，当血流低于 10 mL/（min·100 g）时，EEG 表现出全面抑制。

对于重症脑卒中患者，弥漫性慢波增加是最常见的 EEG 表现形式。大面积脑梗死患者前头部 EEG 出现弥漫性多形性 δ 波，同时病变侧 α 波、β 波减弱消失；如果大面积脑梗死导致中线移位时，还可出现病变对侧前头部的 δ 波活动。出现无 δ 波脑电活动区域性减弱（regional attenuation without delta，RAWOD）是大脑广泛缺血的特征表现，提示有较高的恶性脑水肿发生风险。此外，部分重症脑卒中患者 EEG 表现为患侧各频率波减弱，同时在健侧出现慢波，遂将此模式定义为 RAWCS。

脑卒中患者的脑电图分级标准如下。

由于脑电图的识读相对复杂，为了方便临床使用，出现了各种国内外脑电图分级标准。早期的脑电图分级标准：于 1965 年提出的 Hockaday 标准和在此基础上改进而来的 Lavizzari 标准，通过脑电频率的不同对患者进行分级，这类分级标准虽然能较好体现脑电图由正常到异常逐渐演变的临床过程，但单纯依靠脑电图频率进行分级会丢失许多有用的信息，导致病情轻重不同的患者被划分在同一级中，因此其判断患者预后的能力也较差，现临床已基本不再使用。随后出现的 Synek 分级标准、Young 分级标准、王晓梅分级标准和基于脑电反应性的脑电图（EEG classification based on EEG reactivity，ECBER）分级标准在判断重症脑卒中患者病情和转归上具有更好的表现。

• Synek 分级标准：Synek 分级标准本是针对全脑弥漫性损害患者而设计的，随后王晓梅等证实该标准可以用于脑血管患者的预后分级。Synek 标准分为 5 级，每级根据需要再进一步细分为几个亚级。该分类考虑到了脑电图慢波和脑电反应性对预后的重要影响。但该分级系统缺乏对慢波的系统区分，当患者的 θ 波或 δ 波占优势不明显时，就会难以确定患者应分为脑电图 Ⅱ 级还是 Ⅲ 级，导致部分患者分级困难；同时也没有纳入急性大面积脑卒中患者所表现出的 RAWOD 和 RAWCS 模式（表 6-2-1）。

表 6-2-1　Synek 分级标准

EEG 分级	EEG 表现
Ⅰ 级	规律的 α 节律伴少量 θ 波，有脑电反应
Ⅱ 级	支配性的 θ 活动
a	有反应性
b	无反应性
Ⅲ 级	弥漫的、规则/不规则的 δ 活动，有反应性
a	高幅、节律性 δ 活动（> 150 μV），有反应性
b	纺锤波昏迷
c	低幅、弥漫的、不规则 δ 活动（< 50 μV），无反应性
d	中幅、δ/θ 混合波（100 ~ 150 μV），伴孤立的尖波
Ⅳ 级	爆发-抑制，无反应性
a	癫痫样活动（阵发性或普遍性多棘波或尖波）
b	α 昏迷
c	θ 昏迷
d	低输出 EEG（< 20 μV 的 δ 波）
Ⅴ 级	电静息（< 2 μV）

• Young 分级标准：Young 分级标准是在修改了以前的 EEG 分级标准后提出的。该标准能辅助判断重症脑卒中患者的预后。Young 标准共分为 6 级并建立了清晰的指导原则：①爆发-抑制模式的定义为：至少每 20 秒抑制 1 秒，而且抑制模式必须全部导联均 < 20 μV；②患者脑电图表现符合多个级别标准时，选择最严重的级别。Young 分级标准

简单清晰，具有较强的可操作性，适用性较广。但 Young 分级标准具有与 Synek 分级标准类似的缺陷：Young 分级标准的 Ⅰ 级标准（θ/δ 波 > 50%）过于宽泛，导致多数病例集中在 Ⅰ 级；缺乏对慢波的系统区分，同时也没有纳入急性重症脑卒中患者所表现出的 RAWOD 和 RAWCS 模式（表 6-2-2）。

表 6-2-2 Young 分级标准

EEG 分级	EEG 表现
Ⅰ 级	δ/θ 波 > 50% 的记录（非 θ 昏迷）
a	有反应性
b	无反应性
Ⅱ 级	三相波—昏迷
Ⅲ 级	爆发 – 抑制
a	有癫痫样活动
b	无癫痫样活动
Ⅳ 级	α 昏迷、θ 昏迷或纺锤昏迷（无反应性）
Ⅴ 级	癫痫样活动
a	广泛
b	局灶性或多发性
Ⅵ 级	抑制
a	< 20 μV 但 > 10 μV
b	≤ 10 μV

• 王晓梅分级标准：该分级标准考虑到了 Young 分级和 Synek 分级的不足，对 EEG 慢波进行了系统的区分并将大面积缺血性脑卒中患者常见的 RAWOD 和 RAWCS 脑电模式纳入分级系统，但该分级系统并没有彻底地将脑电反应性进行区分，导致部分有脑电反应性的患者和无脑电反应性的患者被划分在同一级别中。小规模研究证实，该标准预测脑卒中患者的生存、死亡准确率均高于 Synek 标准和 Young 标准，综合预测准确率高达 91.7%（表 6-2-3）。

表 6-2-3　王晓梅分级标准

EEG 分级	EEG 表现
Ⅰ级	支配性的 α 节律或正常、支配性的 α 节律伴 δ-θ 节律
Ⅱ级	局灶性的 δ-θ 节律伴正常的 α 节律（< 50%）
a	有脑电反应性
b	无脑电反应性
Ⅲ级	纺锤波昏迷
Ⅳ级	弥漫性的 δ-θ 节律（> 50%）/RAWOD/RAWCS
a	有脑电反应性
b	无脑电反应性
Ⅴ级	α/θ 昏迷、爆发 - 抑制，癫痫样活动
a	θ 节律，低电压，可能有短暂的等电位间隔（θ 昏迷）
b	支配性的、单形态的、没有反应性的 α 节律（α 昏迷）
c	阵发性或普遍性的棘波、锐波、慢波和低电压背景
Ⅵ级	等电位小于 10 ~ 20 毫伏，即电静息

　　ECBER 分级标准：脑电反应性可以在一定程度上反映患者脑功能的保留情况，Young 分级标准将有无反应定义为：通过挤压甲床，对着患者耳朵呼唤患者名字或被动睁眼刺激患者，若脑电图对上述刺激中的一种有反应，就认为有脑电反应性。Gulting 等研究指出，有无脑电反应性的昏迷患者预后之间存在巨大差异：有脑电反应的患者 1.5 年生存率高达 96%，无脑电反应的患者 1.5 年死亡率可达 93%。Zhang 等的研究也证实，脑电反应性缺失与大面积卒中患者的不良预后密切相关。考虑到脑电反应性的重要性和神经重症监护室工作的特殊性，南方医院神经科于 2012 年提出了 ECBER 分级标准，该标准分级层次更清晰，可被纳入的患者范围更广，并且经小规模的临床研究证实该脑电图分级标准与有意识障碍的脑卒中患者预后有良好的相关性（表 6-2-4）。

表 6-2-4　ECBER 分级标准

有无反应性	EEG 分级	EEG 表现
有反应性	Ⅰ级	支配性的 α 节律或有局灶性 δ/θ 波，且 δ/θ < 50%
	Ⅱ级	局灶性或一侧性的 δ/θ 活动（≥ 50%）
	Ⅲ级	广泛性 δ 或 θ 活动（≥ 50%）
无论有无反应性	Ⅳ级	RAWOD 或 RAWCS
无反应性	Ⅴ级	广泛性的 α、θ、δ 活动，无反应性；爆发 - 抑制；癫痫样活动（阵发性或普遍性多棘波或尖波）；低电压活动（≤ 20 μV）
	Ⅵ级	脑电活动 ≤ 10 μV

三、基于脑电评估重症脑卒中患者康复效果

脑卒中幸存者的神经功能保留情况和康复治疗效果具有明显的异质性。评估患者基线功能状态，预测患者预后，监测患者康复治疗效果，将有利于临床医师为脑卒中患者制订个体化康复训练计划，进而为患者提供最有效的治疗，促进患者功能的最大恢复。既往研究认为，脑卒中患者的初始功能评分是患者功能结局最有效的预测指标，但最近的研究证实，两者之间的关系并不是成比例的。利用脑电图来监测脑卒中患者残余神经回路内神经功能的完整性可能更好地预测患者预后，同时，脑电图也可以便捷地反映脑卒中患者大脑皮质的重塑情况。

Lyer 等回顾了一些高质量研究，并认为在脑卒中恢复期的不同阶段采用特定的分析方法可以更好地表达脑卒中后大脑活动的时空特征。目前研究表明，在脑卒中急性期（卒中后 6 ~ 24 小时）通过量化快波频带和慢波频带可以更有效地评估患者的脑损伤严重程度和恢复的可能性；对处于亚急性或慢性期（卒中后数天内到超过 3 个月）脑卒中患者，使用全脑功能连接测量（如相位同步性分析或图论分析）将有助于评估神经连接重组情况。合理利用脑电图和神经成像技术，将有利于实现更具针对性的神经康复模式。

（一）EEG 用于脑卒中诊断

Finnigan 等研究指出，δ 与 α 功率比（delta-alpha power ration，DAR）可以有效地区分正常人和缺血性脑卒中患者，将 DAR 临界值设定在 3.7 时具有最高的准确性。此外，EEG 可以辅助判断患者的神经功能受损情况。当躯体感觉功能受损时，脑卒中患者运动准备和运动时的 α 和 β 事件相关去同步化电位降低。对于有空间忽视的脑卒中患者，利用脑电功率谱可以检测到大脑双侧区域活动的变化。

（二）EEG 预测脑卒中患者康复效果

Assenza 等研究发现，急性期脑卒中患者健侧 δ 功率是衡量脑卒中患者功能恢复速度的最佳指标。在脑卒中恢复亚急性期，定量 EEG 测量可以预测卒中后 6 个月残疾水平，$\delta + \theta$ 与 $\alpha + \beta$ 功率比（DTABR）与近期脑梗死体积、卒中后 7 天 NIHSS 评分、卒中后 6 个月改良 Rankin 评分呈正相关，可以有效识别功能恢复预后差的个体。Nicolo 等利用图论分析技术来研究亚慢性期脑卒中患者的 EEG 特点，并引入了加权节点度（weighted node degree，WND）这一参数来突出大脑网络中某个区域的支配性地位。该研究发现更高的 WND 与更好的临床预后密切相关，各脑区脑电图自发振荡同步性的增加提示患者有更强的大脑网络功能重建，这种同步性的增加在亚急性期脑卒中患者的 Broca 区和初级运动皮层处尤为明显，提示我们大脑神经震荡可能是预测慢性期患者语言和运动功能改善的潜在生物标志物。

（三）EEG 用于康复治疗

Sale 等对进行机器人辅助康复的患者进行 EEG 监测，发现随着患者上肢功能的改善，患者在静息状态闭眼时，δ 节律降低，α 节律增加；患者在静息状态睁眼时 α 去同步化增加。监测脑卒中康复训练患者的 EEG 变化，可能可以评估患者康复训练效果。

EEG 监测还可以分析自主运动各个加工阶段的潜在缺陷。关联性负变（contingent negative variation，CNV）为事件相关电位中的一种稳定的慢波电位，在健康个体中，CNV 主要出现在运动对侧半球，而在功能恢复较差的慢性脑卒中患者中，可以观察到瘫痪侧肢体运动准备阶段的 CNV 相较于健侧出现了偏移，进而提示康复医师应该专注于在患者运动准备阶段进行特定的康复干预以促进肢体功能的恢复。

脑机接口技术在近 20 年取得了一定的发展。该技术可以实时监控患者脑电情况、监测患者运动意图、及时调整患者康复训练计划，但由于脑电监测技术与实用性要求尚具有一定差距，目前绝大部分脑机接口研究仍处于实验室研究阶段，尚无大规模的临床应用。

现有的临床脑电监控设备已经可以较为智能化的为临床医师提供重要的 EEG 参数，辅助临床医师的诊断，但 EEG 资料获取后，仍然需要专业医师进行审阅分析，这限制了 EEG 在脑卒中患者康复评估中的广泛应用。

现有的 EEG 分析方法主要是线性分析和非线性分析。线性分析 EEG 的基本思想是：尽管 EEG 信号是一个随时改变的非平稳过程，但在一小段时间内，EEG 仍可近似看作一个平稳的过程。线性分析又包括时域分析法、频域分析法、时频分析法。时域分析法通常是用特定的数学表达式对 EEG 的时间序列进行建模，从而有效提取原始的 EEG 信息。通过频域分析法得到的绝对功率值、相对功率比已经被广泛研究，它们在预测重症脑卒中患者预后和康复训练效果上取得了一定的成果。时频分析法将时间和频率结合起来处理，在 EEG 信号分析和处理过程中具有重要意义。

EEG 信号长程、非平稳的特点决定单纯的线性分析具有局限性，一些非线性分析方法可能更适合 EEG 分析。目前人工神经网络（artificial neural network，ANN）、支持向量机（support vector machine，SVM）、混沌分析等方法都被用于 EEG 分析。Vivaldi 等利用 SVM 和 k 临近算法模型，尝试对脑卒中、脑外伤和正常人脑电图进行分类，发现 SVM 在两分类和三分类任务中均表现良好。Erani 等研究发现，相较于传统的诊断策略，使用 ANN 处理临床数据和 EEG 资料具有更高的脑卒中诊断准确度、特异性和敏感性；再对脑卒中患者进行进一步分析，发现使用 ANN 处理临床数据和 EEG 资料来判断脑卒中患者是否发生大血管闭塞时，仍然具有最大的曲线下面积，这说明利用非线性模型进行脑电图自动化分析来提高脑卒中的诊断正确率是可行的。

随着脑电图分析方法论的逐渐完善，脑电图的智能化分析技术的逐步成熟，除了有助于实现脑电图智能化监测和诊断外，还将促进脑电图智能化评估与康复训练相结合。Ang 等将非线性脑电图分析方法与脑机接口技术相结合，为神经康复训练提供即时反馈，有效提高了临床康复效果，这可能是以后脑卒中康复的重要研究方向。

四、小结

目前临床上的脑电图监护设备，已经具备了采集、储存与回放显示的功能，可以在一定程度上满足临床需要，但其评估判读仍需要专业人员的参与。现阶段重症脑卒中 EEG 智能化评估已经取得了一定的研究成果，但脑电图监测开始时间、持续时间、样本量、使用的电极数量等都可能导致研究结果的差异，脑电图测量方法的多样性和标准化的缺乏阻碍了研究进展。现阶段的证据很大程度上是探索性的，其主要原因是缺乏统一的测量手段和公认的脑卒中 EEG 量化分级标准。脑电图智能化评估对于重症脑卒中患者的诊断、监测、康复治疗具有重要意义，所以，进一步加强建立完备的 EEG 数据库，建立系统的 EEG 分级评估标准，突破应用技术瓶颈，对脑电图智能化评估在临床上大规模应用具有重要意义。

第三节　智能化促醒方法

一、概述

意识障碍是指由于脑出血、脑梗死等原因造成脑部高级神经中枢功能活动受损，导致患者对自身状态和周围环境的感知和识别能力出现障碍，主要包括嗜睡、昏睡、昏迷、植物状态和最小意识状态。据统计，我国每年至少新增 15 万例严重意识障碍（昏迷）患者。巨额的医疗费用和长期的护理，给家庭和社会带来了沉重的负担。因此，意识障碍患者的促醒治疗已成为广大临床医师和患者家属密切关注的问题，同时也是近年来国内外康复研究的热点。

现代医学认为，人脑具有强大的可塑性，脑损伤昏迷患者受损的脑组织中仍存在未坏死和功能未丧失的细胞，这部分细胞的功能恢复是脑功能恢复的重要途径。研究表明，对于出血性脑卒中导致昏迷的患者，若在其发病后 3 个月内进行有效的治疗，即可解除昏迷症状。因此，应在早期及时采取相应的干预措施，调整神经元的兴奋性，重建神经功能网络，实现功能重组，从而实现脑部功能重塑的目的。

二、传统促醒方法

目前，意识障碍的传统促醒方法除止血、脱水、降低颅内压、控制血压、营养神经、防治并发症等常规的神经内外科营养治疗和护理以外，还包括中西医药物治疗、针灸治疗、高压氧疗、运动疗法、推拿治疗，以及视觉、听觉（如语言呼唤法、音乐疗法）、味觉、嗅觉和深浅感觉刺激。由于疾病的疑难性和复杂性，依靠单一的促醒方法往往是不够的。研究表明，多种促醒方法合理有效的联合应用与单一促醒方法相比，对患者意识恢复的效果更加显著，在改善干预效果方面具有更加积极的意义。因此，临床上通常采用上述促醒方法相结合的综合治疗方案，以达到更好的疗效和更短的疗程的目的。

三、智能化促醒方法

促醒治疗对于各种类型意识障碍患者的康复均具有重要的意义。据国内研究报道，外伤或脑卒中后持续植物状态的患者 0.5～1 年的促醒率约为 35%，仍处于较低水平。由此可以看出，传统促醒方法的疗效比较有限。

近年来，在各种传统促醒方法的基础上，根据传统促醒方法的机制和原理，衍生出了一系列智能化促醒方法，为意识障碍患者的促醒康复治疗开辟了新的思路。几种主要的智能化促醒方法如下。

（一）意识障碍促醒系统

该系统主要有：①刺激源，能产生对患者各种感觉神经的刺激；②脑电采集器和生命体征监护模块，用于实时采集患者在使用该系统时的电生理信号，可直观地反映患者受到刺激后的生理反应；③上位机，对脑电采集器和生命体征监护模块采集到的信号进行处理与计算。

该系统运行后，可自动完成并不断给予患者各种感觉神经的刺激，同时对大脑的脑电信号和其他的生命体征进行监测和评估，利用计算机的智能算法，实现意识状态的自动识别和分类，并给出客观的评定结果，有助于提高人工操作的效率，实现操作的智能化。通过该系统，可以实现长期、稳定的促醒训练，保证了促醒训练的时间和强度。同时，对脑电信号和生命体征的反馈提高了治疗效果，也降低了治疗费用和人力成本（图 6-3-1）。

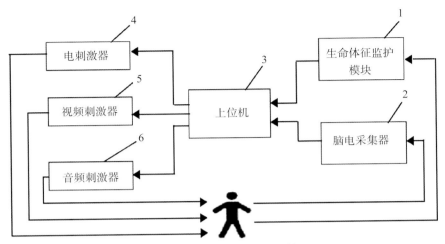

图 6-3-1　意识障碍促醒系统

（二）基于虚拟现实技术的促醒信息处理系统

虚拟现实技术是生态场景的多感官和交互式模拟，通常以 3D 方式呈现，患者通过与之互动，刺激上行网状激活系统来提高兴奋和意识水平。研究表明，虚拟现实技术可作为一种诊断和（或）神经康复的工具。作为一种诊断工具，虚拟现实技术可用于操控在现实中无法操控的变量，对患者进行仔细评估；作为一种康复工具，虚拟现实技术通过呈现具有反馈增强的多感官刺激，使患者具有沉浸感和临场感，进而增强神经的可塑性。

该信息处理系统主要有：现实场景生成模块、现实场景导入模块、虚拟场景生成模块、中央处理模块、环境库构建模块、场景信息处理模块、场景刺激促醒模块、促醒结果评估模块、数据存储模块和更新显示模块（图 6-3-2）。

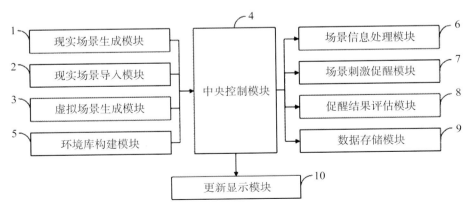

图 6-3-2　基于虚拟现实技术的促醒信息处理系统

在虚拟现实技术的支撑下，该系统为患者定制了个性化的感官和环境刺激，患者可以沉浸在三维立体和虚拟现实的环境中，使对感官和环境的感知更加真实、有效。场景搭建后，患者可反复多次使用虚拟设备进行促醒，无须过多转移即可实现不同场景、丰富环境的刺激。同时，该系统通过环境库构建模块组织了虚拟场景信息的主要数据类型，实现了虚拟场景信息的存储和融合，使环境库中虚拟场景信息的数据类型更加全面、丰富；通过场景信息处理模块提高了虚拟场景信息的识别和处理效率，用户体验更佳；通过促醒结果评估模块提出了基于漂移度的权重整合思想，实现了系统效能的动态评估，评估决策更加灵活、有意义。

（三）与虚拟现实技术相结合的促醒系统

该系统主要包括经皮神经电刺激模块、感觉刺激模块、控制单元和显示单元（图6-3-3）。

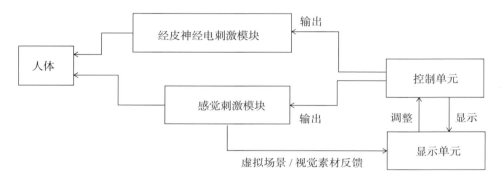

图6-3-3 与虚拟现实技术相结合的促醒系统

刺激性治疗是促醒治疗中的一种传统方法，包含神经电刺激和感觉刺激。其中，经皮神经电刺激作为神经电刺激的主要应用方式，具有镇痛、兴奋等功效，已广泛应用于临床。由于刺激性治疗的方式众多、优势各异，建立一套同时具有多种刺激方式的促醒系统，以更加快速、有效地促进昏迷患者苏醒是目前迫切需要解决的问题。

为了克服现有技术中的缺陷，该系统结合了虚拟现实技术和经皮神经电刺激技术，将听觉刺激、视觉刺激、经皮神经电刺激的促醒手段进行集成，为昏迷患者提供了有效的多功能联合刺激解决方案，从而促进昏迷患者早日苏醒并恢复其功能。

（四）脑深部电刺激促醒效果量化方法

近年来，以DBS为代表的神经调控技术在治疗慢性意识障碍领域受到了广泛的关注。研究显示，神经调控手术对患者的意识和行为具有一定的改善作用，极有可能成为一种治疗慢性意识障碍的重要手段。

该方法通过采集患者接受DBS促醒术前和术后的脑部近红外信号，计算氧合血红蛋白浓度信息、脑区信息交流强度信息和功能分化程度信息，从而实现对 DBS 促醒术效果的量化。该方法安全、无创，能够立即反映患者的脑功能和状态，客观地量化患者术前和术后意识状态的变化，可为临床医师判断手术效果提供重要的帮助，也可为临床医师进行触点选择和优化刺激参数提供量化的参考依据（图 6-3-4）。

脑深部电刺激量化评估用户界面

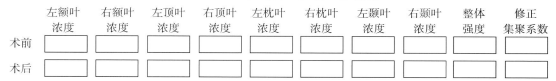

	左额叶浓度	右额叶浓度	左顶叶浓度	右顶叶浓度	左枕叶浓度	右枕叶浓度	左颞叶浓度	右颞叶浓度	整体强度	修正集聚系数
术前										
术后										

图 6-3-4　脑深部电刺激促醒效果量化方法

（五）具有促醒作用的人工丘脑反馈式脑电治疗仪

该仪器在脑电记录仪的基础上，利用数字信号系统，在体外模拟人体丘脑系统，建立了人工丘脑系统。昏迷时可有多种脑电图变化，如慢波型昏迷、α - 昏迷、β - 昏迷、三相波、周期波、平坦波等。该仪器可针对昏迷患者脑电图的不同波形进行反馈式调节，于体外给予 40 ~ 120 Hz 的方波和神经元电刺激，维持神经元的同步放电，起到促醒的作用。研究发现，该仪器对昏迷患者的意识状态具有明显的改善作用，可用于昏迷的促醒治疗，也可用于植物状态等特殊状态昏迷患者的促醒治疗（图 6-3-5）。

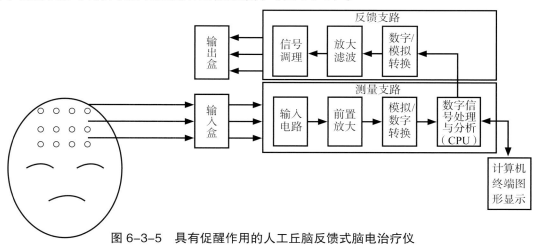

图 6-3-5　具有促醒作用的人工丘脑反馈式脑电治疗仪

四、小结

尽管国内外社会和医学界对昏迷患者的促醒康复治疗极为关注，不仅建立了许多专业的康复机构，还制定了一系列针对促醒的综合治疗措施，但目前仍然尚无特异性的药物和方法能够治愈昏迷。虽然临床上有很多促醒方法，且各种方法之间相互补充、相互增效，形成了一个涉及多学科、多手段的混合体，但目前对各种促醒方法的机制研究尚不十分明确，且对多种方法的叠加效应尚无确切研究。因此，智能化促醒方法作为一种新兴的促醒方法，为促醒康复治疗提供了一个新的方向，或可在未来发挥越来越重要的作用。

第四节　智能化康复护理

一、概述

卒中是当今危害人类健康的最主要的疾病之一，在住院的急性脑卒中患者中约有 10% 需要重症监护，重症脑卒中患者的预后较差，临床往往更加注重治疗。但随着重症康复医学的发展，也为重症康复护理工作带来了新的挑战。重症康复护理是指在保证重症患者生命安全、充分评估下，为其提供的在常规护理基础上的康复专科的护理干预。有研究显示，如果对重症脑卒中患者介入早期的康复护理，会在一定程度上降低患者发生残疾的概率，并且能够有效改善患者的预后情况，提高患者的生活质量。随着人工智能在康复领域的发展，智能化康复护理也逐渐普及和应用于临床。

二、智能护理系统

（一）生命体征监护

在重症病房中，智能的重症护理技术等得到了广泛的应用，尤其是生命体征监护，重症患者的生命体征智能监护主要有：①根据医院环境和设备情况，设计不同的设备采集连接方案。②自定义体征数据采样频率；可以支持审计和修正受干扰数据，自动记录数据修正痕迹。③可以接入主流厂商的床边监护设备，如 Philips、GE、Marquette、Datex Ohmeda、SpaceLabs、Drager、Mindray 等。④可以采集多种生命体征参数，包括心率、呼吸、血氧、脉搏、无创血压、有创血压、体温、肺动脉楔压、中心静脉平均压、潮气、气道压峰值 Pmax、气道压、Pplat、Pmean、Pmin、呼吸比等。

以上生命体征数据以结构化的形式存储到信息系统数据库后，可以自动进行重症常用的 APACHE Ⅱ 评分、肌力评分、格拉斯哥评分、Ramsay Score 镇静评分等，方便医护人员快速查询体征异常数据，对重症患者进行回顾分析和科研分析；通过生命体征监护自动获取和结构化存储后，最大限度缩短护理人员的重症文书录入时间，每天自动生成每个患者的危重症护理记录单中的所有生命体征数据。

（二）ICU 一站式护理监护应用

ICU 一站式护理监护可以实现医疗文书的计算机处理、规范医疗行为、减少差错事故。通过网络传递各种信息，实时采集床边诊疗设备数据，完整记录患者临床诊疗数据并共享，实现对治疗、护理质量客观科学的评价。通过系统提供的多种信息化记录方式，规范病危患者的诊断、抢救、检查、处置、治疗等各项临床治疗工作，从而提高医护人员的工作效率，快速准确处理患者信息，加快医疗信息传递并减少手工差错。实现智能化扫码识别、输液泵数据传输、完善医嘱执行管理，实现全流程闭环管理，减少用药差错。实现电子化重症护理记录和相关护理评估表单，替代手工记录，提升工作效率和护理质量。可连接床旁并自动采集设备监测参数，包括监护仪、呼吸机、心排量监测和连续性肾脏替代疗法。

三、智能康复评定系统

脑卒中重症康复患者病情相对较重，护士工作量大，而康复评定系统智能化可以对患者意识状态、认知障碍、吞咽功能、运动功能、言语功能等进行评估，从而减轻护士的工作量，提高效率。脑卒中后神经学功能的量化评估在发达国家已普遍应用，神经康复功能评定包括意识障碍评定、认知功能评定、言语功能评定、运动功能评定、平衡和协调功能评定、关节活动度评定、感觉功能评定、日常生活能力评定、社会功能评定、残疾评定 10 个评定部分，每个部分均包含数量不等的评定量表。目前国内有研究人员以 Visual Foxpro 6.0 为编程语言所开发的神经康复功能评定系统 3.0 版软件，将目前国内外 51 种神经康复评定量表进行分类和汇总，投入临床和科研应用取得了良好效果。还有研究人员以 word 形式将主观、客观、评估、计划等内容输入计算机，然后再进行选项，开发出基于 SOAP 格式的康复治疗记录软件，该软件为临床一线的康复工作者提供省时、高效的记录工具，打破传统的以来源为导向的治疗记录，确立以问题为导向的治疗记录新模式。

四、临床智能康复护理设备

智能康复护理设备的应用可以帮助护理人员完成一定的护理工作，降低护理人员的工作强度，提升被护理人员的舒适度和自尊感，临床智能康复护理设备有如下几种。

• 多功能护理床：多功能智能病床是一套多功能、智能化病床系统，这样一套智能化病床，能够让一名护士照料更多的患者，减少人为操作失误，更重要的是其人性化满足了患者的大部分需求。20 世纪 90 年代是智能护理床的启蒙发展阶段，由于科技水平、老龄化程度和劳动力成本等原因，美国和日本公司最早在智能护理床方面开展研发工作，至今为止这两个国家研发的产品最多、功能也最为丰富，其中又以八乐梦、史赛克和屹龙这三家公司的产品为代表。

　　智能病床由床体、床架、液压装置和自动控制系统组成，区别于普通的护理床，它是将普通病床数字化、智能化和网络化的产物，涵盖了机器人结构设计与仿真、人机工程、环境感知与避障、模式识别、人机交互、多模态交互技术、控制技术等，跨机械学、智能控制技术、传感技术、计算机技术、生物医学等众多领域的产品。目前随着互联网和物联网技术的发展，可穿戴智能医疗设备、物联网感知技术、海量健康数据分析技术、新型诊疗技术的发展，基于智能检测的传感器可以放置在床垫中，与控制器和监测系统构成智能病床的完整解决方案。普通的多功能病床一般具有起背、翻身、屈腿、站立、舒展、洗头、就餐、输液、轮椅、护栏、助便等多种功能（图6-4-1）。

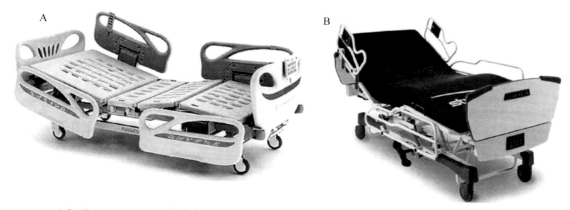

A.Stylish Hospifa Bed 电动病床；B.Electric and Manual Beds FL23SE ／ FL23SM 护理床。

图 6-4-1　智能病床

　　• 智能护理机器人：随着科学技术的发展，护理机器人应运而生，其为临床护理工作带来了新的活力，它不但降低了护理人员的工作强度，提高了护理工作效率，而且在一定程度上提高了被护理人员的自我护理能力和适应能力，同时也保护了被护理人员的隐私。临床护理机器人旨在帮助卧床患者提高自我照料的能力，增强其对生活的适应能力，可在康复中心、医院、家庭、养老院等相关场所使用，帮助护理人员完成一定的护理工作，降低了护理人员的工作强度，提升被护理人员的舒适度、自尊感。临床智能护理机器人主要用于因疾病、突发事件或年老等原因长期或短期失去自理能力的群体护理工作，其设计遵循安全性、人性化、智能化原则。

　　• 智能护理机器人可以在住院病房里服务，帮助护士获取体温、脉搏、心率等基本生命体征信息，形成入院评估单等，还能进行按摩护理，通过推、拉、揉、捏等动作，防止住院患者皮肤溃烂、压疮等并发症。除此以外尚有卫生护理机器人、助餐机器人等帮助患者进餐、洗浴、清洁大小便等（图6-4-2）。

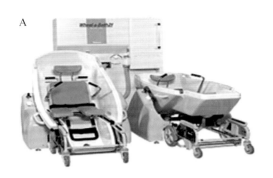
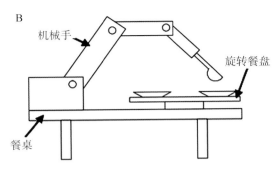

A. 日本 Bishamon 轮椅洗澡机器人；B. 取餐机器人结构。

图 6-4-2　智能护理机器人

· 智能床边康复训练系统：脑卒中早期患者应用床边智能康复训练系统，进行以健肢带动患肢，双下肢进行的交替协调运动，对瘫痪肢体反复进行随意运动训练，可引起接受训练的身体部位在皮质的代表区域扩大，传导兴奋的神经回路传递效率明显提高，促进新的神经回路和正常运动程序的建立，从而改善脑卒中所造成的功能缺失的恢复，对患肢运动功能具有促进作用。

· 助行复健机器人（亦称为康复机器人）就是以此为目的进行设计的，它主要用于帮助老年人、伤残患者等站立、行走、活动，以恢复其患侧肢体运动功能，改善其日常活动能力，从而提高生活质量。上肢康复机器人研究方面：斯坦福大学 Burgar C G 等开发的拥有上肢镜像功能的 MIME；国内华中科技大学吴军等研发了一种气动肌肉双向拉伸的外骨骼康复机器人，这种机器人关节的运动是通过气动肌肉来实现的（图 6-4-3）。

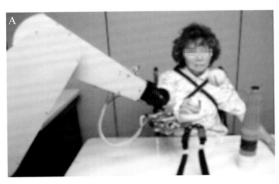
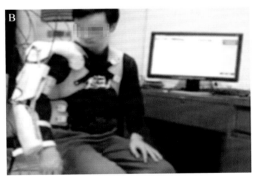

A.MIME 上肢复健机器人；B. 气动上肢复健机器人。

图 6-4-3　上肢康复机器人

· 下肢康复机器人：美国特拉华大学研制的 ALEX 下肢康复机器人包含 12 个自由度，能适应各种动作；瑞士苏黎世联邦理工学院研制的 Lokomat，其新的下肢结构增加了骨盆的侧向运动和髋关节的内收 / 外展运动，以实现更加接近人体行走的自然步态。

随着人们生活水平的提高和科技的快速发展，智能康复护理机器的需求正逐渐增大。而随着个人卫生护理机器人、助餐机器人、复健机器人、智能护理床式机器人等型号多样、功能迥异的护理机器人的出现，也提高了老年人和残障人士的生活质量。

第五节　智能辅助器具的应用

一、概述

研究显示，对急性重症脑卒中患者进行及时有效的早期康复治疗，可提高大脑可塑性，减轻患者神经功能缺损程度，预防卒中相关并发症，提高日常生活能力和改善生活质量。早期康复则是指脑卒中患者神经系统症状不再恶化、生命体征保持稳定时即可开始的康复治疗。急性脑卒中患者发生神经功能损伤后，中枢神经系统仍具有较高的可塑性，这为康复治疗提供了理论依据。近年来，智能化辅助器具特别是康复机器人因其能提供多样化、高强度和重复性的运动治疗在康复领域引起了广泛关注。依靠智能化康复机器人提供丰富的外部环境刺激进行康复训练，能够更加快速地提高患者大脑皮层的兴奋性，重塑神经功能，帮助患者建立正确的运动模式。目前，一系列智能康复机器人已被研发出来帮助患者实现损伤功能的补偿和恢复。

在本节中，首先概述了智能化辅助器具——康复机器人的设计情况；其次介绍了部分康复机器人在针对上肢和下肢功能恢复方面的应用进展，并对康复机器人联合其他新兴治疗手段的训练模式进行了阐述；最后对康复机器人这一智能化辅助器具的应用进行了总结和展望。

智能化康复机器人作为一种交互式机动设备，经历了从单一训练模式到多种模式的发展过程，通过提供多样化的康复训练方案，引导患者完成针对性的康复任务。目前来说，根据智能化康复机器人的结构类型，大致可分为外骨骼康复机器人和肢体末端执行器康复机器人两种。外骨骼机器人安装在身体外部，也称为可穿戴机器人，从结构上可分为上肢、下肢、全身、各种关节矫正的外骨骼辅助器具。外骨骼的连杆与人体的关节有直接对应的关系，可模拟人体的整个肢体结构，为患者提供动力补偿、身体保护和支撑。它集成传感器和所有控制信息，能够控制患者多个关节的活动，可以辅助患者完成复杂轨迹的康复训练。此类型机器人具有与人体关节平行的运动范围和空间，可以更有效地减小运动惯性，结构更紧凑，具有更好的仿生特性，但构造复杂，造价昂贵。肢体末端执行器可分为刚性杆牵引型和绳索牵引型，由普通连杆和串联机器人机构组成。在工作状态下，此类康复辅助器具通常只接触患者肢体的远端，并通过控制远端活动进而带动肢体近端的活动。此类型机器人在反馈和评估方面具有更好的性能，更适合多自由度的训练，且结构简单、方便操作，但缺乏对肢体近端的直接控制。

采用智能化康复机器人辅助设备对重症脑卒中患者进行康复治疗时，主要提供被动运动和辅助运动的训练模式。有研究显示在经过一段时间的机器人辅助康复治疗后，慢性重症卒中患者的肢体活动范围和临床神经功能评分有所改善。在应用智能化康复机器人治疗时，应同时关注肩部、肘部、手、髋部、膝关节和踝关节的运动，使其尽可能在最大限度帮助患者获得更显著的运动功能改善（图6-5-1）。

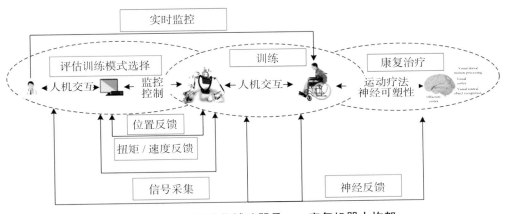

图6-5-1　智能化辅助器具——康复机器人构架

图片来源：ZHANG K，CHEN X，LIU F，et al.System Framework of Robotics in Upper Limb Rehabilitation on Poststroke Motor Recovery.Behav Neurol，2018：6737056.

二、智能化机器人辅助肢体功能康复

上肢康复机器人的设计允许有严重上肢活动障碍的重症脑卒中患者在没有康复治疗师持续监督的情况下练习手臂运动。研究表明，急性脑卒中患者在接受上肢康复机器人的训练后，其肩、肘、手的运动功能显著改善，且患者躯体感觉和大脑认知功能也均有改善，这种比常规治疗更为积极的康复效果为后续针对患者制定康复方案提供了可靠的依据。

研究采用Therapy WREX智能化系统辅助上肢康复，该系统包括一个帮助手臂在空间内移动的矫形器和模拟上肢活动的软件。该矫形器属于外骨骼康复机器人，包含了5个关节自由度，可以辅助患者被动进行手臂伸展和画图运动，结果显示患者采用该系统训练后，上肢Fugl-Meyer评分显著提高，手臂伸展范围扩大。有研究采用Armeo®Spring-Hocoma设备对患者进行肩部外展－内收、前臂旋前－旋后、腕部屈曲－伸展、手指抓握－放松的训练，发现患者的肩部 / 肘部 / 前臂的 Fugl-Meyer 运动指数评分显著提高，且日常生活能力也有所改善。采用腕手康复机器人训练后，患者腕关节的活动范围改善，手握力提高，手指协调性较损伤初期有所恢复。还有研究对比了三种肩肘康复机器人对脑卒中患者进行上肢康复的临床效果，结果显示治疗过程中患者运动功能的改善程度均较传统康复训练显著。此外，采用手部镜像训练结合智能化康复机器人对脑卒中偏瘫患者进行上肢功能的康复治疗能够更显著地提高患者 Fugl-Meyer 上肢运动功能评分。将镜像疗法与智能化辅助器具结合，采用双侧肢体的康复训练，使偏瘫侧肢体运动由健侧带动，可以提高中枢神经系统的兴奋性，更有助于患者运动功能的恢复。认知 - 运动干扰是一种认知能力和运动能力相伴受损导致患者预后更差的一种现象。有研究采用上肢康复机器人康复设备进行手臂的伸展运动，结果发现患者不仅恢复了部分上臂的运动能力，还提高了整体的认知表现。

有严重运动障碍的重症脑卒中患者下肢康复仍然具有挑战性。智能化康复机器人设备针对重症卒中患者下肢功能的训练过程可以包括三个时期：卧床期、下肢肌力恢复期、步行和步态矫正期。通过这三个时期帮助患者进行反复的随意被动和主动运动训练，有助于建立神经系统的可塑性，恢复损伤的神经功能。针对脑卒中患者下肢康复训练的智能化机器人设备可根据患者下肢主动运动能力进行被动 - 助动 - 主动的调节。下肢智能化机器人康复设备包含减重系统和智能反馈系统。重症脑卒中患者是不具备独立行走能力的，因此可以先对患者进行减重状态下的训练，减轻下肢肌群的收缩负荷，缓解肌肉痉挛，改善下肢关节的活动度，而后随着患者下肢功能的恢复逐渐降低减重比例。在这个训练过程中，智能反馈系统可随时监测患者下肢肌张力和肌力的变化并及时调整训练强度。下肢康复机器人的这种模式可保证训练的连续性、规律性和渐进性，并可随时根据患者功能恢复情况进行训练模式的调整。

研究发现采用上述智能化康复机器人对患者进行训练后，患者的下肢运动功能、平衡功能增强，改良 Barthel 指数显著提高。外骨骼下肢康复机器人可支持下肢力量弱的患者进行早期在减重状态下的功能训练。有研究采用的 Lokomat 辅助器具是由悬吊减重支持系统、下肢外骨骼步态矫正器和控制系统组成，通过机械矫正器模拟步态带动患者下肢进行协调活动，完成功能训练。ALEX、LOPES 等下肢康复机器人均可完成上述任务，且结果都很可观。也有研究认为对于卒中患者而言，骨盆的功能对于下肢运动十分重要，在人体中起到了承上启下的作用，故采用包含骨盆减重控制装置的下肢骨盆康复机器人干预患者下肢功能，结果显示患者 Rivermead 运动指数、Berg 平衡指数、患者骨盆旋转角、侧倾角、竖直移动和侧向移动等运动学参数均显著改善。还有研究使用可穿戴式踝关节康复机器人（Rehabtek LLC）对严重偏瘫的急性卒中幸存者进行早期床上感觉运动康复，并评估其可行性和有效性。该康复机器人的特点是可以实时反馈患者踝关节扭矩和运动情况，智能控制关节的被动伸展。结果显示在患者下肢 Fugl-Meyer 运动评分、趾屈肌力和关节主动活动范围方面有显著改善，患者掌屈和背屈运动恢复时间均早于常规康复训练组。采用镜像疗法结合下肢康复机器人 GR-A1 对偏瘫的卒中患者进行下肢功能康复也获得了较好的临床疗效，患者通过使用健侧肢体完成髋关节屈伸－旋转、踝关节屈伸－内外翻等运动，并尝试用患肢模仿，结果显示患者下肢的 Fugl-Meyer 评分显著提高。该研究认为有效改善下肢分离运动的镜像训练结合下肢康复机器人减重训练，可兴奋损伤的皮质区域，促进神经功能重塑，促进本体感觉的恢复和下肢肌力恢复，进而提高下肢的控制力。对于重症脑卒中患者而言，早期的康复机器人辅助训练对于行走状态的改善程度可能不明显，但在下肢关节活动度的改善和预防卒中长期卧床相关并发症方面具有肯定的意义。

三、智能辅助器具的联合治疗

在关节运动过程中，肌肉收缩产生的表面肌电信号不仅能反映肌肉的疲劳状态、收缩强度等相关信息，还能反映不同关节在活动过程中的意图。采用神经生物电刺激治疗可以通过收集电信号有效提取患者的运动特征。有研究联合康复机器人与神经肌肉电刺激对脑卒中患者进行手功能的治疗，通过在被动模式下由机器人引导做手腕屈伸和前臂旋前旋后动作，结合腕伸肌和前臂旋前旋后肌的电刺激，结果显示患者上肢 Fugl-Meyer、改良 Ashworth 评分、Wolf 运动功能测试评分均有提高，患者的腕屈肌痉挛状态和手部的运动质量也显著改善。还有研究采用 Flexbot-S 型下肢康复机器人反馈系统并结合肌电刺激对患者进行训练，结果显示患者下肢 Fugl-Meyer 评分、改良 Ashworth 痉挛评级、Barthel 指数均优于常规训练组。

脑机接口技术也是近年来研究的热点之一。当大脑进行工作或接受外界刺激时，神经细胞产生电活动，并传递至头皮表面形成脑波，这种脑波可以进行信号的捕捉，通过对这些信号进行处理，可以将人的意图转换为控制命令，实现对外部设备的控制，反过来亦可。研究学者发现受损的神经功能可以通过合理的生理电位的作用来恢复，将脑机接口技术与智能化康复机器人相结合，可以诱导神经可塑性的建立，实现肢体运动功能的重建。还有研究采用脑机接口操作的下肢康复机器人（BCI-LLRR）对脑卒中患者下肢功能进行训练，结果显示患者腿功能的 Fugl-Meyer 评分显著提高。我国研究学者采用迈联脑机接口康复机器人对脑卒中患者进行下肢功能训练，结果发现患者下肢运动功能改善显著，且脑源性神经营养因子和神经生长因子水平也显著增高，证明这两项技术的融合具有肯定的临床意义。

近年来，智能化辅助器具联合虚拟现实技术康复训练的方案也受到了关注。虚拟现实技术具有沉浸式、交互式、想象空间大、反馈形式多样的特点，研究表明该技术对患者下肢肌张力、肌力、关节活动度、步态、平衡等方面具有明显的改善效果，在脑卒中后患者的康复治疗过程中使用虚拟现实技术可能会增加神经元的可塑性。有研究采用的

Amadeo™康复机器人设备是一种肢体末端执行器，包含了 5 个关节自由度，允许患者进行手部旋转和平移。该设备辅助患者操纵手部动作在虚拟环境中完成认知任务，结果显示基于虚拟现实环境的智能化机器人康复设备不仅能够提高患侧手臂的运动功能，还能提高患者整体和特定的认知功能，如注意力和执行功能。还有研究表明，使用虚拟现实技术增强的康复机器人来辅助下肢功能训练，对卒中患者的下肢功能、平衡、步态均有积极影响。

综上，基于生物电信号的交互模式在神经康复治疗中具有较好的临床效果和临床应用潜力，在临床神经康复中也具有至关重要的意义。未来将智能化康复机器人与基于生物电信号的神经肌肉刺激、脑机接口技术和虚拟现实环境进行有效结合，有望更好地激活卒中患者的神经活动能力，改善患者的肢体功能，提高日常生活质量。

四、小结

智能化康复辅助器具的应用存在一定的局限性。在机械结构设计方面，肢体关节的复杂性给康复机器人的设计带来了很大的困难，因此，优化和完善智能化辅助器具的设计材料，保证患者与辅助器具之间的灵活接触有助于获得更好的康复治疗效果。此外，目前大部分智能化的辅助设备安装较为固定，患者不能随时随地灵活使用，但简化的器具可能会缩小外骨骼系统的工作空间，从而限制其应用范围，因此，在未来的研究中，如何使智能化康复辅助设备更加轻盈、便携、易操作也是一个亟待解决的难点。

通过使用智能化康复机器人辅助器具促进卒中患者偏瘫侧肢体功能恢复，可能促进构建大脑的神经可塑性，也就是通过对偏瘫侧肢体的刺激和反馈激活大脑半球相关脑区和神经环路，促进神经的代偿和重组，重塑损伤的神经功能，为恢复神经对肌肉的控制提供有力的支持。此外，偏瘫侧肢体反复的随意运动训练，可引起相应皮质区域扩大，提高神经性兴奋传递效率，促进对异常运动模式的修正，进而激活新的神经环路，建立正常的运动模式，提高患肢的功能。

总体来说，重症脑卒中患者由于神经功能受损的严重性，而且接受传统康复治疗的机会非常有限，所以智能化辅助技术在重症脑卒中患者中的应用具有很大的潜力。采用智能化康复辅助器具的一个优势在于能够提供精准、可持续、高标准化、多反馈、大量重复的训练，并能够量化反馈训练效果，可以更加客观地分析每名患者的损伤和恢复模式，并根据患者的损伤和恢复程度进行训练强度、训练难度、训练内容的调整，如当患者从接受第一次康复干预开始直至达到功能平台期时，康复系统会进行识别并进入下一阶段治疗计划。这些智能化康复机器人的辅助部件可被设置为根据受试者的临床状态量身定做，根据患者的能力和运动阶段进行个体化治疗，使患者更容易接受康复治疗。

第六节　个体化智能管理

一、概述

在脑卒中神经重症患者治疗和康复的过程中，我们可以通过床旁无创监测技术采集到多种连续的评估数据信息，包括颅内压、血流动力学、体温、液体摄入量、机械通气、连续的神经系统监测和其他神经生理学参数等。在常规的临床治疗和康复过程中，临床医师、护士和治疗师可通过这些海量信息做出正确的判断，从而拟定治疗方案。然而，目前这一过程主要是依赖医护人员和治疗师的个人经验，不能实现标准化流程和针对患者的个体化智能管理。

人工智能（artificial intelligence，AI）可以通过建立AI辅助的脑卒中神经重症康复系统，辅助重症医师、康复医师和治疗师及时发现神经系统病变恶化的早期征象，准确地评估和指导患者的康复治疗过程，从而改善患者的预后。同时，通过远程会诊可以降低成本，并且通过对患者的个体化和标准化管理，改善医护力量和专业技术在地区和医院间不平衡的问题。AI辅助诊疗体系的建立也可以辅助神经重症医疗力量的控制，进一步辅助建立可持续改进的医疗质量监控系统。

二、脑卒中重症康复中的生物信息学、算法和人工智能决策

临床决策和数据分析能力对于脑卒中重症患者康复的个体化人工智能管理至关重要。因此，为了实现与重症患者的互动并指导治疗，个体化智能管理需要通过各种方式收集大量的生理数据，并且做出复杂的重症患者治疗和康复决策。

对于这些生理数据，我们可以采用基于模型的方法或机器学习的方法进行进一步分析。基于模型的方法主要是利用基于我们对系统的理解，创建出针对患者的个体化生理模型，并根据相关参数预测未来的结果，旨在促进患者向有利的生理状态发展，而不是纠正特定的生理变量或对于某特定体征进行康复管理。贝叶斯推理是一种基于模型或机器学习系统的方法，通过使用贝叶斯规则预测患者的诊疗状态，并根据经验数据为每个诊疗状态分配其真实患者状态的概率，从而对患者的诊疗状态做出最佳评估，实现个体化智能管理。

机器学习方法主要是根据既往结果和数据进一步预测未来的结果。人工神经网络是其中一种复杂的人工智能系统，通过对患者既往数据的学习，可以自动预测患者目前所处的状态，并进一步指导对应的临床决策。

三、未来研究方向

目前个体化智能管理主要关注对脑卒中重症患者的颅内压、血压、血糖、电解质和呼吸功能等相关参数的评估和管理，对于早期恶化征象的识别、有关重症患者的个体化智能康复方案目前尚缺乏相关研究。以下内容为笔者认为未来可能的研究方向，仅供读者参考。

（一）个体化智能管理运动康复

目前，对于重症患者的运动康复评估模式主要通过量表进行间断性评估，有关个体化智能管理的研究目前相对较少。理论上，神经康复模型可以通过在许多重复时间点采集更多运动功能数据，构建连接网络可塑性和行为变化之间的因果关系，从而个体化、标准化地指导重症患者的运动康复训练。

目前，已有采用肌电图等方式评估卒中患者运动康复的详细运动学的研究，以期获得足够的数据。可穿戴传感器设备也可能通过对患者恢复期运动数据的采集和量化，对患者重要的功能结果进行评估。机器人也可以辅助患者进行运动康复的标准化治疗，但目前均处于小样本研究阶段，尚需进一步采集相关数据来证实其结果。

开发患者的治疗和预后管理模型，制定有关早期卒中管理、康复目标和出院计划的临床决策是十分重要的。目前有研究者利用回归模型对卒中患者的康复情况建立了多种预后模型，但尚没有针对重症脑卒中患者的个体化智能神经康复模型，这可能是我们未来的研究方向。

（二）个体化智能管理认知康复

脑机接口是一种在人脑和计算机或其他外部设备之间建立直接通信通道的系统。通过对大脑活动的实时测量和分析，识别和解释用户的想法或行为，从而用来传递信息，可以用于辅助患者的认知和运动功能康复。虚拟现实技术和智能康复机器人也可以用于这一系统中，从而辅助重症卒中患者的认知能力的康复（图6-6-1）。遗憾的是，同呼吸和运动康复一致，目前认知康复主要为小样本研究，仍需进一步大量研究来证实其效果，在临床上实现对重症患者的个体化管理。

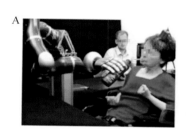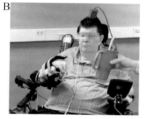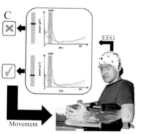

图6-6-1　用于患者康复治疗的脑机接口技术

（三）个体化智能管理呼吸康复

对于脑卒中重症患者，呼吸康复的个体化智能管理相对较少，目前针对 COPD 的研究表明，机器学习可以辅助患者呼吸功能的康复和预后模型的建立，但尚缺乏针对重症卒中患者的个体化智能管理呼吸康复研究，这也可能是我们进一步研究的方向。

第七节　智能化评估训练网络布局

一、概述

临床实践证实，重症患者的康复治疗是必要且有益的，虽然康复治疗无法逆转疾病本身带来的损害，但针对性的功能训练可以使患者各系统产生适应性改变，继而引起功能改变，这些变化的生理效应对改善患者的身心功能障碍有着积极的意义。因此，以功能为导向的康复治疗可以加快神经重症患者功能恢复的进程、降低疾病的致残率、缩短住院时间、降低医疗费用、促进患者尽早回归家庭和社会。

我国目前重症康复治疗水平在逐步进展，但仍有待引入新的康复模式来构建合理化的网络布局。重症康复应优化布局和结构，构建分层级、分阶段的康复医疗体系。重症康复的干预方案应建立在对患者的整个病理生理进程、相关临床检查结果和临床治疗的充分理解和分析之上，并在治疗前做好充分准备。充分考虑所在 ICU 的医护团队、可利用的现时资源、患者的理解程度和感控要求等影响因素，制定出合理的康复目标。

二、康复训练网络布局的目标

重症患者在 ICU 的早期康复目标是：①减少患者对机械通气的依赖，促进分泌物的排出，预防肺不张，增加肺复张，改善通气、肺顺应性和通气血流比，减少呼吸阻力和呼吸做功，优化氧合；②改善呼吸和外周肌肉功能；③促进患者身体、精神和认知功能最大限度地恢复，从而回归正常生活和工作。

通过构建合理的康复训练网络布局使康复医学科和 ICU 科室充分配合，在对患者的整个病理生理进程、相关临床检查结果和临床治疗的充分理解和分析之上，使重症脑卒中患者尽早接受康复治疗，减少并发症的发生、提高生活质量。

三、如何构建 ICU 康复训练网络

（一）重症康复小组进驻 ICU

有条件的医院宜安排重症康复小组进驻 ICU，在患者入住后的 24～48 小时内即进行功能评估、提出问题、确定目标、制订康复计划并确定是否适宜实施；72 小时内配合主管医师完成医护技等人员的联合查房，制定危重症期的多学科联合诊治和康复方案。

（二）建立神经重症康复病房

具备条件的医院可以建立神经重症康复病房、神经重症康复过渡病房或康复 ICU，制定严格的质量安全制度和康复流程，并持续改进。收治对象：发病急性期 GCS ＜ 8 分，经重症监护救治后生命体征稳定，符合转出 ICU 标准，但神经系统主要病理生理过程尚未完全终止，有多种并发症，需在临床监护和处置基础上继续积极康复的患者。

（三）建立规范的院内会诊制度

通过建立规范的康复医学科院内会诊制度，可使患者尽早接受系统的康复治疗。建议有能力的康复医学科对其他科室患者进行早期康复介入治疗，包括重症科室，如急诊 ICU、神外 ICU 等。对住院患者进行早期康复介入治疗的指征为：患者生命体征平稳，无发热，无严重感染，无心、肺、肝、肾功能严重不全，无未固定骨折，无未控制肿瘤，无精神病发作。当临床医师遇到患者出现运动功能障碍、感觉功能障碍、言语功能障碍、吞咽功能障碍、认知功能障碍、平衡功能障碍、共济失调、肌张力增高和疼痛（肿瘤性疼痛除外）等各种功能障碍情况时，应尽早请康复专科医师会诊，并调整相应的康复治疗方案。

四、智能化评估训练网络布局体系

近年来智能康复技术的发展使康复手段不再只是局限于传统技术、设备和简单服务等平面元素，而更强调团队的协作和分工，使康复将更加人性化、贴近患者的日常生活，从平面走向立体空间化的过程，也使康复运营系统标准化、流程化、规范化。

（一）ICF 康复体系

《国际功能、残疾和健康分类》（ICF）是 WHO 根据世界各国卫生事业发展状况制定的残疾分类系统，基于生物－心理－社会疾病理论模式，主要用于测量与评价医疗、康复、教育等领域的发展状况，在康复领域主要用于功能评估和描述。合理应用 ICF 体系为健康服务的政策制定和标准体系建设提供理论依据、顶层分类标准和知识管理体系，为康复服务治理和康复信息统计提供标准化工具，也为制定临床康复指南、构建标准化临床信息系统和建立康复大数据平台提供数据支撑。智能化大数据发展出一系列康复云平台，基于 ICF 体系进行功能障碍的系统评估，制订康复计划，进行康复干预和相应的质量控制，

使整体康复评估系统规范化、标准化、有效化（图 6-7-1）。

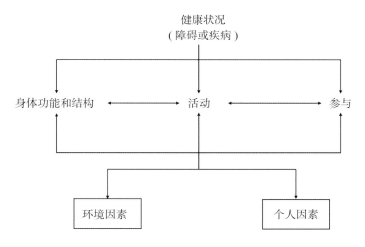

图 6-7-1　ICF 理论模式

（二）智能康复评估系统

　　智能康复评估系统是通过手机等移动端使用摄像头等硬件运用机器视觉来进行非人工填写康复健康表并辅助患者训练的智能系统，让康复治疗师、患者及其家属随时随地了解康复状况，大大地减少了医师和患者双方的时间和经济成本。采用机器视觉、智能传感器等采集人体姿态信息，构建神经网络模型，实现便捷、远程的康复评估系统。这些智能设备的应用使患者早期在急诊 ICU 即可启动功能障碍的康复评估，已有多家公司开发出相应的情景互动式智能康复评估训练系统。目前还需建立智能重症康复评定系统，如医师工作站、智能分析模块、康复评估工作站和存储模块，从患者入住 ICU 起即可建立评估档案，结合电子医疗记录数据和康复评估数据，制定不同节点的康复目标和康复方案，从而进行有针对性的康复治疗。

　　目前开发出的多种智能设备可实现自动化功能评估，如使用加速度传感器客观定量地进行肢体功能评估；可穿戴设备智能化监测患者翻身和周围环境数据，减少卧床并发症；骨架识别技术和深度学习技术的应用为智能化模型提供了理论支撑；基于沙漏网络结构图构建的智能康复评估系统等可不断更新当前对康复评估体系的认识。

　　总结来讲，合理布局康复训练网络，智能化评估重症康复干预策略，是重症康复有条不紊进行的基石。但受限于当前重症康复的人力资源现状、对康复体系的认识不足和临床研究数据的欠缺，智能化康复的发展仍有很长的道路要走。

第八节 智能化的评估大数据

一、概述

重症监护病房是集诊治、护理、康复为一体的为重症或昏迷患者争取生命安全和生活质量的科室。其中重症脑血管病的患者往往发病急骤，进展迅速，多系统、多器官受累，病情危重，医疗费用高昂且预后极差，而且临床医师往往难以精确评估病情变化和进展，因此监测和收集相关医疗数据，早期进行诊断、治疗和康复管理方面的人工智能可以帮助医师更好地开展医疗工作。

重症脑血管病患者的康复目的是防治并发症，并为之后的系统康复打下基础；脑血管病的康复时机体现了全程康复的理念，应在监护条件下尽早开始康复训练。多项研究表明，急性重症脑卒中患者早期进行康复训练不仅能够减少住院费用，还能够提高患者的日常生活活动能力和机体各类功能，如运动、吞咽等。不仅如此，有研究指出对脑卒中重症患者进行超早期康复治疗也是有效的，并且对心率、血压等没有明显影响，其安全性也得到了一定验证。因此对于脑卒中重症患者进行智能化评估并进行相应的治疗与康复训练是很有必要的。

脑卒中患者康复内容包括良肢位摆放和被动关节训练、呼吸道管理、吞咽障碍和营养管理、大小便管理、下肢静脉血栓的预防等。吞咽障碍、肠内营养和呼吸道管理是重症脑血管病患者康复三位一体的重要内容，是防止并发症、预防肺内感染、降低死亡率的重要手段。因此体位摆放应兼顾吞咽障碍、肠内营养进食管理、呼吸道体位引流和抗痉挛体位。在意识障碍和吞咽困难状态下发生的误吸是导致肺部感染的主要原因。在系统并发症导致的卒中患者死亡中，肺部感染也是常见的原因。吞咽障碍和肠内营养管理包括吞咽障碍的筛查和评估，吞咽障碍康复治疗方案的制定，吞咽障碍进食、营养管理和康复护理方案，保证重症脑血管病患者的营养吸收，避免消化道反流、误吸、肺内感染等；同时加强呼吸道管理，尽早进行呼吸功能康复训练，预防和治疗吸入性、坠积性肺炎，减少气管切开的风险，增强心肺功能，缩短住院时间，为将来的系统康复训练打下基础。

重症患者病情严重时需要 24 小时连接各种设备，以保证生命体征的平稳，ICU 内配置的设备是具有品种繁多、精密程度高、价格昂贵等特点的智能化先进仪器设备，包括呼吸机、多功能监护仪、床旁连续肾脏替代治疗器、血液灌流器、心电图机、床旁 B 超机、血气分析仪、除颤仪、呼气末 CO_2 监测器、心肺复苏抢救装备车、体外起搏器、纤维支气管镜和一定数量的输液泵、微量注射泵、肠内营养输注泵、振动排痰仪、辅助咳痰机、呼吸训练器、充气压力泵等。虽然这些都为临床诊治提供了大量精细的数据，但临床医师和康复治疗师很难及时有效地掌握这些信息，并对患者进行个体化评估、精准化诊疗和康复方案的制定，因此我们希望将人工智能技术运用到ICU病房中，构建一个脑卒中评估系统，并且在协助诊疗管理系统的同时，还能建立ICU重症患者早期预警模型，改善医疗质量，提供更先进的治疗方案。以下是目前构建脑卒中评估系统需要考虑的项目。

二、脑卒中评估系统需求分析

（一）数据集成化、自动化、特征化

脑卒中患者数据采集须标准化与规范化。在数据采集过程中须保证自动化水平，即数据采集、交换、处理自动化，覆盖完全化、数据大规模化、信息价值最大化。因此，在数据管理中，必须要制定严格的脑卒中数据标准，确保数据存储过程安全、稳定，为后续的脑卒中预防、康复、护理工作提供数据支持。脑卒中大数据分析要围绕临床质控、科研支撑、公共服务等目标。脑卒中大数据平台中的数据要具备一定特征参量的提取能力。大数据来源多元化包括患者影像数据、基本信息数据等。数据复杂包括结构化、非结构化、半结构化等；使用需求包括决策使用、分析使用、开发使用等不同需求；数据类型多包括患者病史、用药等信息数据。因此，数据必须进行清洗等处理，按脑卒中大数据的特征参量化、结构化，使之能够达到数据分析的目的。

（二）用户需求分析

基于云计算的脑卒中康复评估大数据平台是面向脑卒中个体化信息服务的系统，用户主要有患者、医疗工作人员、系统管理人员等。患者可通过平台获取在康复过程中有帮助的信息，更好地为身体康复而服务；医疗工作人员可以实现智能评估、诊断服务，实现精准医疗；系统管理员是维护系统正常运作的工作人员，系统管理员可对系统的使用权限予以设定、对系统的平稳运行实施技术维护。

三、脑卒中评估系统的设计

每天每名患者、每间病房都会产生大量医疗信息数据，为保障平台的数据共享与协同访问，对脑卒中大数据平台有严格的技术要求，即并发处理能力、并发访问能力。传统的关系型数据库无法满足大规模、海量数据的存储、处理要求，但采用HBase数据库可解决海量数据的读取、存储等瓶颈问题。该数据库是利用基于Hadoop云计算的分布式系统集群优势实现大数据的并行计算。数据库需要高效的存储读写策略，存储管理技术中也涉及数据结构化、半结构化、非结构化的集成统一管理。

对于肢体功能康复，有研究者指出可使用正规的康复量表建立量表数据库，将一些可以智能化的量表的数据整理出来，在系统中运用骨架识别技术进行智能化量表，并将其数据存入数据库中，供康复治疗师使用。

四、脑卒中康复评估系统的分析系统

脑卒中患者的海量数据信息的存储、交换、分析为脑卒中预防、康复、护理等医疗工作服务提供决策支持，数据分析处理需要进行大数据的预处理、数据挖掘算法、数据分析接口等。

（一）大数据的预处理

脑卒中数据具有来源多元化、结构复杂化、多样化，多样性、动态性等参量特征。数据挖掘分析需要对大数据进行清洗、去除空缺、去除噪声数据，才能完成数据文本、数值与预定义的掩码相一致。

（二）数据挖掘处理算法

脑卒中数据挖掘算法即数据的分类算法，涉及聚类、分类等技术，应用数据挖掘技术实现脑卒中的数据聚合与分类。基于脑卒中数据挖掘技术完成数据的分析过程，构建数据筛查、脑卒中患者的治疗模型，围绕特定的目标人群和医院进行个体化的康复、预防与护理服务。应用统计学分析中的关联、回归、神经网络、机器学习等算法技术，寻找脑卒中数据中的参量特征相关性、关联性。应用异常检测、预测、关联分析，实现多维度、组间数据中的关系，为脑卒中患者的预防、康复、护理提供智能决策诊断服务。

目前市场上研究肢体功能康复的智能康复评估系统居多，有研究者基于机器视觉与惯性传感器的人体姿态识别技术，采用长短期记忆人工神经网络分类模型对数据进行分析，在测试样本中得到了98.1%的分类准确率，取得了良好的实验效果，较仅使用惯性传感器技术或机器视觉技术的分类准确率高，也为研究人员提供了新的思路与方向。

还有学者将脑功能与肢体功能评估进一步结合，实现康复训练处方的智能推荐。研究者采用近红外脑功能成像系统，采集患者静息状态的脑血氧数据，提取量表评估结果和脑区激活度、侧偏性、脑区间功能连接等脑功能评估指标特征，再利用支持向量机（SVM）、卷积神经网络（CNN）和结合两者优势改进的CNN-SVM算法，分别建立训练处方推荐模型，结果表明，采用量表评估结果和脑区间功能连接指标作为特征建立的模型识别准确率最高，改进的CNN-SVM算法的识别准确率最高。

目前智能化管理已经在神经重症领域颅内压、血流动力学、癫痫持续状态、机械通气等多个管理方面取得了进展，实施AI对神经功能评价并应用在决策干预方案中将是未来研究发展的重点方向，这些自动化程序将缩短病情恶化与干预之间的时间间隔。AI技

术从理论到临床实践需要符合伦理要求，以保护患者的人身权益。描述、预测和治疗是 NICU 收集、分析大数据的主要目的，需要合适高效的数据预处理、特征提取、统计推断和分析工具。未来临床需要增加能在床旁使用的专业设备，来建立数据标准化格式和共同变量数据集。

第九节　脑卒中重症智能化康复技术

一、脑机接口与外源性刺激协同技术

（一）脑机接口的概述

脑机接口（brain computer interface，BCI）的机制为经患者的想象运动后采集大脑中特定的运动信号并转换为患者肢体的运动，使患者不依赖于人体的外周神经支配肌肉组织而直接与外界进行沟通，让那些运动困难而脑功能正常的患者可以独立控制患侧肢体或外界设备，提高生活质量。

脑机接口分类：按照监测脑电信号的传感器的安置方式，BCI 系统分为侵入式脑机接口和非侵入式脑机接口。

1. 侵入式脑机接口：侵入式脑机接口是通过手术植入电极片，直接记录大脑皮层中相应运动区域的神经信号来实现对外部设备控制的一种接口。通过将记录电极埋藏在大脑皮层中，可直接记录神经元的活动状况，这就避免了神经元电信号，是经过颅骨和皮肤引起的衰减。

2. 非侵入式脑机接口：非侵入式脑机接口即脑电图信号，是通过将电极片直接贴在头皮表面获取脑电图信号的一种采集方式，具有高度精确的时间分辨率，适用于临床环境，并能根据脑电信号的反馈给予相应大小的感觉刺激。它可以避免电极植入大脑引起的损伤。非侵入式脑机接口由于安全、无创，便于治疗操作，目前正应用于科研甚至脑卒中患者的临床治疗中。

（二）脑机接口技术的基本原理

BCI 是一种基于计算机的系统，可以记录、解码并将可测量的神经生理信号转换为计算机可读的命令，用于控制单个或一系列输出设备。这些设备根据所需的程序协助执行不同的任务。患者经历外界刺激或大脑进行某种特定的思维活动时，大脑皮层会产生相应的

电活动。脑机接口就是由人脑的意识直接与外界环境进行交流，实现对外部设备的控制，如控制康复机器人、智能轮椅等。整个 BCI 系统包括三个重要组成部分：采集模块、信号分析和控制设备。

1. 采集模块：采集模块把人脑活动的电信号进行滤波、放大和数模转换，将大脑电信号转化为数字信号进行存储，作为脑机接口系统的输入部分。常见的采集大脑电信号有两种方式：侵入式的 EEG、非侵入式的皮层脑电图（脑磁图、功能性近红外光谱或功能磁共振成像）。

2. 信号分析：信号分析是 BCI 系统的核心，系统对采集到的信号进行预处理，特征提取与分类，然后转换为机器语言控制外接设备。通过对运动想象时的高峰活动和局部电位信号从几十到数百的神经元在采集信号的皮质区解码信号来控制外源性设备的位置、方向、速度或力量等。有研究者比较不同分类方法在脑电图特征中左、右手图像的性能，发现核化支持向量机的准确率优于其他分类器；也有研究者设计了一种分级线性分类方案，利用 mu 电位功率带区分放松、向左和向右的运动；还有研究者利用贝叶斯分类、三层神经网络非参数方法进行分析。

3. 控制设备：大脑电信号经过信号分析模块可以转化为计算机语言输出，推断患者的运动意图，从而控制外界设备。脑机接口系统中的外界设备主要有机械臂、飞行器、轮椅、拼写器等。外界设备根据输入的控制命令进行相应的动作，如机械臂抓握动作、飞行器的飞行方向、轮椅的前后左右运动和拼写器的字符输出等。

最常用的为基于脑电图的 BCI 系统，可提取脑电信号控制外部设备。其时间分辨率如稳态视觉诱发电位（steady state visual evoked potential，SSVEP）、P300、缓慢皮层电位（slow cortical potential，SCP）和运动想象（motor imagery，MI）。

（1）稳态视觉诱发电位：SSVEP 是当患者在闪光灯或特定的视觉刺激下，产生于大脑视觉皮层区域的视觉诱发电位，脑电图系统以相应的频率记录触发大脑活动。

（2）P300：P300 是一种事件相关电位（ERP），为一种正振幅波形变化，主要从顶叶区记录电位，从体感刺激（如视觉、听觉或本体感觉）开始后的 300 ms 产生峰值。

（3）缓慢皮层电位：SCP 是另一种与事件相关的脑电位，从前额叶皮层记录的低频脑电图信号在接受神经反馈的同时，通过长时间的认知任务训练进行调制。以皮层区膜电位的逐渐变化为代表，可持续 1 到数秒。SCP 可自身诱发也可外部触发。SSVEP 和 ERP 的主要区别为前者是对整个刺激持续时间的反应，后者是对特定刺激事件的反应。

（4）运动想象：基于运动想象的 BCI 模式，是一种使用视觉-运动想象将运动任务作为可视化的执行干预。与其他模式不同，MI 的刺激是独立的，患者在运动想象时感觉运动皮层会产生事件相关同步（ERS）和去同步（ERD）。在治疗中患者想象自己的健侧或患侧肢体进行训练，从而有意识地掌控大脑中的运动节律，以便更好地控制外部系统。最常见的运动想象范式是感觉运动节律（sensorimotor rhythm，SMR）和想象身体运动学（imagined body kinematics，IBK）。

1）感觉运动节律：感觉运动节律对于四肢瘫痪和重度卒中的患者应用较广，优势为其运动想象任务为对手、脚、舌头等身体部位的动觉运动想象。当进行感觉运动节律的想象任务时会引起 mu（8～12 Hz）和 beta（18～26 Hz）节律的事件相关去同步化，患者放松是引起事件相关的同步化，患者掌握治疗方法后进行训练从而恢复肢体功能。SMR 范式的缺点为：首先是 2D 和 3D 光标控制任务的训练时间较久，需要数周或数月，系统对患者的要求为需要学习如何调节神经活动的特定频率，使光标向不同方向移动；其次是无法直接提取运动参数，该技术可区分身体大关节运动的活动，但无法解码运动学参数，如方向、速度、大小等。

近年来，SMR 控制信号已被应用于四轴飞行器、虚拟直升机、机械臂、康复机器人和手部矫形器。

2）想象身体运动学：IBK 是一种起源于有创 BCI 技术的运动想象范式，但在非侵入性 BCI 的研究中发现，IBK 从低频 SMR 信号（＜2 Hz）中提取，IBK 治疗中要求患者在多维空间中想象身体某个部位连续运动，在时域中对记录的信号进行解码。有研究利用患者在二维空间中右手的连续运动，根据脑电图分析出想象的运动速度。其优势为可显著减少患者训练的时间，缺点为目前对 EEG 信号解码能力有限，因此应用较少。

目前，混合 BCI 系统结合多个信号可提供更有效的外部设备的控制。

（三）外源性刺激的分类

大脑活动会受到外部刺激的影响，如闪烁的 LED 灯和声音。因此外部刺激为视觉、听觉或本体感觉。

1. 基于视觉的 BCI 模式

（1）基于视觉刺激的 P300 模式：由 Farwell 等率先使用可视化 P300-BCI 通过分析事件相关电位，解码患者的运动意图。优点为大多数患者用高精度的控制设备，可以在几分钟内进行较准。缺点为需要在治疗时保持高度的注意力和视觉集中力，因此患者易疲劳，视力障碍的患者无法使用。

也有基于 P300 的快速串行视觉展示范式，通过快速解码患者的 ERP，分析患者的运动意图，提高精度和准确率。视觉 P300 最常见的应用为假肢键盘，为卒中或渐冻症患者提供沟通途径。此设备还用于控制机器人、导航轮椅、虚拟现实智能公寓和控制虚拟手。

（2）稳态视觉诱发电位（SSVEP）模式：SSVEP 是 BCI 中另一个常用的视觉成分。SSVEP 也被称为光驱动，因为这种反应的产生位于视觉皮层，而不是运动执行或想象的运动动作。治疗需要患者高度精准的眼睛控制，需转移目光，提高对闪烁刺激的注意力。通过对自上而下的视觉信息解码，解读患者的运动意图。

SSVEP 的优点为：无须训练，直接治疗，视觉刺激以不同频率的闪烁，产生指令和更多的自由度来控制假肢装置，与事件相关电位相比，SSVEP 频率更容易分类。其缺点为：患者容易产生视觉疲劳，尤其是低闪烁频率时，因此也不适合视觉障碍的患者使用。基于此缺点由研究提出一种新的范式，将稳态体感诱发电位和 P300 混合应用，使用网格形线阵，研发与目光无关的刺激频率。

（3）基于事件相关电位：为基于 ERP-BCI 范式，利用视觉刺激来针对卒中患者的认知能力的训练，采用双闪码、颜色和颜色术语等对患者进行测试和治疗，通过多种任务训练来提高和评估患者的认知，促进患者大脑功能的恢复。

（4）显性、隐性注意范式：显性、隐性注意范式为视觉刺激中的一种，是指脑电信号由显性（眼球运动）或隐性（眼球注视）注意对屏幕上的光标运动产生。

（5）离散运动意图范式：离散运动意图范式是指利用记录的脑电信号，在执行任务前解码患者的意图，如康复机器人。

（6）混合范式：混合范式是指两种或两种以上的生理测量方法的组合，其中一种是脑电图，其他指标可以为其他生物信号，如心率、眼动、远红外线记录的血流动力学信号或 P300 等。在混合范式中为顺序或同时处理信号。混合范式被应用于控制虚拟物体、假肢和拼写器等。

有研究利用 SSVEP 和快速串行视觉呈现（RSVP）相结合，以提高分类精度和信息传输率，结合两种方法混合的 BCI 系统可以提高 P300 拼写器的准确率。

2. 基于听觉的 BCI 模式

听觉 P300：通过脑电图设备和声音刺激来进行患者意图的采集和分析，脑信号可以通过意图驱动（内源性刺激）BCI 或刺激驱动（外源性）BCI 进行调节。P300 为外源性刺激，用来唤起听觉的稳态响应（auditory steady-state responses，ASSR），ASSR 是一种对听觉产生刺激的诱发电位，由于有视力障碍的患者无法使用视觉刺激 BCI，因此使用听觉刺激代替视觉刺激。

有研究利用 ASSR 和空间听觉的 P300-BCI 结合来提高听觉 BCI 系统的性能。系统通过同时向患者播放不同音高和调幅频率的听觉刺激，并在所有声源之间随机出现"bi"声，不同听觉刺激会产生不同 ASSR。其信息传输的准确率达到 85%。

3. 基于本体感觉

（1）基于身体感觉（触觉）模式：有研究者利用稳态体感诱发电位联合触觉 P300 范式进行治疗。

在治疗前研究者为患者佩戴脑电帽，并将振动触觉传感器放到患者肢体的特定部位上，设定不同的频率进行刺激，脑电图信号记录刺激信号的大小，将其进行分类并生成控制命令。

有研究者利用体感注意定向的概念：患者通过想象身体某一部分的触觉刺激的感觉来转移和保持体感注意。通过振动刺激（200 ms）通知患者做好准备，随机呈现不同的刺激任务，并对患者的 EDR/ERS 进行分析，结果表明对不同身体部位的体感刺激会引起大脑体感区域内不用的振动电荷，这项研究为未来的治疗提供了一个新的方向。

（2）嗅觉范式：嗅觉范式是指闻到、记住一种气味可以引起脑电图信号的明显变化。

（四）针对重度卒中患者脑机接口的分类

根据临床应用的 BCI 可分为辅助型和康复型，辅助型 BCI 系统旨在替代丧失的功能，如通讯或运动功能，可控制机器人设备、机械臂等，或者提供功能性电刺激以辅助日常生活。康复型脑机接口系统（也称为恢复性或基于神经反馈的脑机接口系统）旨在通过操纵或自我调节神经生理活动来促进脑功能和行为的恢复。

1. 辅助型

（1）外骨骼系统：外骨骼系统包括矫形器、假肢、机械臂，患者可在外骨骼系统的辅助下更自主地控制自己的动作，提高患侧肢体参与度。非侵入式 BCI 系统能够实现对机械臂多维度地控制，使重度卒中患者伸手抓住三维空间中的物体或进行更复杂的任务。例如，通过控制机械臂完成显示器中字母或数字的练习，或者进行运动功能和认知功能的训练，以及进行更为复杂的日常生活任务，如将物体从桌面上移动到架子上。

（2）上肢机器人：在临床应用前用于虚拟光标训练患者的控制能力，根据显示器上虚拟光标的位置，患者通过想象控制光标，使其在特定的正方形区域内自由移动，以训练患者的运动想象和控制光标的能力。上肢机器人装置可以帮助患者执行预期的动作，进一步提高患者的运动学习能力。

2. 康复型

（1）功能电刺激（function electric stimulation，FES）：将 BCI 系统与 FES 装置相连，FES 可利用电流激活患者肢体的神经。一项荟萃分析表明，在 BCI 的训练中使用功能性电刺激作为外部设备比使用其他设备更有效，主要是通过电刺激诱发患侧手臂肌肉的收缩。研究表明 FES 可以提高患者的运动意识、提高皮质脊髓的兴奋性，促进闭合感觉运动回路在 BCI 训练中的疗效。其机制与神经元皮层前运动和感觉运动网络的激活有关。

（2）经颅磁刺激：有研究探讨了 tDCS 对 BCI 训练的增强作用，结果表明 tDCS 并不能进一步促进 BCI 改善卒中患者偏瘫侧上肢运动功能方面的临床效果。

（3）混合虚拟现实（VR）模型：VR 模型是利用 VR 与触觉、FES 或机器人反馈相结合的一种模型。通过 VR，患者可以看到肢体的运动，进而激活运动前皮层神经元，帮助卒中患者快速恢复肢体功能。

二、脑机融合主动康复训练系统在脑卒中重症患者康复中的应用

（一）概述

脑卒中重症患者常伴有危及生命或潜在的高危因素，需要进行 24 小时的密切医疗监测和护理。重症康复是在此基础上，依据 ICF 理论模式，在治疗原发病的同时着重于维持患者的结构和功能，关注患者的活动参与能力，并根据患者个人、家庭和职业等环境因素，为其制定个体化的康复治疗方案，帮助患者积极地进行康复训练，缩短患者在重症康复病房的住院时间。

脑机接口技术基于运动想象原理，能够激活脑区，促进脑功能重建与脑神经重塑。脑机接口分为直接式和间接式两种。直接式是指将植入式的电极直接插入脑中，从确定的神经元上读取脑电信号，虽然其测量信号更强且更准确，但这种脑机接口方式有创，且安全性较低、成本较高，不适用于重症康复患者。间接式脑机接口因其能够以非侵入性的方式获得脑电信号，对人体安全无害，患者易接受，在重症康复领域中拥有广泛的应用前景。应用脑机接口技术，结合主动康复训练，能够促进重症患者肢体功能的恢复，并预防并发症的发生。

（二）原理

脑机接口是通过脑电信号来实现人脑与计算机或其他外围设备的控制和通讯的方法，通过基于运动想象、视觉诱发电位或事件相关电位获得的脑电信号，并利用特殊装置实时处理，通过放大器、过滤器等形成可辨别的信号，给患者提供一个脑部发生的处理过程的反馈，并辅助患者完成相应动作（图 6-9-1）。为大脑思维正常但肢体运动功能障碍的患者提供了一种提取和识别脑活动的真实意图，并输出信号操控外界设备的方式，提高患者的主动参与意识。患者可以应用运动想象刺激与运动想象相关的运动皮层，促进大脑整合，诱导大脑的神经可塑性，同时把控制肢体的信号通过脊髓和外周神经发送给肢体，诱导患者正常运动功能的恢复。脑卒中重症患者在接受脑机接口治疗的同时进行主动康复训练，通过诱发肢体的主动运动，加强神经元募集，以及残存神经通路的重塑，加强患者的大脑活动，改善患者的运动功能。

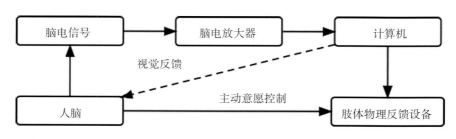

图 6-9-1　脑机接口系统

（三）康复治疗

脑卒中重症患者的康复治疗由康复医学科医师带头，需要在重症康复病房的重症医疗监护下进行康复训练。康复训练以床旁康复训练为主，治疗过程中密切关注患者状态，根据患者功能水平变化，及时调整治疗方案。

1. 康复目标：防治并发症（如压疮、吸入性或坠积性肺炎、深静脉血栓、尿路感染等），预防功能退化和功能障碍，改善功能性活动能力，提高生活质量。

2. 康复原则：重症康复需多学科团队协作进行综合康复治疗，包括 ICU 医师、康复医师、相关临床专科医师、ICU 护士、康复治疗师，在整个过程中人员进行相互沟通、实时进行康复评定、反复核对、严格监测患者生命体征，根据患者病情变化，及时调整康复治疗方案。

3. 康复治疗

（1）良肢位摆放：患者仰卧位时，偏瘫侧肩胛骨与骨盆下垫枕头防止后缩，肩稍外展，掌心朝下，腿股外侧垫枕头防止外旋。患者健侧卧位时，偏瘫侧上肢垫枕头，肩屈曲90°，肘和腕伸展，掌心向下，手不抓握，下肢屈髋、屈膝，呈迈步动作置于枕头上，足不悬空。患者偏瘫侧卧位时，偏瘫侧上肢肩屈曲90°，肘伸展，前臂旋后，手自然背屈，掌心向上，下肢髋伸展，膝稍屈曲，足底不放支撑物（图6-9-2）。

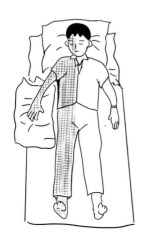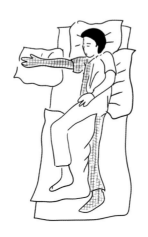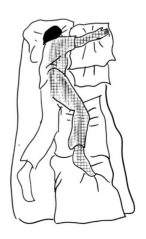

图 6-9-2　良肢位摆放

（2）肢体活动：肢体活动主要包含被动运动、协助式主动运动、主动运动。先活动健侧肢体，后活动偏瘫侧肢体，由近端关节向远端关节过渡。开始先抬高床头，再进行被动 ROM 训练，肢体肌力可抗重力后，进行协助式主动运动，肌力达3级以上，进行主动运动。肢体活动可以维持患者关节活动度，防止关节挛缩，促进偏瘫侧肢体主动运动，缩短卧床时间，加速下床时间，减少并发症，缩短住院时间。

（3）床上运动：翻身训练：每2小时进行一次翻身，防止压疮形成，进行翻身训练：

最初以被动翻身为主，待患者逐渐掌握翻身要领后，鼓励患者主动完成翻身；腹式呼吸训练：协调吸气与呼气时腹肌的运动，增加膈肌活动的幅度，增加潮气量，减少功能残气量，防止肺炎形成，如患者为气管切开状态或呼吸机辅助呼吸，可在病情允许下进行；离床而坐：主要包括床上坐起、转移至床边、床边转移至轮椅、坐姿平衡训练等。

（4）脑机接口训练：脑机接口的工作流程主要包括模型建立和实际训练两个阶段，主要分为信号采集、特征分析、信号翻译、设备输出等步骤。脑机接口硬件系统包括电脑、脑电放大器、脑电帽、反馈活动设备。患者取坐位，观察电脑屏幕，根据电脑屏幕画面和语音提示执行肢体运动想象任务，采集患者的脑电信号，建立循环康复治疗模型。模型建立后，患者佩戴肢体反馈活动设备，在电脑屏幕提示下完成相关任务。每天治疗 1 次，每次治疗 20 分钟。

（四）小结

脑卒中重症患者易出现脑水肿、上消化道出血、深静脉血栓、水电解质平衡紊乱等严重并发症，危及患者生命。脑机接口融合康复训练可以改善患者的生理功能、肢体功能，尽早转入相关临床科室，提高患者生活质量，降低再住院率，改善患者预后。

三、感觉刺激康复训练

（一）概述

感觉刺激康复训练又称 Rood 疗法，是一种生物反馈疗法，由美国物理治疗师和作业治疗师 Margaret Rood 创立。该训练方法是利用多种感觉刺激（如视、触、嗅觉等），调整感觉通路的兴奋性，以加强与中枢神经系统的联系，达到神经运动功能重组的目的。

感觉刺激康复训练在于强调选用有控制的感觉刺激，按照个体的发育顺序，通过应用某些动作的作用引出有目的的反应。任何人体活动都是基于先天存在的各种反射，通过不断应用和发展，并有反复的感觉刺激不断地被修正，直到在大脑皮质意识水平上达到最高级的控制为止。因此，应用正确的感觉刺激，按正常人体发育过程来刺激相应的感觉感受器，就有可能加速诱发运动反应或引起运动兴奋，并通过反复的感觉刺激而诱发出正确的运动模式。

（二）基本理论

利用多种感觉刺激引起正常运动产生，有目的地完成动作，并利用个体运动发育顺序促进运动控制能力。Rood 将运动控制发育分为 4 个阶段（图 6-9-3）：①肌肉的全范围收缩，即关节的重复运动；②关节周围肌群的协同收缩；③远端关节固定，近端关节活动；④技巧动作。感觉刺激要适当，逐渐由低级感觉性运动控制向高级感觉性运动控制发展，有控制的感觉输入可以反射性地诱发肌肉活动，使肌张力趋于控制，产生所需要的运动。利用患者要完成动作的目的性，诱发神经肌肉系统的运动模式，使主动肌、拮抗肌和协同肌之间的作用更加协调。训练中需要集中注意力，不断完善由感觉到运动的过程。

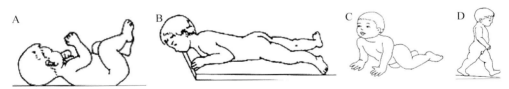

图 6-9-3　运动控制发育的 4 个阶段

（三）治疗原则与方法

1.治疗原则：感觉刺激康复训练的治疗原则是由反射运动过渡到随意运动。其通常的顺序为：①由颈部开始到尾端结束；②由近端开始向远端进行；③由反射运动过渡到随意运动；④先利用外感受器，后利用本体感受器；⑤先进行两侧运动，后进行一侧运动；⑥颈部和躯干进行的运动难度要由高到低，四肢要进行的运动难度要由低到高；⑦两侧运动之后进行旋转运动。

2.治疗方法：治疗方法包括应用感觉刺激来诱发肌肉收缩反应的促进技术（图 6-9-4），以及应用感觉刺激来抑制肌肉反应的抑制技术（图 6-9-5）。

（1）促进技术：主要包括触觉刺激、温度刺激、牵拉肌肉、轻叩肌腱或肌腹、挤压和特殊感觉刺激等方法。适用于大脑休克期或脊髓休克期导致的迟缓性瘫痪或肌力不足的情况。①触觉刺激：包括快速刷擦和轻触摸。快速刷擦是指用软毛刷在治疗部位皮肤上快速来回刷动，也可以在相应肌群的脊髓节段皮质区刺激，如 30 秒后无反应，可重复进行。轻触摸是指用手法触摸手指或脚趾间的背侧皮肤、手掌或足底部，以激发出受刺激肢体的回缩反应，对这些部位的反复刺激则可引起交叉反射性伸肌反应。②温度刺激：常用冰来刺激。具体方法：将冰放在局部皮肤上 3～5 秒，然后擦干水分，可以引起与快速摩擦相同的效应。③牵拉肌肉：快速、轻微地牵拉肌肉，可以引起肌肉收缩。这种作用即刻可见，如用力抓握可以牵拉手部肌肉。④轻叩肌腱或肌腹：轻叩皮肤可通过易化梭外肌运动系统引起短暂、快速的应答。轻叩手背指间或足背趾间皮肤和掌心、足底均可以起相应肢体的回缩反应。此外，重复刺激这些部位还可以引起交叉性伸肌反应，轻叩肌腱或肌腹可以产生与快速牵拉相同的效应。⑤挤压：挤压肌腹可引起与牵拉肌梭相同的牵张反应。用力挤压关节可使关节间隙变窄，可刺激高阈值感受器，引起关节周围的肌肉收缩。对骨突处加压有促进和抑制双重作用：如在跟骨内侧加压，可促进小腿三头肌收缩而产生足跖屈动作；相反在跟骨外侧加压，可促进足背屈肌收缩，抑制小腿三头肌收缩，产生足背屈动作。主要的手法有：搭桥运动、屈肘俯卧位、四点跪位、站立式抬起一处或两处肢体而使患侧肢体负重等。⑥特殊感觉刺激：Rood 技术常选用特殊的感觉刺激来促进或抑制肌肉反应，如听觉和视觉刺激可用来促进或抑制中枢神经系统，治疗者说话的语调和语气可以影响患儿的行为，光线明亮、色彩鲜艳的环境也可以产生感觉的促进效应。

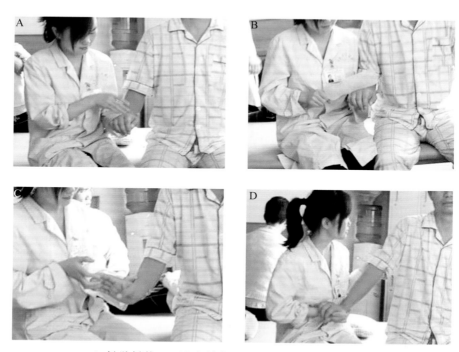

A. 触觉刺激；B. 温度刺激；C. 牵拉肌肉；D. 挤压。

图 6-9-4　感觉刺激技术

（2）抑制技术：主要包括挤压、牵拉和应用个体发育规律促进运动控制。适用于痉挛和其他肌张力增高情况的患者。

①挤压：轻微的挤压关节可以缓解肌肉痉挛。

②牵拉：持续牵拉或将已延长的肌肉保持在该位置数分钟、数天，甚至数周，可以抑制或减轻痉挛。

③应用个体发育规律促进运动控制能力：Rood 认为，从人体发育的规律来说，运动控制能力的发育一般是先屈曲、后伸展，先内收、后外展，先尺侧偏斜、后桡侧偏斜，最后才是旋转。在远近端孰先孰后的问题上，应为肢体近端固定、远端活动－远端固定、近端活动－近端固定、远端游离学习技巧性活动。

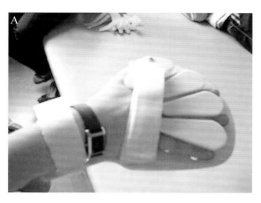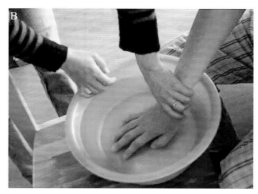

A. 持续牵张；B. 中温刺激。

图 6-9-5　感觉抑制技术

（四）临床应用

（1）卒中后运动功能障碍：肢体功能障碍是脑卒中后最主要的临床症状，近期已有多项研究应用感觉刺激康复训练对脑卒中后肢体障碍进行功能康复。康复医师对卒中后患者处于不同模式的肌群进行不同感觉刺激的功能康复训练。有研究对处于脑卒中痉挛期患者的上肢屈肌肌群运用高温热敷刺激、按压肌腱附着点和持续牵张屈肌肌群等方式舒缓放松肌肉、缓解屈肌痉挛；对迟缓的上肢伸肌肌群进行冰刺激和擦刷刺激等温度刺激手法诱发上肢伸肌肌张力的产生和增强。也有研究对脑卒中软瘫期的患者使用冰袋刺激或轻敲拍打刺激表面的皮肤，轻而快地牵张、轻叩肌腱或在肌腹上加压以提高肌张力，在肌张力升高的地方，通过在关节、肌腱附着点进行持久而轻的压力来抑制肌张力。此外，对于卒中后肩痛的患者，治疗师可通过温度刺激手法和以肌腱为对象的机械刺激手法对肩周肌肉群进行刺激，以缓解疼痛和增加肌力；同时采取持续而缓慢的牵张肌群、加压肌腱的抑制方法缓解增高的肌张力。近期研究证实，通过刺激足部的肌肉和本体感受器还可改善脑卒中患者的平衡功能障碍。

（2）吞咽障碍：感觉刺激康复训练也应用于由神经系统疾病所致的吞咽障碍，常见于脑卒中后患者。脑卒中后患者咽部压力普遍存在障碍，多伴有舌基部和咽壁运动减退、环咽肌失弛缓症，导致食团在输送过程中停滞，从而引起患者吞咽障碍。在康复治疗中，治疗师可通过干预刺激舌咽部以增强患者的吞咽能力，从而促进患者吞咽功能恢复。临床常用冰棉棒对咽腭弓和舌根部进行大量反复的快速刺激，通过温度刺激提高舌咽部敏感性和神经可塑性，强化吞咽反射；并指导患者发音和行自主的空咽动作，通过诱发口腔与咽部运动，促进口咽和舌部肌肉功能的恢复。值得注意的是，多项研究指出大量反复的刺激是感觉刺激康复治疗在吞咽障碍中应用的关键。

（3）新生儿疾病：该训练方法也可应用于新生儿脑损伤类疾病，因患儿年龄较小，神经发育不完全且肢体未形成固定的运动模式，若给予相关运动和感觉刺激，可最大限度地发挥脑细胞的可塑性和代偿能力，纠正运动模式，促进脑细胞的发育和髓鞘的形成。临床上多利用触觉、视觉、听觉、痛温觉等多种感觉刺激输入对新生儿的大脑神经元细胞进行再塑。根据新生儿的运动障碍程度和运动控制能力发育阶段，由低级向高级循序渐进发展。

（4）面神经麻痹：面神经麻痹临床主要表现为面部肌肉活动异常，分为中枢性面瘫和周围性面瘫。临床上通常应用针灸、热疗等多种治疗方法进行康复治疗。近年来已有研究证实康复感觉刺激训练结合传统治疗可有效改善面神经麻痹症状。对于面瘫疾病的感觉刺激康复训练，目前多使用触觉刺激：轻触摸或软刷轻刷患侧面部皮肤，以激起受刺激面部肌肉的回缩反应。此外，也有研究使用机械性刺激，即用双手向患侧后外方快速轻微地挤压、牵拉面肌和咀嚼肌群，牵拉的同时并轻轻地挤压被牵拉的肌腹，并诱导患者做舌唇、下颌的被动、助力、主动和抗阻运动训练，通过机械性刺激，促进面部神经功能的恢复，提高面部肌肉的肌力。

第十节　基于脑机接口功能脑网络对脑卒中患者干预效果的评估

一、概述

脑电图相对于功能性磁共振成像而言，在时间分辨率、实时性和检测成本上都有着明显的优势。定量脑电图可以从脑电信号中提取相应的特征，帮助医师对患者的状态进行诊断。EEG 的高时间分辨率特点使其可以在临床上实时监测患者大脑活动的变化。因此，我们可以使用脑电信号来探究治疗方法对脑卒中运动功能康复的影响。由于 EEG 可以直接获取到底层神经组织的电位，因而在作为评估大脑活动的神经标志物方面具有一定的优势。

大脑是一个复杂的整体，大脑中神经元信息的传递和整合一直是神经科学中十分关心的问题。而神经元信息的传递则可以通过脑功能连接来表征。近年来，大脑的功能性连接的相关研究也日渐增多，脑功能连接可以用来表明各脑区之间的相互关系，进而探究大脑中相关的神经通路的构建及其相关的功能。静息状态的功能连接在各种神经系统疾病中展现出了特异性的征象，因此脑功能连接适用于评估脑部疾病相关治疗方法的效果。脑功能连接还可以用来评估大脑脑区的线性和非线性关系。研究脑功能连通性的较为常用的方法就是构建脑网络，并使用图论的方法对脑网络进行描述。与脑疾病相关的脑网络参数的变化也反映了相应的病理结果。脑卒中后大脑的可塑性变化反映了大脑可以改变神经元的结构和功能，抵御脑卒中造成的损伤。因此，脑卒中患者运动功能的恢复与大脑的神经可塑性的变化有关。脑功能连通性也成了脑卒中后功能恢复的生物标志物。因此，我们可以使用基于脑电的功能连通性，即脑机接口脑网络来研究电针灸对于脑卒中患者运动功能康复的影响。功能脑网络不仅能表征局部的脑活动性，还能表征大脑全局的信息传输。因此，使用功能脑网络分析大脑活动有其不可替代的优势。

二、功能脑网络连接指标计算

大脑可以分为许多脑区，各个脑区都不是独立工作的，大多数任务需要由不同的脑区协同完成，因此，测量大脑的功能连接是很重要的。功能连接主要可用于表征两个信号之间的相关程度。一般使用皮尔森相关系数、互信息、频谱相干性、相位滞后指数（phase lag index，PLI）、相锁值（phase locking value，PLV）、部分有向相干（partial directed coherence，PDC）和定向传递函数（direct transfer function，DTF）这七种不同的功能连接指标来构建脑网络，这七种功能连接指标涵盖了因果性、线性、非线性和相位等各个方面，相较于单一的功能连接指标的衡量效果来说，使用多种指标的衡量效果更为全面，也更具有说服力，并且单一指标存在各自的缺陷，如易受体积传导或噪声影响等，多种指标联用可以弥补各自的缺陷。

（一）皮尔森相关系数

皮尔森相关系数是所有的脑功能连接中相对比较简单的，也是其中较为常见的。尽管皮尔森相关系数可用于表征两个信号之间的相关性，但它一般只用于表征线性相关关系。皮尔森相关系数被定义为协方差与标准差的比率。皮尔森相关系数的另一个特点就是还可以用来确定两个信号是正相关还是负相关，皮尔森相关系数的取值范围为 [-1，1]，皮尔森相关系数的绝对值越大就表征了两个信号之间的相关性越高，当它的绝对值越接近于 0 时，它表征的相关性就越弱。

（二）频谱相干性

频谱相干性也是衡量两个信号之间相关性的常用指标之一。频谱相干性表征了两个信号在频域中的相关程度。与皮尔森相关系数比较类似的是，频谱相干性也只能用来评估两个信号之间的线性相关程度。尽管通过计算频谱相干性得到的信息与皮尔森相关系数的信息相似，但频谱相干性在频域中可以给出更多的信息。频谱相干性的取值范围为 0~1。频谱相干性取值的增加表征了信号 X 和信号 Y 在频率 f 处的相关程度的增加。如果信号

X 和信号 Y 完全不相关时，频谱相干性的值为 0。

（三）互信息

互信息是一种基于信息论的有效的衡量信息的方法，也是一种可以用来衡量随机变量之间相互依赖关系的测量指标。两个脑电信号之间的互信息表征了一个脑电信号中包含的关于另一个信号的信息。与皮尔森相关系数和频谱相干性不同的点在于，互信息指数不仅可以用来衡量两个变量之间的线性相关程度，还可以用来衡量两个变量之间的非线性相关程度。这也是互信息指标相对于以上两个功能连接指标的优势所在。两个随机变量之间的互信息被定义为两个变量的联合分布和独立分布的相对熵。通常而言，变量的熵越大表征着变量越不确定，进一步表征了信号含有大量的信息。互信息的取值为大于等于 0 的实数，互信息的取值越接近 1 时，表征两个随机变量之间的依赖程度越强。

（四）相锁值

上述的功能连接指标基本上都是基于时域或频域的信号进行测量的。而 PLV 是一种基于相位衡量的功能连接指标，主要用来判断两个信号是否有固定的相位差，可以用来评估大脑脑区的相关性。相锁值可以用来评估两个信号之间的相位差，表征两个信号之间的相位同步性。PLV 的取值范围为 0～1，PLV 的值越大代表两个信号的相位越同步，相关性也越大。

（五）相位滞后指数

与上一个功能连接指标 PLV 比较类似的是，相位滞后指数也是一种基于相位的功能连接指标，它关注的点是两个信号间相位差的正负是否变化。PLI 是一种可以用来评估两个信号之间相位差分布不对称性的指标，换句话说，PLI 也可以用来评估两个信号之间的相位同步性。相位滞后指数的取值范围也为 0～1，与 PLV 相似的是，PLI 的值越大就代表了两个信号的相位越同步。但与 PLV 不同的点在于，PLI 的优势在于它的测量不易受到体积传导效应的影响，但 PLI 的劣势在于它易受到噪声影响。

（六）部分有向相干

上述的功能连接指标，无论是基于时域、频域还是相位，都是非因果性的，也就是说上述的功能连接指标只能表征两个脑电通道采集到的信号之间的相关性，但无法表征两个通道之间的信息流向。部分有向相干是一种基于格兰杰因果关系的功能连接指标，可以用来评估信号之间的因果性，它可以表征信号之间的信息流向。

（七）定向传递函数

定向传递函数也是一种基于因果关系的功能连接指标，DTF 所表征的信息流向也是有向的。同时，PDC 的计算方式对 DTF 而言也具有一定的可参考性。用 PDC 作为度量标准时，只有当两个通道之间有直接连接时，才会受到关注。而 DTF 则与此不同，除了关注有直接连接的通道外，它还会关注有间接连接的通道，所以从一定程度上而言，DTF 更容易包含一些错误的连接。从这个角度而言，DTF 相对于 PDC 可能会有一定的劣势，不过，这也说明了 DTF 本身囊括了更多的连接。DTF 和 PDC 的取值范围相同，当 DTF 的值越大，两个通道之间的信息流就越强。

三、连接指标的图论展现方式

在计算完所有的功能连接指标之后，需要将其结果以脑网络图的形式可视化地展现出来。为了探究电针灸对不同时期的脑卒中患者脑网络的影响，主要包括 alpha 波段和 beta 波段的基于相应七种不同功能连接指标的三组不同弛缓性瘫痪时期的脑卒中患者在电针灸前、电针灸中和电针灸后的脑网络图。基于有向的功能连接指标构建的脑网络图是有向的拓扑图，而基于无向的连接指标构建的脑网络图则是无向的拓扑图。构建脑网络图的第一要义就是要明确通道的分布，根据相应通道的坐标位置构建拓扑图。

在每一张脑网络图中，最为重要的两个要素就是节点和连接节点的边。其中，各张脑网络图中的节点都代表着相应的脑电通道，而连接节点的边就表征着两个通道之间的相关性。连接节点的边的权重表征着计算到的两个通道之间的相应功能连接指标的取值，蓝色的边表征了显著功能连接。因为皮尔森相关系数、频谱相干性、互信息、PLV 和 PLI 不是基于因果关系的功能连接指标，所以它们表征的信息传输是不具有方向性的。因此，在脑网络图中它们连接节点的边也是没有方向的。而 DTF 和 PDC 都是基于因果关系的连接指标，它们表征的是有方向的信息传输，因此，基于 DTF 和 PDC 的脑网络图中连接节点的边都具有方向性的，箭头的指向表征着信息的传输方向。

除了连接节点的边之外，图论的另一个要素就是节点。在脑网络图中，节点的大小表征了节点的强度，节点的颜色表征了归一化后节点的强度。一般而言，节点的强度就代表了该节点在这张脑网络图中的重要性，也就是说，这表征了相应的节点代表的通道在相应任务中的重要性。节点的强度由与节点相关的显著连接的权重总和表示。其中，提到的显著连接是指计算的相应功能连接指标的值超过设定的阈值的连接。除了 PDC 指标的阈值为固定阈值 0.1 外，其余功能连接指标的阈值均选择相应的波段中基于相应功能连接指标构建的脑网络中按值从大到小排列的前 30% 连接所对应的值。

四、电针灸对不同时期卒中患者脑网络的影响

以皮尔森相关系数为例，它是用来衡量两个信号之间功能连接的指标中较为简单的一种。图 6-10-1 表示在 alpha 波段中，三组不同软瘫时期的脑卒中患者基于皮尔森相关系

数的电针灸治疗前、中、后的功能脑网络。在图中，所有底色为灰色的连接节点之间的边为基于皮尔森相关系数的所有通道之间的低于阈值的功能连接，而颜色为蓝色的连接节点之间的边表征了基于皮尔森相关系数的功能连接的权重超过了设定阈值的显著连接。同时，节点的大小和颜色都表征了相应的通道在alpha波段基于皮尔森相关系数的脑网络中的重要性。其中，在脑网络图中显示的每条边的权重为计算出来的每组被试平均皮尔森相关系数的取值。

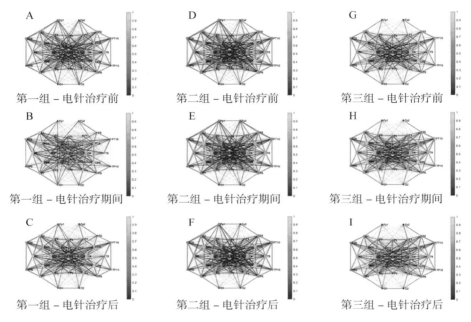

A~C：第一组为短期软瘫组在电针灸前、中、后的脑网络图；D~F：第二组为中期软瘫组在电针灸前、中、后的脑网络图；G~I：第三组为长期软瘫组在电针灸前、中、后的脑网络图。灰色连接：低于阈值的连接；蓝色连接：显著连接；节点的颜色和大小：节点的强度。

图6-10-1　alpha波段的基于皮尔森相关系数的三组不同软瘫时期的脑卒中患者的电针灸治疗前、中、后脑网络

我们可以从图6-10-2中发现，第一组的电针灸治疗期间的基于皮尔森相关系数脑网络中的显著连接数目相较于电针灸治疗前的数目明显减少，而在电针灸治疗后的显著连接数目有所增多，但依旧少于电针灸治疗前的显著连接数目。与此相应的是，第一组的电针灸治疗期间和电针灸治疗后的节点的强度要明显小于相应的电针灸治疗前的节点强度。第二组的脑网络中的显著连接数目随着电针灸治疗的进行而逐渐减少，电针灸治疗后的脑网络中的显著连接数目是最少的。而与前两组不同的是，第三组的脑网络中的显著连接数目在电针灸治疗期间有所上升，而在电针灸治疗后又减少到比电针灸治疗前更少的状态。总体而言，基于 alpha 波段的三组不同软瘫时期的脑卒中患者，基于皮尔森相关系数的电针灸治疗后脑网络图中的显著连接数目相较于电针灸治疗前的数目都有所减少。三组不同时期卒中患者的基于皮尔森相关系数的脑网络中较为重要的节点都集中在顶叶和中央脑区。但是，三组不同时期卒中患者的基于皮尔森相关系数的显著功能连接数目和所有的节点强度在电针灸治疗前、中、后都没有呈现出统计学的差异。

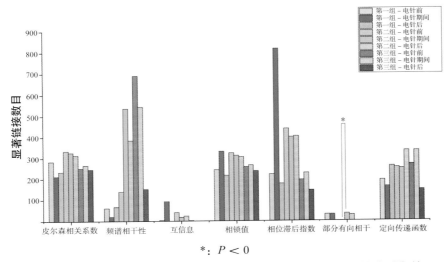

*：$P < 0$

图 6-10-2　alpha 波段的基于七种功能连接指标的三组不同软瘫时期的
脑卒中患者的电针治疗前中后脑网络中的显著连接数目对比

在 alpha 频段，三组不同软瘫时期的卒中患者在基于皮尔森相关系数的电针灸治疗后的显著连接数目相较于电针灸治疗前有所下降，节点强度也有相应变化。这也就是说，基于大部分指标而言，在 alpha 频段，三组不同时期的脑卒中患者在电针灸治疗后的脑活动性相较于电针灸治疗前都有所下降。

第七章

脑卒中重症康复信息化的应用

第一节 司羿智能康复管理系统

一、重症患者生命体征信息化监测和管理

（一）生命体征概述

生命体征是用来判断患者的病情轻重和危急程度的指征，主要有心率、脉搏、血压、呼吸、疼痛、血氧、瞳孔和角膜反射的改变等，其中呼吸、体温、脉搏、血压通常被称为四大生命体征，它们是维持人体正常生理机能的基础，也是通常用来判断患者的病情轻重和危急程度的指征。因此，对于重症患者，生命体征的监测更是至关重要。对重症患者进行生命体征的动态监测并采取及时有效的干预措施，对于保障患者生命安全显得尤为重要，也反映了医院的综合救治水平。

（二）重症患者生命体征信息化监测和管理

医院重症监护病房（ICU）通常配备了各种先进的监护和诊疗设备，如心电监护仪、脑电监护仪、心电图、纤维支气管镜等。传统的重症生命体监测通常是由中央监护系统来完成，中央监护系统一般包括一台主机和若干台床边监测仪，便于医护人员及时准确地监测生命体征等情况，及时报警、打印分析，医护人员收到监测设备的报警后进行相应的处理。传统的重症监测在获取信息的时间和空间上都存在一定的局限性，不能全面、及时地获取重症患者生命体征变化的信息。

随着物联网联技术和人工智能技术的发展，越来越多的生命体征信息化监测系统在医院内得到应用，如基于蓝牙技术的物联网系统，主要由采集生命体征数据的终端设备、蓝牙网关和后台软件共同构成。蓝牙网关负责搜集覆盖范围内的终端设备所采集的体征数据，并把这些数据发送到后台软件，医护人员可以不用走进病房，在移动终端上就能够第一时间获取患者的各项生命体征数据。

近年来，随着智能手机等移动终端的快速发展，利用4G网络和定制化开发的APP，医护人员可以在网络可及的任何地方实时监测重症患者生命体征的变化信息，并能够及时对这些变化做出治疗方案调整或远程指导，对于重症患者的抢救治疗也具有较大的现实意义。随着5G技术和云计算技术的发展，基于智能手机进行定制化开发的APP将为医护人员提供更为便捷、高效的工具，也将为广大患者提供更为及时有效的医疗服务。

脑卒中急性期的患者病情易恶化，而重症脑卒中则死亡率更高，所以对急性或重症脑卒中患者的监护就显得尤为重要。利用生命体征信息化监测技术能够最大限度地挽救患者生命、有效地改善重症脑卒中的预后、减少并发症的发生。

二、重症病历信息化管理

（一）病历信息化的概念和发展概况

电子病历是病历信息化的载体，也是医院信息系统中最核心和最重要的组成部分。电子病历替代了传统的手写病历，由电子设备保存、管理、传输和重现患者的医疗记录。它的内容包括了纸质病历的所有信息，即患者在医院诊断治疗全过程的原始记录。

1960 年美国麻省总医院在全球范围内率先使用了电子病历，目前电子病历在欧美等发达国家的应用范围已经覆盖临床决策、医疗教育、科研文献检索、患者服务、医院信息系统建设与规划、医疗保险、远程会诊等方面。我国电子病历的使用在 1980 年开始出现，历经几十年的发展，目前电子病历已成为我国医院优先级最高的应用系统。根据 2021 年 3 月中国医院协会信息管理专业委员会的报告，有高达 86.14% 的医院将电子病历系统作为最重要的应用信息系统。

（二）重症患者病历信息化管理

重症患者大多病情危重，对于监护数据实时性和准确性要求高，需要更加智能化、信息更全面的病历信息系统来提高重症监护病区的工作效率。因此，重症医学科或重症病房的电子病历系统往往不只是纸质病历的简单替代，而是集合了患者的生命体征数据、出入量统计、病情记录、病情评估、患者导管、医嘱执行等过程数据和护理档案等信息，实现了自动采集生命体征数据、智能评分、自动生成特护单等功能。

重症电子病历系统的主要功能和优势在于：①集合了重症患者的重要诊疗信息，包括生命体征监护仪、呼吸机等医疗设备信息，方便检索、查阅和回溯，为临床疗效观察、科研都带来便利；②实现医嘱全生命周期管理，做到诊疗信息闭环，从根本上杜绝了转抄过程中可能出现的诊疗信息错误或遗漏，可以详细记录医嘱的执行过程，使医护人员可追溯到每条医嘱信息，更好地规范工作流程，实现对重症监护的全流程管理，进而提高整个科室的监护水平；③智能评估、辅助决策，电子病历系统可根据医务人员填写或监护设备上获取的数据，对患者的身体状况进行可量化的评分，通过变化趋势可以对患者的病情和治疗效果进行跟踪，为医护人员的抢救和医治提供了客观分析和诊治依据；④电子病历系统可以对科室人员工作量、科室内所有患者的用药情况进行统计分析，利用这些数据进行统计分析，便于对科室工作进行科学量化的管理。

有临床研究表明，重症病历信息化管理提高了医护人员的工作效率、病历书写质量，对于推进医疗服务质量有重要的意义。随着电子病历数据的不断增加和积累，它将为大数据分析和人工智能算法提供宝贵的信息源，为广大医务人员的教学和科研提供准确、高效的基础数据，同时还能提高医院管理水平、规范医疗行为、提高工作效率、提升医疗服务质量。

三、重症危急值信息化管理

（一）传统的危急值管理模式

危急值是指某项或某类检验的异常结果，而当这种异常结果出现时，表明患者可能正面临生命危险，临床医师需要及时得到检验信息，迅速给予患者有效的干预措施或治疗，就可能挽救患者生命，否则就有可能出现严重后果，失去最佳抢救时机。

既往医院的危急值管理模式主要是通过电话通知。医技科室通过电话向临床护士站值班护士通报危急值，护士手工记录并通知主管医师。该模式在运行中，存在以下问题：①人力成本高：医院危急值数量多，医技科室逐个电话通知耗时耗力，且存在科室电话无法接通或漏接的情况。②通报时效性难以保证：危急值弹窗提醒时若相关负责人不在电脑旁，将无法及时获取重要信息。③瞒报、漏报：人工上报可能因为人为失误造成瞒报、漏报。而且危急值管理范围具有局限性，仅纳入检验项目，未包含所有可能危及生命的检验检查危急值。④难以监管：管理部门仅靠手工登记的危急值登记本，无法对比、及时追溯危急值登记处理情况。⑤缺乏持续改进：传统手工上报难以收集数据，且数据分散，缺乏专业质控工具。

（二）重症危急值信息化管理

为了弥补传统危急值管理模式的弊端，有些医院利用医院信息系统（hospital information system，HIS）和检验信息系统（laboratory information system，LIS），甚至更多的信息系统进行相互联通对接，来建立危急值信息管理系统。危急值信息管理系统能够实现危急值上报、接收、处理、检查、反馈的全流程管理，形成闭环，可确保危急值及时准确的传达、处理和追溯管理。经临床验证，该信息化系统能够提高危急值传报信息及时性、完整性和准确性，进而提高医务人员的工作效能，同时保障危重患者的护理安全，有利于减少不良事件发生。

现阶段，我国各市、县、区内医疗机构在医疗水平和设备等方面存在较大差异，在脑卒中重症康复信息化的建设方面同样存在较大差异。因此，国内处于领先地位的卒中中心和互联网高科技公司尝试联合研发建立基于区域协同的卒中质控平台，以提升区域整体卒中防治能力。2021年上海司羿智能科技有限公司开发的"中国市县医院急性缺血性卒中的血管内治疗数据上报平台"已在全国40余所市县级医院推广应用，该平台基于微信小程序开发，实现了手机移动端上报、实时查看卒中患者的全流程诊疗信息，包括了危急值的查看、提醒和监控。由于移动端不受地域、环境限制，实现了危急值移动化管理。

如图7-1-1所示，医师能够在第一时间用智能手机录入"分诊"信息，包括患者信息、发病、到院、接诊、常规检查等时间点。"检诊"中可录入患者症状、各项基本生命指标、

FAST-ED/mRS 评分等，并记录病情、NIHSS/GCS/ASPECT 评分、影像、实验室等检查结果。"治疗"中可录入静脉溶栓和介入再通的详细信息。"转归"中可记录患者去向，患者数据归档。通过分诊－检诊－治疗－转归的全流程上报和管理，实现了卒中患者的全生命周期的管理。

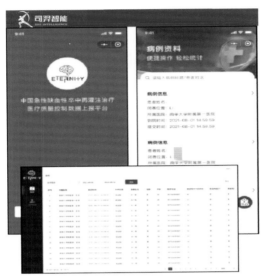

图 7-1-1　脑卒中质控与随访系统

　　此外，如图 7-1-2，网页端也可以记录诊疗信息（包含分诊和检诊）、卒中治疗信息（包含静脉溶栓和介入治疗等）、患者转归等信息。网页端和 APP 上的数据信息可实时同步。为保证数据的准确性，所有填报的数据将由国家神经系统疾病医疗质量控制中心核查。通过客观的数据采集、快速的上报机制与科学的质控管理，卒中质控平台能够有效推动各卒中中心救治流程规范化，缩减卒中患者的抢救时间，并将脑卒中重症康复信息化水平推向新的高度。

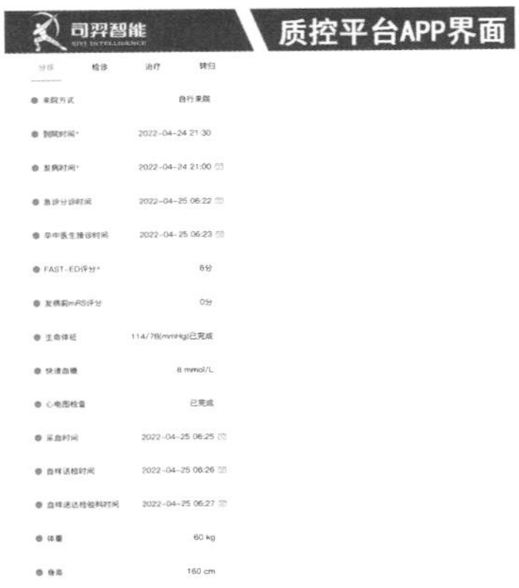

图 7-1-2　质控平台网页端主界面

第二节 诺诚云康复信息化管理系统

一、概述

据中国发展基金会发布的《中国发展报告 2020：中国人口老龄化的发展趋势和政策》中提到：截至 2019 年年末，中国 60 岁及以上的老年人口数达到 2.54 亿，占总人口比例的 18.1%，65 岁及以上老年人口达到 1.76 亿人，占总人口比例的 12.6%。根据之前专家的预测，中国在 2022 将进入老龄社会，65 岁及以上人口约占总人口的 14% 以上（图 7-2-1）。

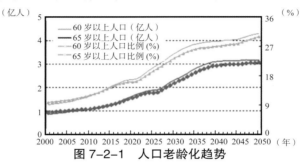

图 7-2-1 人口老龄化趋势

不仅如此，老年人是慢性病的高发人群，慢性病的患病率是全人口的 3 ~ 4 倍，特别是脑卒中，目前脑卒中是导致中老年人丧失日常生活能力的最主要原因之一。世界卫生组织调查结果显示，中国脑卒中发病率排名世界第一，随着人口老龄化问题的不断加深，我们国家脑卒中的发病率呈上升趋势，近 20 年监测结果显示，脑卒中年死亡人数逾 200 万，年增长率达 8.7%，目前脑卒中依然以高致死率、高致残率和高复发率著称。

虽然近 10 年来，卒中单元在临床的普及，溶栓、微创等治疗技术的提高，脑卒中特别是脑出血的死亡率有所下降，但脑保护的研究成果没有在临床实践上取得实质上的突破，在 80% 的生存者中遗留有不同程度的神经系统功能障碍，这给社会和家庭带来了巨大的经济负担和社会问题。

因此，开展 ICU 重症患者超早期康复的精化治疗临床路径研究，研发适用于 ICU 重症患者超早期个体化康复、全程康复的康复治疗设备和信息管理系统尤为重要。

本节主要阐述康复信息化技术在脑卒中重症患者生命体征的信息化监测、管理和重症病历信息化管理方面的应用。

二、脑卒中重症患者生命体征的信息化监测和管理

要为脑卒中重症患者制定个体化、精细化、全流程、超早期的康复治疗方案，需要康

复医师在脑卒中患者"术中抢救－监测－检测－康复（评估－治疗训练－评估）"的每个环节都深度参与，在这个过程中，重症患者不同阶段的生命体征信息、康复治疗方案制定、康复治疗的实施过程都需要通过信息化的管理。

通过诺诚股份的云康复信息化管理系统，搭建从术中抢救－监测－检测－康复全流程、全周期的脑卒中重症康复信息化管理平台，促进了脑卒中重症康复信息化管理体系标准的建立，实现了脑卒中重症康复医疗信息化的管理，全面提升了医院针对脑卒中重症康复信息化的管理水平。

未来将本系统建设成为全国一流脑卒中重症康复信息化管理三级体系示范平台，并围绕创建国家脑卒中康复医疗综合管理示范区目标，以及康复医疗事业发展和不断提高老年群体健康水平的大局，立足现有的资源条件，着眼未来脑卒中康复医疗服务能力、服务效率、服务水平的全面提升，旨在建设功能比较完备、标准规范统一、安全可靠的脑卒中重症康复信息化管理体系。

制定和推广脑卒中重症康复专病标准诊疗规范，规范脑卒中重症相关康复设备硬件设计规范和标准，研发和推广标准化脑卒中重症患者术中监测，术后超早期、中期、后期的智能康复设备。

（一）诺诚股份的基础

上海诺诚电气股份有限公司（以下简称"诺诚股份"）成立于 1997 年，自成立 25 年来一直专注于电生理与康复医疗技术创新研究和产品开发，是上海市高新技术企业、上海专精特新企业，也是上海电生理与康复技术创新战略联盟理事长单位、中国康复医学会云康复产业促进联盟的理事长单位，有着丰富的产、学、研、医项目合作的资源和经验。

诺诚股份目前现有 25 张医疗器械注册证，授权专利 66 项，软件著作权 78 项，将致力于打造高效的电生理与康复设备服务一流供应商。

在诺诚股份成立之初就推出了带有康复功能和脑电监测功能的插件式多参数监护仪（图 7-2-2、图 7-2-3）。

A

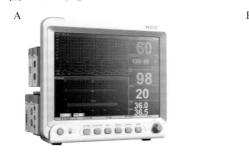

B

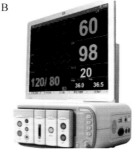

A. 便携式；B. 壁挂式

图 7-2-2 插件式多参数监护仪

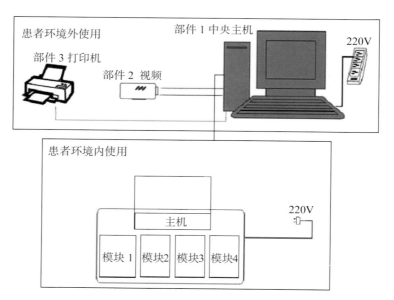

模块 1（六参数模块）的监护参数为：心电、血氧、无创血压、脉率、呼吸、体温；模块 2 的监护参数为：脑电；模块 3 的监护参数为：呼气末二氧化碳模块；模块 4 的监护参数为：康复模块。

图 7-2-3　插件式多参数监护仪模块组成

　　诺诚股份于 2016 年推出了第一代适用于术中神经刺激和肌电信号监测的术中神经刺激监测仪，该产品由监测主机、术中监测通讯盒、无线蓝牙接收盒、患者接线盒、脑电放大盒、记录电极、刺激电极、脑电电极和运行于监测主机内的软件组成（图 7-2-4）。

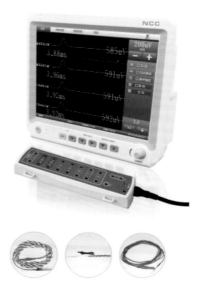

图 7-2-4　术中神经刺激监测仪

诺诚股份在监护仪产品的基础上，还通过结合移动互联网技术，完成了智慧移动监护报警系统的研制和应用，实现了对患者 24 小时生命体征数据的远程化监测和医护人员移动化随时随地的病情干预和数据分析（图 7-2-5）。

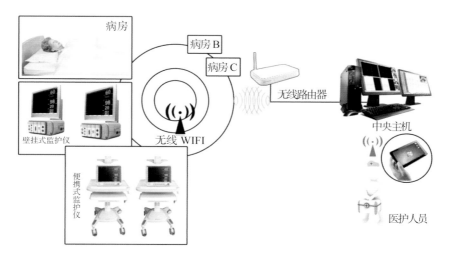

图 7-2-5　智慧移动监护报警系统

诺诚股份于 2017 年开始，自主研发了临床康复信息化管理系统和云康复信息化管理系统，并应用于临床三级康复诊疗，还对 17 多种康复评估设备、25 种康复治疗设备进行物联网化接口改造升级，实现设备的远程功能，康复评估设备包含脑电评估、肌电评估、平衡评估、表面肌电评估、睡眠评估、盆底功能评估等，康复治疗设备包括声、光、电、磁热等物理因子康复治疗设备，这些设备都可以与云康复信息化管理系统进行互联互通（图 7-2-6）。

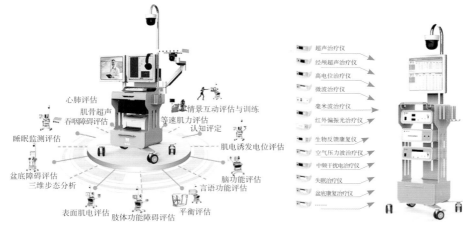

图 7-2-6　评估工作站和塔式治疗站

（二）脑卒中重症康复信息化管理体系

脑卒中重症康复信息化管理体系（图 7-2-7），是依托云康复信息化管理系统，通过信息化手段全方位、全周期、全流程地管理脑卒中重症患者术中抢救 – 监测 – 检测 – 康复的过程。包括手术室术中神经监测系统、ICU 重症监护和超早期康复介入、中期普通数字化病房监护和康复治疗，以及后期社区和家庭康复的延续管理。

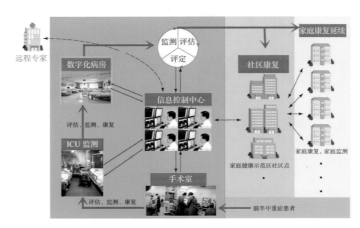

图 7-2-7　脑卒中重症康复信息化管理体系

主要实现的功能包括如下。

1. 脑卒中重症患者康复全流程数据管理：构筑覆盖脑卒中重症患者急性期、手术期、康复期、预后的全生命周期健康管理下的全流程数据管理体系，覆盖患者病历信息化管理、危急值信息化管理等（图 7-2-8 ~图 7-2-11）。

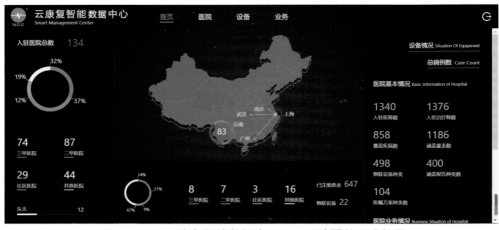

图 7-2-8　云康复智能数据中心——系统覆盖医院数量

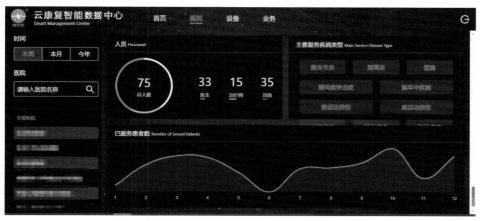

图 7-2-9　云康复智能数据中心——本院情况

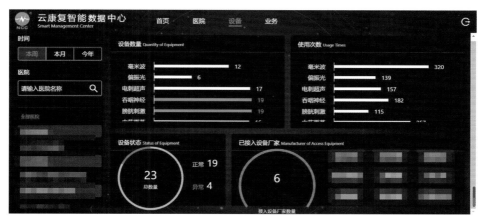

图 7-2-10　云康复智能数据中心——诊疗全过程中设备使用效率数据

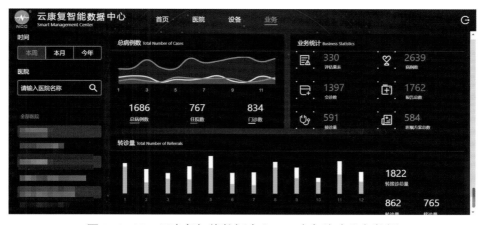

图 7-2-11　云康复智能数据中心——康复治疗业务数据

2. 远程专家会诊系统：会诊系统硬件主要包括三级康复网络信息化管理系统软件、远程数字化会诊系统软件、系统服务器、终端和音视频硬件（图7-2-12）。

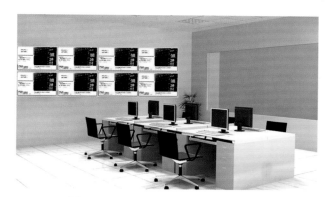

图 7-2-12　远程会诊信息控制中心

能实现的功能："中心医院－数字化病房"的远程数字化会诊；"中心医院－数字化病房"的远程康复指导；提供各种专病的床旁康复诊疗方案；通过三级康复网络系统实现双向转诊。

3. 术中神经监测系统：术中神经刺激监测仪，可为手术中各神经功能的完整性保驾护航，如面神经、运动神经、感觉神经等，而且监测结果可以上传到脑卒中重症康复信息化管理体系信息控制中心，为康复医师制定早期康复方案提供数据基础。

4. 超早期 ICU 康复信息化管理

（1）中央监护系统：中央监护系统可广泛地应用在各级医院的各类监护病房进行全方位立体式网络监护，还可对监测信息进行集中管理、查看，1台中央主机可最多同时对64个床位进行监护管理（图7-2-13、图7-2-14）。

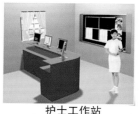
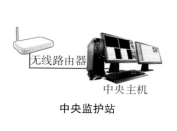
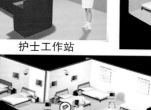
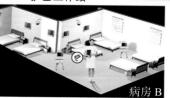
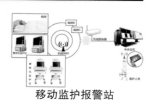

护士工作站

病房 A

无线路由器

中央主机

中央监护站

病房 B

移动监护报警站

图 7-2-13　中央监护工作站

中央监护系统

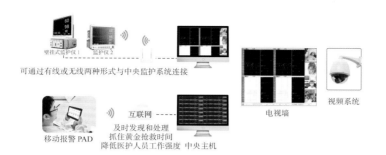

可通过有线或无线两种形式与中央监护系统连接

移动报警 PAD　　互联网 -----
及时发现和处理
抓住黄金抢救时间
降低医护人员工作强度 中央主机

视频系统

电视墙

中央监护系统可广泛地应用在各级医院的各类监护病房进行全方位立体式网络监护，无论何时何地，手持 PAD 即可对报警信息进行管理，1 台中央机可最多同时对 128 个床位进行监护管理。

图 7-2-14　中央监护工作站数据传输

- 网络功能：与医院相关网络联网，监护系统可采用有线和无线双路组网。

- 分析功能：分析各种监护参数的趋势图、回顾表；各种报警功能；对包含常规、动态、视频脑电图的所有分析功能；脑功能趋势与各种指数分析；专业睡眠状态分析；自定义扩展监护参数显示与分析。

- 报表输出功能：多种打印模板可事先设定保存，所有报告均以 BMP 格式备档可查。

- 数据库管理功能：适合多床位管理，存储量大。

（2）视频系统：采用云台遥控，可随意调整视频角度、远近，视频信号与监护的参数同步记录在中央主机上，可达到帧同步，拥有视频监护、视频脑电图、视频观察的功能（图 7-2-15）。

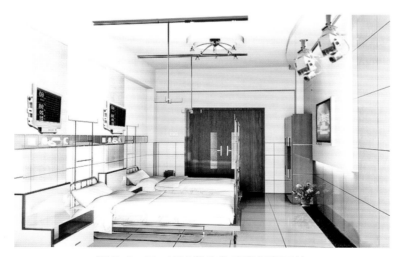

图 7-2-15　ICU 数字化病房视频系统

（3）电视墙：可选配的大屏幕电视墙、多视频技术，可支持多个患者的波形参数和影像状态实时显示，有利于随时清楚地观察患者的状态和波形（图7-2-16）。

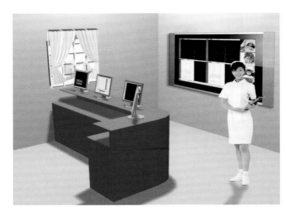

图7-2-16　护士工作站、显示屏监护信息显示、电视墙

（4）移动监护报警系统：移动监护报警系统采用Wi-Fi技术组成无线局域网和广域网连接，实现对患者生命体征参数的网络监测和远程监测功能，并及时将报警信息与移动终端Pad相连接，使医护人员能立即获悉患者当前的状态并做出正确判断，实现医疗系统的物联网。

医疗监护是对人体生理和病理状态进行检测和监视的技术，它能实时、连续、长时间地监测患者的重要生命体征，然而，建立在线缆连接基础上的传统监护系统往往体积和功耗大，不便于携带，且要求必须在患者身边使用，限制了患者和医护人员的行动，增加了他们的负担和风险。

移动监护作为一种结合了医疗监护与无线通信的崭新技术，不仅能实现在低功耗下采集生理信息和数据，并且安全、无创、便携。无线监护适用于老年人和慢性病患者的突发性疾病和心肺功能中危险信号报警、康复监护、运动的监测等。远程监护系统采集的生理信息主要包括心电、血氧饱和度、脉搏、无创血压、体温、呼吸等参数。所有模块可组合成为中央监护系统，并对多个患者进行实时监测，实现监测的智能化管理。设备还配备声光、语音报警功能，若有紧急突发状况，报警器将报警提醒（图7-2-17）。

（5）床边生命体征监护与康复：所有监护参数模块采用红外数据传输技术，支持热插拔，方便临床医护人员自由组合功能模块（图7-2-18、图7-2-19）。

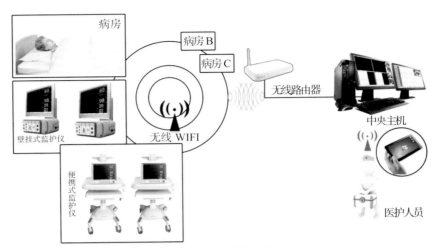

图 7-2-17 监护网络

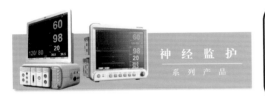

图 7-2-18 监护模块

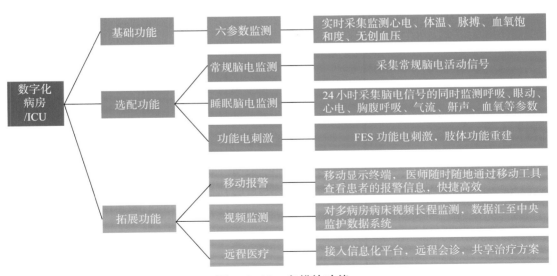

图 7-2-19 各模块功能

（6）设备定位系统：X 系列多参数监护仪采用智能 Zigbee 无线定位模块，对设备使用位置情况进行跟踪监测、定位，并能够记录统计设备故障情况和使用率，具有低功耗、实时信息传输的优点。

定位标签采用先进的 Zigbee 技术，实现信息的远距离传输；6 字节 ID 可对物品进行唯一性识别；采用抗干扰设计，可有效避免蓝牙和 WLAN 等设备的影响。

定位基站基于 2.4 GHz 无线传输技术，采用先进的 Zigbee 技术，实现对标签的远距离识别，识别距离可通过上位机调节（图 7-2-20）。可以精确统计设备的使用率、故障率，以及设备的实时状态，帮助设备科了解设备情况，提高设备管理效率。

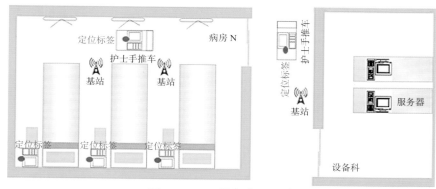

图 7-2-20　设备定位系统

5. 普通数字化病房床边康复信息化管理：作为住院患者接受康复服务的基础，可为疾病急性期（少数）和稳定期患者提供床边康复、生命体征实时监测、及时的电刺激治疗和训练；收集患者健康基线和床边康复数据，病房根据需求的不同可以满足：常规生命体征监护、睡眠监测、神经康复、移动报警、娱乐、Internet、教育培训、信息管理、远程诊疗管理等功能；监测数据通过中央监护系统最后汇总到信息控制中心。

6. 康复评估与治疗：康复医师负责对脑卒中患者进行术后评估，根据评估结果制定个性化康复治疗方案；所以，康复始于评估、止于评估，是一个反复循环的过程。基本评估设备包括脑电评估、肌电图/表面肌电图评估、平衡功能评估、经颅多普勒、失语症计算机评定系统、心理测评系统、认知功能评估训练系统、吞咽功能评估等。

康复治疗师负责根据每个患者的康复治疗方案执行对患者的综合康复治疗和训练，涵盖身体各个部位，从脑部、肢体、言语、认知等方面进行治疗和训练。基本设备包括肌电生物反馈仪、生物反馈康复仪、肢体功能康复评定与训练系统、平衡评定与训练系统、经颅磁刺激、OT 训练器材、PT 训练器材、站立床、站立架、上下肢智能康复训练器、步态减重训练器等。

7. 后期社区和家庭延续康复管理：脑卒中重症患者康复信息化管理体系可实现分级转诊，与下级康复中心、社区康复点对接，实现双向转诊，互联互通，实现脑卒中患者后期康复延续到家庭，帮助患者尽快康复、回归社会。

三、重症患者病历信息化管理

重症患者病历信息化管理是脑卒中重症患者康复信息化管理体系的重要组成成分，它是聚焦脑卒中重症患者的病例信息，通过云计算、物联网、移动 APP 和远程医疗等技术手段，实现将医疗服务提供方、医疗服务需求方、医疗设备三者进行有效组合的医疗服务体系，使各种医疗资源和医疗相关信息的实时分享和长周期管理成为可能，并尤为注重以病历信息化的长期追踪和分析为目的的系统开发和设计。

重症病历信息化管理依托云计算等平台技术，首先构筑远程医疗康复云平台，平台包含 SAAS、PAAS、IAAS 三层系统总体框架结构，也可细分为基础设施层、数据接口层、数据层、应用支撑层、业务层、展现层，有统一的国家标准与安全体系组合而成，实现重症患者病历信息的大数据化运作和应用（图 7-2-21）。

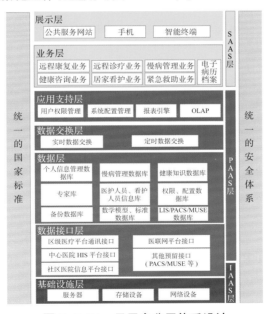

图 7-2-21　云平台分层体系设计

（一）基础设施层

基础设施层即 IAAS 层，是远程医疗康复云的总体基础，主要由高密度的刀片服务器群和虚拟池化服务器 CPU、内存、IO 等计算资源组成，可动态弹性地交付于部署 PAAS 平台和 SAAS 应用，支撑远程医疗康复云平台的应用。

  IAAS 平台的建设注重研究对高密度、复杂的 IT 基础设施组件的整体集成，可提高单位空间、单位能耗、单位成本下的应用支撑能力，以及对内外部威胁的风险抗拒能力和协同作业、管理的能力。

  IAAS 作为本平台的核心功能，是面向远程医疗康复云平台应用自动化部署和运营的虚拟资源供应体系构成本项目的重点研究领域和目标。经过该自动化体系，远程医疗康复云平台的运用能够完成自动快速布置、设计、测试和开发。同时，IAAS 数据中心的资源自动适应上述部署的目标，以弹性供应资源的模式满足业务供应全生命周期的服务和质量要求，最终达成端对端（end-to-end）的设计目标，即完成部署的应用立即供应给用户使用。这一体系主要用来优化资源供应和用户业务部署的需求关系，其主要目标是实现远程诊疗系统平台业务的自动化供应功能。在资源层面，主要涉及资源分析和预测、资源分配和存储、资源配置、资源部署、卸载、运营和监测（Qos）指标的自动化（图 7-2-22）。

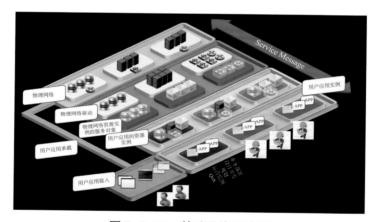

图 7-2-22 基础设施层功能

IAAS 平台建设的内容主要包括如下（图 7-2-23）。

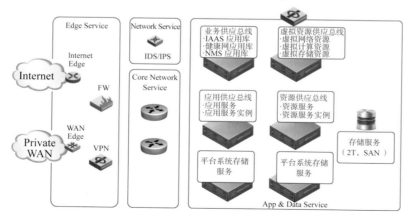

图 7-2-23 IAAS 平台分层管理功能

1.服务器集群：通过高密度的刀片 64 位服务器组成物理计算集群，部署服务器虚拟化和软件虚拟池化服务器 CPU、内存、LAN/SAN 网络、存储等计算资源，按需进行资源的分配与回收，统一权限和策略管理，从而构建弹性服务器集群，实现动态负载均衡、在线迁移、故障转移、独立隔离等高可用性和安全机制，向 PAAS 平台和 SAAS 平台开放使用。

2.面向远程医疗康复云业务自动化布置和经营的虚拟资源体系：该体系经过对所属物理资源的虚拟化和服务化手段，从而构建了一个完好的面向自动化应用部署和运营的虚拟资源供应体系，完成端对端的远程医疗康复云应用管理和运营体系，即应用的部署运营和应用用户的接入实现了无缝的衔接。

本体系首先构建于一个独立、中心控制的物理网络中，用来虚拟化所有部署和运营远程医疗康复云业务的多个物理网络。远程医疗康复云业务部署的资源供应过程完全通过服务信息的方式进行交换，最终实现远程医疗康复云业务的物理部署和运营。这一网络被称为远程医疗康复云业务供应网。在业务供应网中，上述应用服务器资源、网络资源（2~7层）、存储资源一起被物理网络驱动层控制，通过多路复用和空间分享调度过程构成虚拟化的物理资源池。该资源池中的每一个资源实体被服务化，即可以统一、集成的方式被应用业务的资源实例所调用，构成网络资源的可服务化对象资源池。通过每个资源所开放的统一服务接口，远程医疗康复云业务可对每个资源进行配置和激活。在远程医疗康复云业务部署时，其业务资源需求通过用户应用的资源实例拓扑进行申请，可服务化资源供应层负责自动动态分配资源给业务实例，完成其部署过程。

由于业务物理网络驱动层和动态调度功能的存在，业务部署过程的结束直接将应用业务提交给用户使用。在使用期间，业务供应网会依据业务的具体运营指标，对业务运营的全过程进行监测，一旦任何指定的质量指标难以满足，则会启动错误定位、迁移、冗余、恢复等功能，以满足业务运行阶段的资源需求。

与此同时，该业务供应网汇聚了所有业务部署物理资源的信息，可方便实现资源的规划任务，结合策略的部署实现业务运营和管理控制操作。

考虑到远程医疗康复云业务数量、维度的动态化实质，该业务供应网采用分布式设计，以支持并行化、多用户和多业务的开发环境。

3.基于虚拟化资源的物理资源运营支持系统：该系统通过 3 个层次的管理功能，即网元层、网络层和业务层，分别对 IAAS 平台所涉及的所有物理资源、逻辑资源和虚拟资源进行管理，以满足 TMN 标准所规范的功能性管理范畴（错误管理、配置管理、账号管理、功能管理和安全管理），以保证远程医疗康复云业务的业务品质。

（二）数据接口层

数据接口层提供远程医疗康复云与中心医院 HIS 平台、医联网平台、区级医疗平台、

PACS 平台、社区医院信息平台、MUSE 平台数据交换的安全数据接口（图 7-2-24）。通过该通讯层使整个系统与外部软硬件设备达成一个有机的整体，为系统的扩展性和数据交换奠定良好的基础。

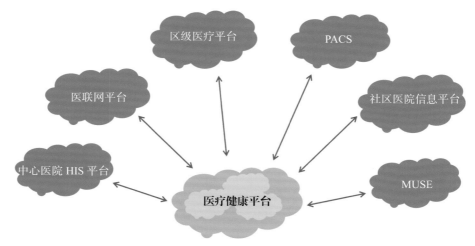

图 7-2-24　数据接口层设计接口

（三）数据层

数据层为远程医疗康复云提供数据存储和管理，是整个系统的数据中心和数据管理中心，同时提供数据备份。主要包括以下数据。

1. 脑卒中重症患者基本信息：存储个人姓名、年龄、性别、病史、邮箱、家庭住址、联系方式等信息。

2. 电子数据：包含上传的电子病历数据，通过医疗设备采集的患者生理参数、康复、睡眠等监测数据，以及医师开具的报告等数据。

3. 健康知识：建立健康知识数据库，为健康教育、健康咨询提供帮助。

4. 医师信息：按医疗结构等级、科室等设置医师信息库，为患者提供健康咨询服务。

5. 管理人员信息：存储医院管理员、医疗设备厂家管理员、系统管理员等，分别针对系统的各个业务进行相应的管理操作。

6. 配置信息：存储账户权限和数据记录项的配置。

7. 备份：针对各数据库的备份，以保证数据的安全性，避免数据库被毁坏时无法恢复。

8. 数学模型、标准数据库：预置大量数学模型和评估量表，对智能终端采集到的数据进行智能处理和分析。

9. LIS/PACE/MUSE 数据：存储各类化验报告、病历、X 线报告、心电图数据等。

远程医疗康复云能够进行智能分析处理。智能分析处理系统分为数据采集层、逻辑分析处理层和应用层：①数据采集层负责采集、录入数据，数据来源是适用于个人健康监护的各种监护设备提供的数据。②逻辑分析处理层工作流程：a.数学建模，建立六类参数、多种慢性病分析模型；b.对模型进行数学假设推理，检验模型的稳定性；c.结合计算机程序，对模型进行海量数据演算，确保模型的稳定可靠。③应用层：将分析结果按实际需求推送给个人、家属和医师等（图7-2-25）。

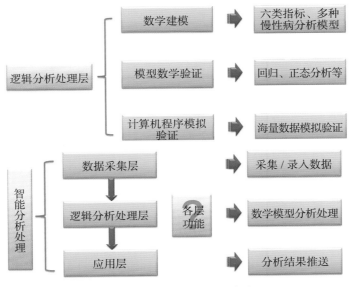

图 7-2-25　数据处理模型

（四）数据交换层

数据交换层是远程医疗康复云业务数据交换的功能中心，通过采用不同的交换策略，提供实时、定时等数据交换方式。

实时数据交换主要针对客户端与服务器端之间的小批量数据通信，如查阅患者病历、上传患者病历等。

定时数据交换主要针对平台间的数据交换，如从区级医疗平台获得所有新建用户的个人信息等。

（五）应用支撑层

应用支撑层为远程医疗康复云提供了用户权限管理、系统配置管理、日志控制、报表引擎和OLAP引擎：①用户权限管理为系统提供基于角色的权限控制面板；②系统配置管理针对不同层级医疗机构、社区的需要，对数据项目进行个性化配置；③基于智能分析的报表引擎和OLAP引擎为统计、监督工作质量提供有力的技术保障。

（六）业务层

业务层通过提供标准化的业务流程来规范医护人员、检验科医师、康复技师的工作，实现为用户提供远程监测、远程诊疗、远程康复、实时数据分析和病情干预、紧急救助等服务。

（七）展示层

展示层提供了访问远程医疗康复云的几个途径，包括以下方式。

1. 移动 APP：支持随时随地的互联网快速接入平台，进行提交数据、获取数据和数据分析等。

2. 智能终端：①智能监护终端：包括入网连接的术中监测、电生理监测、生命体征参数监测等各种监测设备；②智能康复终端：包括入网连接的多感觉刺激康复训练系统和高沉浸感的交互式肢体功能虚拟评估与训练等；③人机交互终端设备：包括电脑、智能手机、平板电脑等。

（八）安全体系

安全体系是远程医疗康复云顺利建设的前提和基础。从物理安全、系统安全、运行安全和管理安全等方面全面构建安全防范体系，确保系统的可用性、机密性、完整性和可控性。

（九）国家标准

为了确保系统稳定的运行，同时与区级医疗平台等外部平台无缝连接，也考虑到与后续建设项目有效集成，远程医疗康复云是参考电子病历、健康档案国家标准，以及相关的国家医疗行业规范进行建设的。

【本书撰写与审定流程】

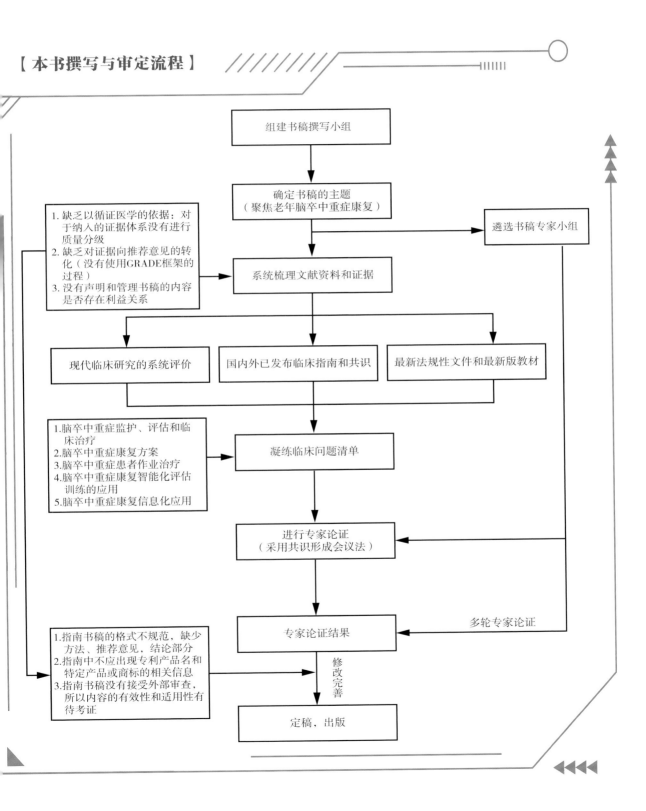

组建书稿撰写小组

确定书稿的主题
（聚焦老年脑卒中重症康复）

遴选书稿专家小组

1. 缺乏以循证医学的依据：对于纳入的证据体系没有进行质量分级
2. 缺乏对证据向推荐意见的转化（没有使用GRADE框架的过程）
3. 没有声明和管理书稿的内容是否存在利益关系

系统梳理文献资料和证据

现代临床研究的系统评价

国内外已发布临床指南和共识

最新法规性文件和最新版教材

1. 脑卒中重症监护、评估和临床治疗
2. 脑卒中重症康复方案
3. 脑卒中重症患者作业治疗
4. 脑卒中重症康复智能化评估训练的应用
5. 脑卒中重症康复信息化应用

凝练临床问题清单

进行专家论证
（采用共识形成会议法）

专家论证结果

多轮专家论证

1. 指南书稿的格式不规范，缺少方法、推荐意见，结论部分
2. 指南中不应出现专利产品名和特定产品或商标的相关信息
3. 指南书稿没有接受外部审查，所以内容的有效性和适用性有待考证

修改完善

定稿，出版

【推荐阅读】

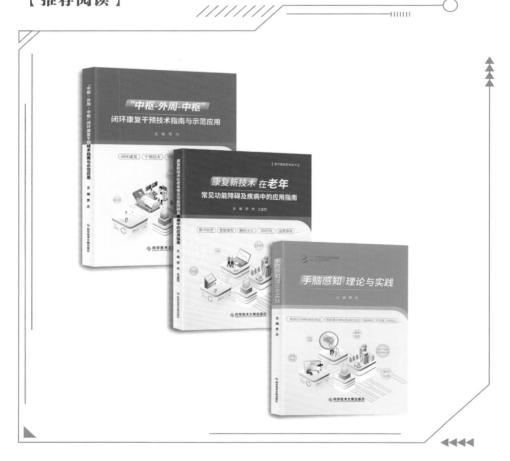

扫码观看本书参考文献